Das Muskel-Trainingsbuch

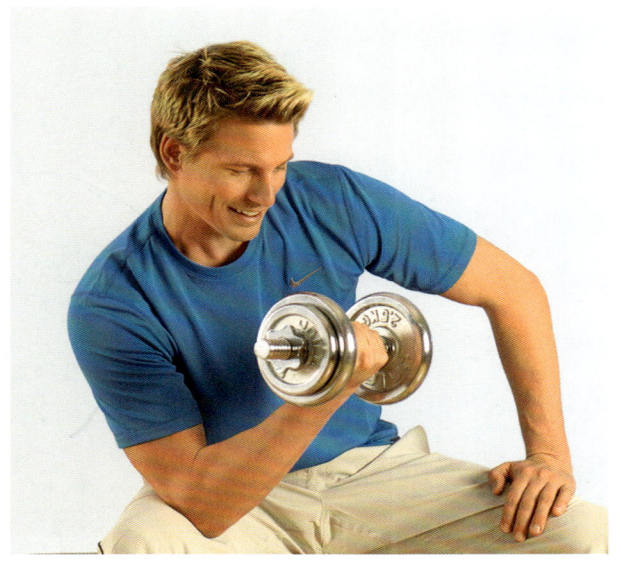

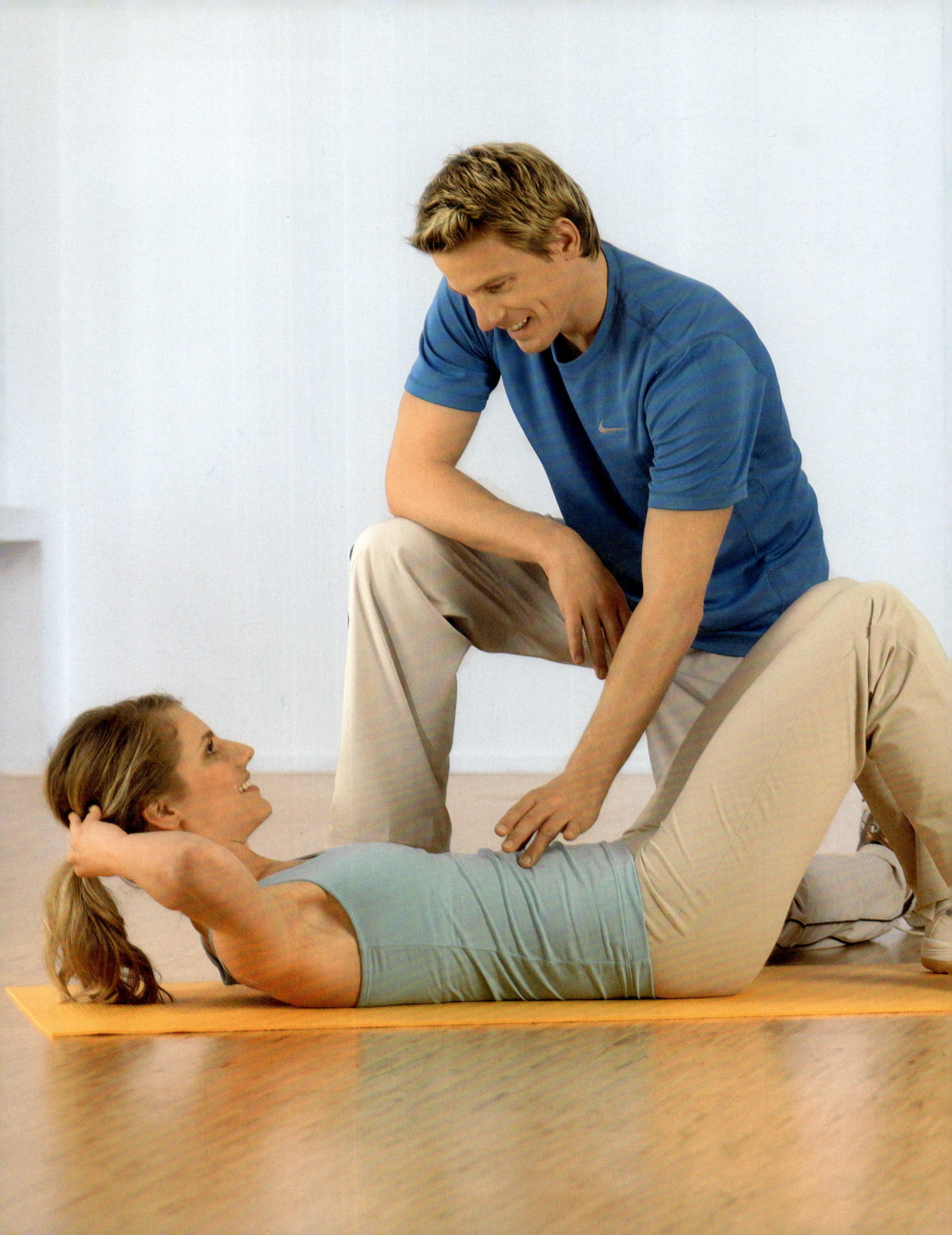

WOLFGANG MIESSNER

Das
Muskel-
Trainingsbuch

Gezieltes Training – aber richtig!

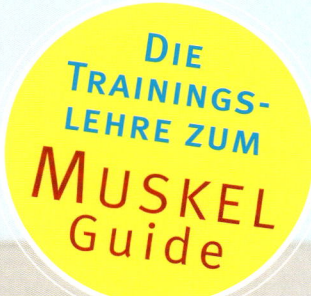

DIE TRAININGS-
LEHRE ZUM
MUSKEL
Guide

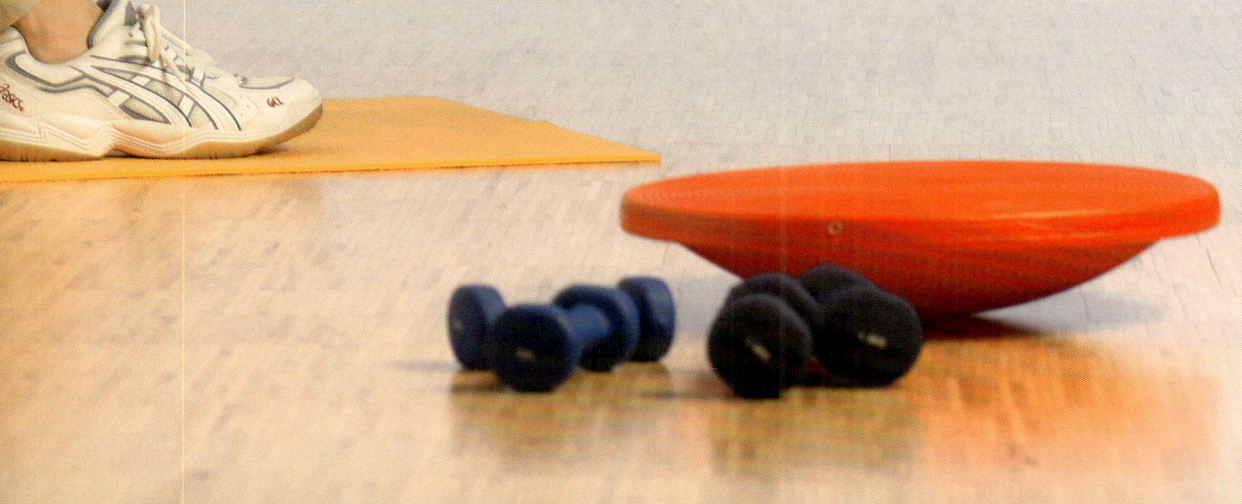

Was Sie in diesem Buch finden

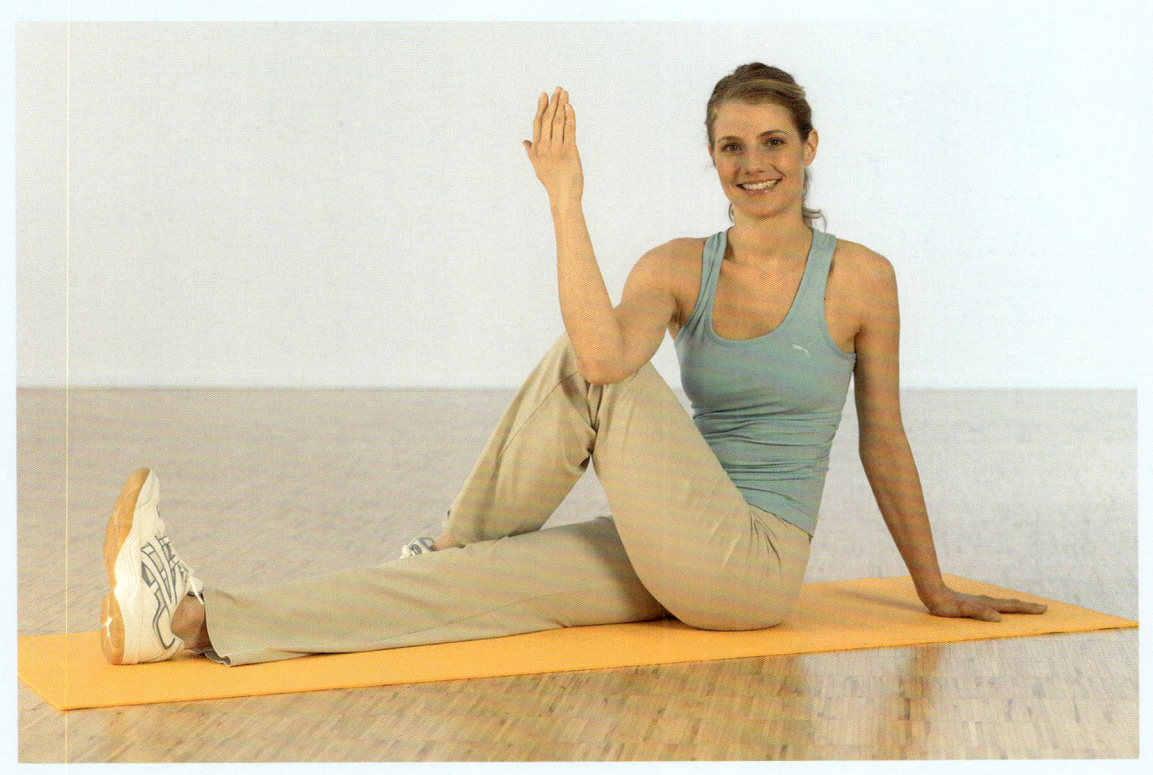

Was ich Ihnen sagen möchte

Muskelkraft – und das ist keineswegs übertrieben – spielt als Überlebenseigenschaft für jeden von uns eine große Rolle. Nicht nur für fast alle Sportarten, auch im Alltag ist sie eine notwendige Basisfähigkeit des Menschen. Muskeln machen schließlich Bewegung möglich, Kraft erhöht letztendlich unsere Lebensqualität. Eine hohe Güte der Muskulatur, also deren Ausprägung bzw. Qualität, dient auch dem ästhetischen Zweck, und mit ihr assoziieren wir Gesundheit, Vitalität und Fitness. Die Erhaltung und Förderung sollten deshalb für jeden von uns eine hohe Priorität besitzen, nicht zuletzt deshalb, weil unser hoch technisierter Alltag kaum mehr gesundheitsfördernde, positiv wirkende Belastungen bereithält.

Kraft ist Leben

Kraft ist also wesentlich mehr als nur die Fähigkeit, möglichst hohe Gewichte entgegen der Erdanziehungskraft zu heben oder zu stemmen. Kraft ist Leben!

Daher überrascht es nicht, dass der Band »Der neue Muskel-Guide« und sein Pendant »Muskel-Guide speziell für Frauen«, beide erschienen im BLV Verlag, auf ein derart großes Interesse gestoßen sind, sodass sich beide innerhalb kürzester Zeit zu absolut verdienten Bestsellern entwickelt haben. Nicht nur Freizeitsportler bedienen sich ihrer interessanten Inhalte, auch Trainer, Sportlehrer, Physiotherapeuten und Leistungssportler profitieren von dieser fundierten Darstellung wichtiger Krafttrainingsübungen in Verbindung mit den außergewöhnlichen und auf dem europäischen Buchmarkt einmaligen anatomischen Detailzeichnungen. Der Titel »Muskel-Trainingsbuch«, den Sie gerade in den Händen halten, schließt nun

einen wichtigen Kreis, sodass alle drei Bände zusammen für den Kraftsportler – egal, auf welchem Niveau – eine Wissensbasis bilden, die ihresgleichen sucht.

Aufbauen und formen

Krafttraining ist heutzutage wesentlich mehr, als es noch vor 30 Jahren war. Schon lange existieren Begriffe wie fitnessorientiertes, gesundheitsorientiertes, präventives oder rehabilitatives Krafttraining. Krafttraining ist nicht nur Bodybuilding, sondern auch Bodystyling. Den Körper erbauen und formen lautet das Motto! Richtig ausgeführt, dient Krafttraining einfach jedem – ob zum Modellieren der Figur, zur Kontrolle des Körpergewichts, als Prävention zur Vorbeugung von Rückenschmerzen oder zur Beseitigung von Beschwerden am Bewegungsapparat. Die große Bedeutung der Kraft als Leistungsfähigkeit des Menschen in Beruf, Alltag oder Freizeitsport ist in Fachkreisen unbestritten und wird von Ärzten aller Fachrichtungen anerkannt.

Der ideale Begleiter für Ihr Training

Dieses Buch beschäftigt sich überwiegend mit der Trainingslehre bezüglich des Kraft- und Muskeltrainings und stellt für jede Zielgruppe und jedes Trainingsniveau einen wichtigen theoretisch-praktischen Begleiter dar. Es ist fundierter Ideen- und kurzweiliger Ratgeber. Es liefert Basiswissen genauso wie detailliertere Informationen und steht in enger Beziehung zu seinen zwei »großen Brüdern«, dem »Neuen Muskel-Guide« und dem »Muskel-Guide speziell für Frauen«.

Einsteigern empfehle ich, den vorliegenden Titel in kleinen und konzentrierten Schritten von der ersten bis zur letzten Seite zu studieren und bei Bedarf immer wieder hervorzuholen, um Vergessenes aufzufrischen. Erfahrene Sportler und professionelle Trainer können sich gezielt und bei Bedarf immer genau diejenigen Informationen herauspicken, die

momentan oder für eine bestimmte Trainingsphase von Bedeutung sind.

Ich wünsche Ihnen viel Spaß und Erfolg beim Training!

Wolfgang Mießner

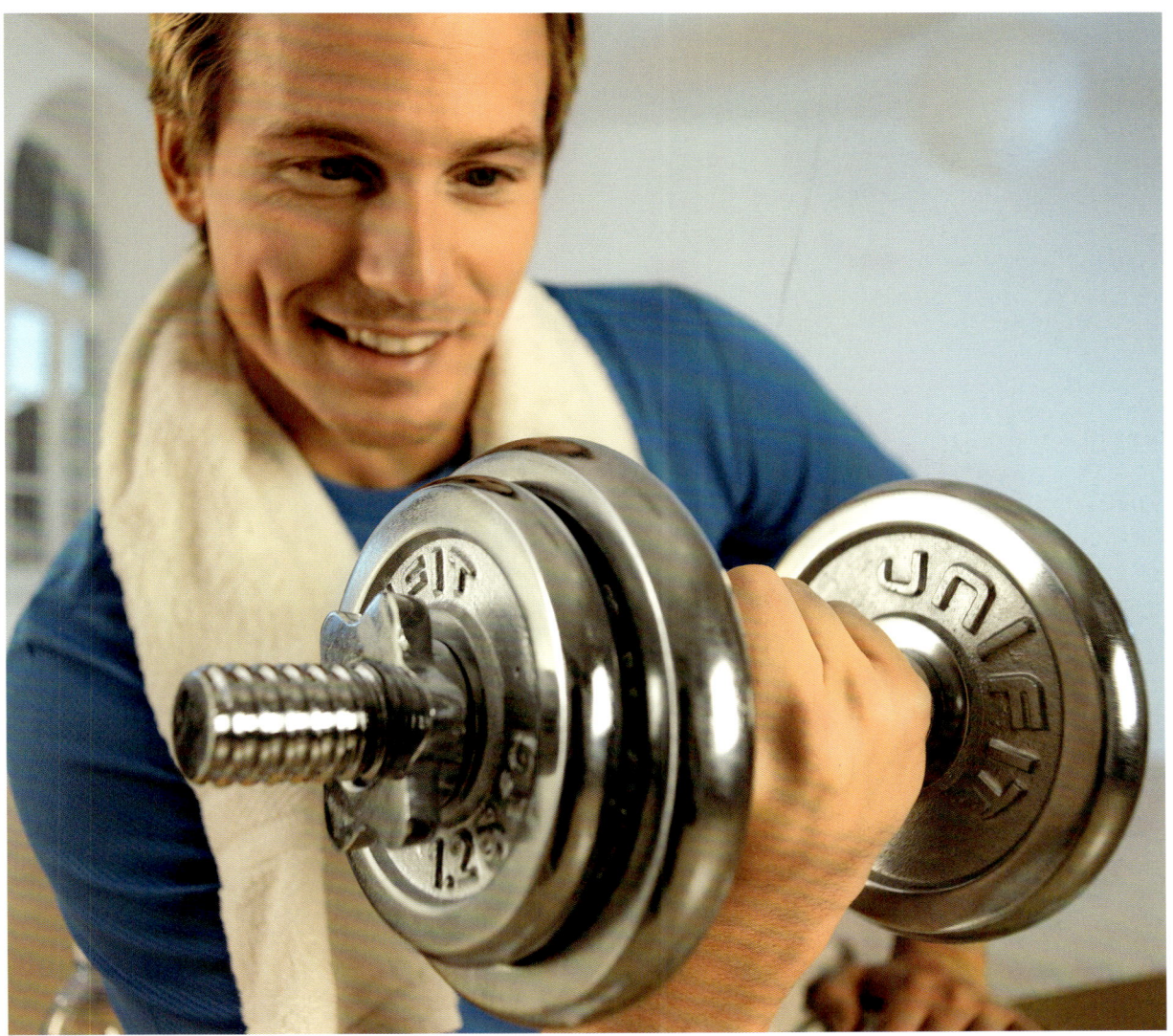

Kraft zählt zu den wichtigsten konditionellen Fähigkeiten des Menschen. Mit dem richtigen Training können auch Sie davon profitieren und Ihre Lebensqualität erhöhen.

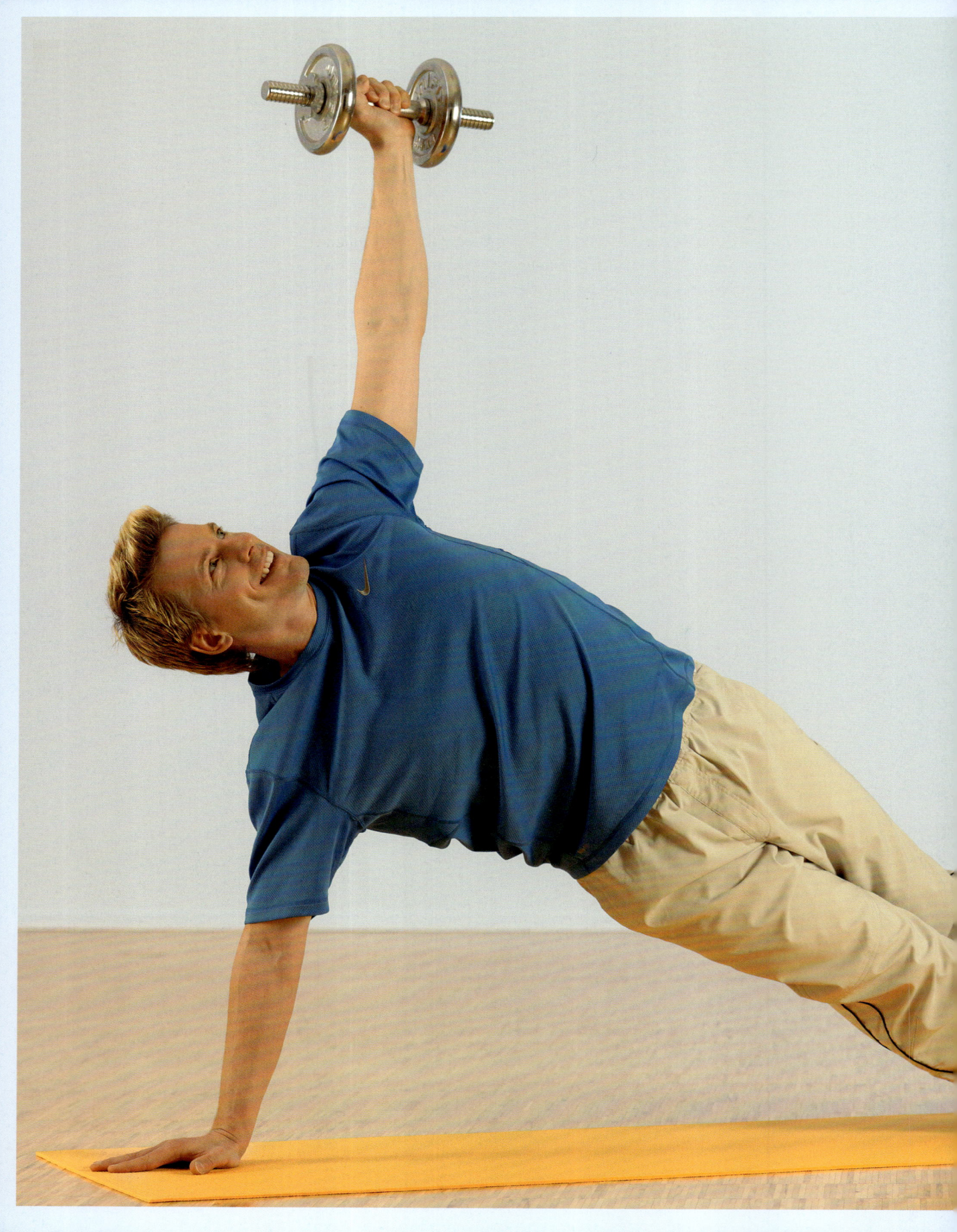

Muskeln, Kraft, Training

Ob Sie Ihr Körpergewicht erhöhen oder verringern wollen, ob Sie Ihre Maximalkraft oder Ihre Kraftausdauer verbessern wollen, ob Sie einen dicken Bizeps oder einen straffen Po als Ihr Trainingsziel definieren – Sie können entsprechend Ihren Wünschen Krafttraining betreiben und werden Ihre Ziele mit dem bewussten Umsetzen der Erkenntnisse aus diesem Buch Schritt für Schritt erreichen.

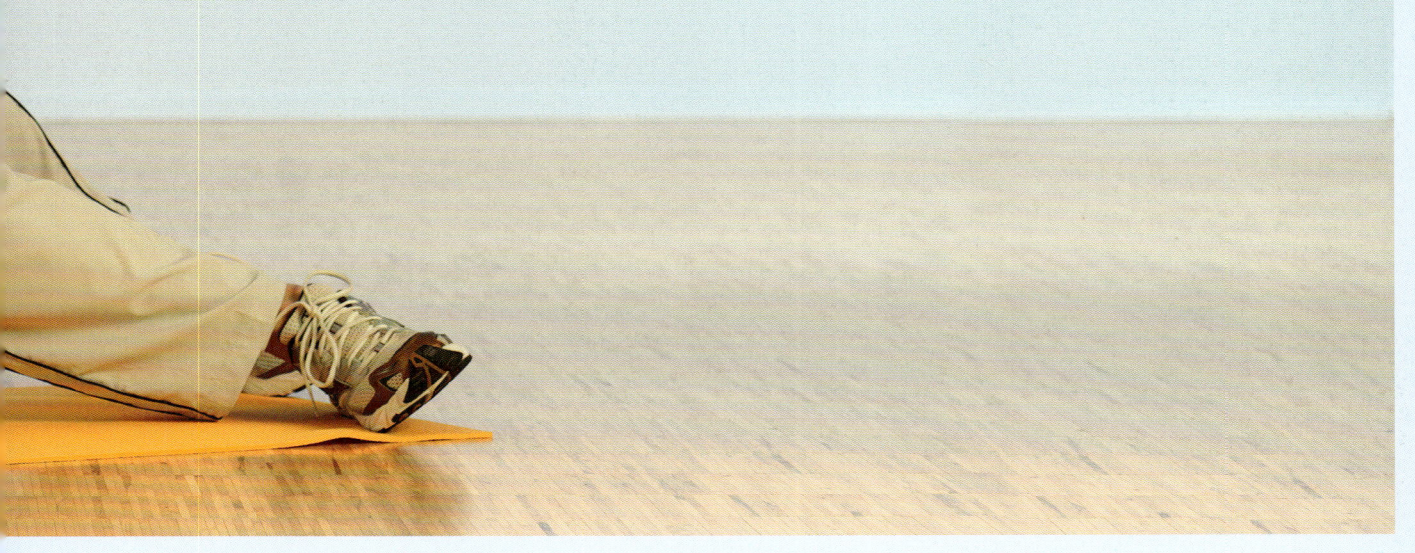

Die Bedeutung von Kraft und Training

Kraft war schon in der Antike ein zentrales Thema. Sie signalisierte Macht, Stärke und Durchsetzungsvermögen. Wer Kraft in den Armen hatte, war erfolgreich in den Kämpfen der olympischen Arenen und hatte stets die schönsten Frauen um sich versammelt. Es war damals ein reines Männerthema und spielte auch als Überlebenseigenschaft eine wesentliche Rolle. Diese Denkweise ist genauso in der heutigen modernen Zeit noch vielerorts verankert. Darf denn oder muss nur das männliche Geschlecht kräftig sein? Und was ist überhaupt Kraft? Lassen Sie sich vom Thema Kraft, respektive Muskeln nicht abschrecken! Es muss sich dabei nicht zwingend um dicke Muskelknollen handeln.

Kraft im Alltag

Zwar wird in erster Linie die Kraft durch Muskeln entwickelt, dennoch ist sie relativ. Betrachten Sie ein kleines Kind: Es wird schon als kräftig bewundert, wenn es seine Spielzeugkiste aus dem Kinderzimmer in den Wohnbereich schleppt. Ein austrainierter professioneller Gewichtheber gilt dagegen als stark, wenn er im Wettkampf wieder einen neuen persönlichen Rekord aufgestellt hat. Kraft ist jedoch so viel mehr! Sie wird z. B. schon benötigt, damit wir uns täglich die Zähne putzen können – und auch dazu, aufrecht vor dem Waschbecken zu stehen. Wir brauchen Kraft, um zu gehen, unsere Aktentasche zu tragen oder unser Fahrrad aus dem Keller zu holen. Und wir brauchen Kraft, damit wir einen anstrengenden Arbeitstag überstehen. Die Bedeutung der Kraft hat sich also etwas gewandelt. Die Denkweise, dass Kraft und Muskeln etwas Altertümliches an sich haben, ist demnach nicht mehr ganz richtig. Kraft ist zwar immer noch eine lebenswichtige Grundlage,

worauf ich im Folgenden eingehen werde, aber keineswegs nur mehr eine Angelegenheit für junge, starke Männer.

Kraft ist Kondition

Die Kraft ist eine der fünf motorischen Fähigkeiten des Menschen. Man fasst sie auch unter dem Hauptbegriff Kondition zusammen. Demnach beinhaltet die Kondition Kraft, Ausdauer, Beweglichkeit, Schnelligkeit und Koordination. Die Kraft ist eine der wichtigsten Fähigkeiten, da erst durch sie muskuläre Arbeit möglich wird und die anderen Fähigkeiten auf ihr aufbauen. Jede einzelne und bewusst gesteuerte Bewegung im Alltag und Sport (Treppensteigen, Radfahren, Haushalt), jede noch so einfache Halteposition (Stehen, Sitzen, usw.) erfordert Kraft – sie wird stets von den Muskeln entwickelt. Aus dieser Tatsache wird deutlich, dass ein individuell gut ausgeprägtes Kraftniveau für die Leistungsfähigkeit einer Person bezüglich ihrer Lebensqualität absolut notwendig ist.

Definieren wir die Kraft zunächst aus zwei unterschiedlichen Blickwinkeln heraus:

Die Kraft

Physikalisch betrachtet ist Kraft (F) das Produkt aus Masse und Beschleunigung. **Biologisch** gesehen ist sie die Fähigkeit des Nerv-Muskel-Systems, Widerstände zu überwinden, also ein Gewicht zu heben, Widerständen entgegenzuwirken, also ein Gewicht kontrolliert zu senken, und Widerstände zu halten, also ein Gewicht in einer bestimmten Position durch Muskelkraft zu fixieren.

Dabei muss das Gewicht nicht immer ein Gegenstand sein. Auch wir selbst können das »Gewicht« darstellen. Infolgedessen benötigen wir Kraft für jegliche Art von Bewegung genauso wie beim Stehen oder Sitzen, also statischen (unbewegten) Halteformen.

Kraft ist Lebensqualität

Dass uns die Kraft aber auch manchmal »verlassen« kann, merken wir spätestens bei einer ausgiebigen Wanderung in den Bergen. Die Beine werden mit der Zeit müde, vor allem wenn es wieder bergab und zurück zum Ausgangspunkt geht. Auch die Tätigkeit am Schreibtisch ist ein gutes Beispiel dafür, die Bedeutung der Kraft nicht infrage zu stellen. Wer stundenlang und zwangsweise Zeit am Computer verbringen muss, wird häufig sehr bald von quälenden Nackenschmerzen befallen. Der Grund: Die – oft zu schwach ausgebildete – Hals-Nacken-Muskulatur kann das Gewicht des Kopfes nicht mehr halten. Damit der Kopf nicht zur Seite oder nach vorne wegknickt, erhöht der Körper automatisch die Spannung derjenigen Muskulatur, die unseren Kopf aufrecht hält. Folglich wird aus der normalen Muskelspannung Verspannung und aus der natürlichen statischen Haltetätigkeit der Nackenmuskeln entstehen Muskelkrämpfe. Zu diesen Verspannungsschmerzen gesellt sich meist noch eine mangelnde Durchblutung des Gehirns, da der Blutfluss durch die verspannte und zu hoch tonisierte Muskulatur behindert wird. Müdigkeit, fehlende Konzentration und oft unangenehme Kopfschmerzen machen uns dann das Leben schwer. Die Kraft hat demnach eine weit höhere Bedeutung, als wir uns manchmal eingestehen. Genügend Kraft macht das Leben lebenswert und angenehmer. Wir werden ausdauernder, da wir lang anhaltenden Belastungen besser widerstehen können, und wir bleiben selbstständiger, da wir

anfallende Tätigkeiten in Beruf und Freizeit eigenständig ausführen können, was vor allem in höherem Alter an Bedeutung gewinnt. Wie Sie sehen, ist Krafttraining, also das Trainieren und Fithalten der eigenen Muskulatur, für beide Geschlechter und in jedem Alter von immenser Wichtigkeit.
Zur klaren Differenzierung kann man die Bedeutung der Kraft und das damit in Verbindung stehende Krafttraining in vier Hauptgruppen gliedern. Kraft ist von
- präventiver,
- rehabilitativer,
- physischer und
- psychischer Bedeutung.

Präventive Bedeutung

- Generell dient Krafttraining dem Erhalt und der Verbesserung der allgemeinen körperlichen Leistungsfähigkeit sowie der nötigen Belastbarkeit des Stütz- und Bewegungsapparats (Knochengerüst und Muskelsystem).
- Eine den persönlichen Möglichkeiten angepasste und gut trainierte Muskulatur bildet einen äußerst effizienten Schutz vor Verletzungen und Verschleißerscheinungen. Eine feste Muskulatur im Rumpfbereich schützt unsere Eingeweide (innere Organe) vor Schlägen und Stößen.
- Der passive Bewegungsapparat (Skelett) wird durch Muskeln, Sehnen, Bänder und Gelenkstrukturen praktisch zusammengehalten. Gezieltes Krafttraining erhöht diese Stabilität. Die vielen Gelenke unseres Körpers werden durch ein straffes Muskelkorsett besser gehalten, und die Festigkeit bzw. die Belastbarkeit von Sehnen, Bändern und Gelenkknorpeln wird erhöht.
- Ab etwa dem 35. Lebensjahr verliert der Mensch jährlich ca. 0,5 bis 1 % seiner Knochenmasse. Den übermäßigen oder krankhaften Abbau nennt man

Osteoporose. Sie ist verantwortlich für viele Tausende Knochenbrüche der Bevölkerung jedes Jahr, wovon nicht wenige zu Komplikationen führen. Kontinuierlich betriebenes Krafttraining wirkt dem Abbau der Knochensubstanz entgegen. Wenn Sie also frühzeitig mit dem Training beginnen, erhöhen Sie Ihre Knochendichte insbesondere an den belastungsintensiven Regionen (z. B. Schenkelhals) und haben – nicht nur im Alter – gegenüber dem Untrainierten einen wesentlichen präventiven Vorteil.

- Wer überwiegend eine bestimmte Sportart ständig ausführt, belastet sich einseitig. Die meisten Sportarten haben trotz ihrer scheinbaren Vielfältigkeit sehr begrenzte Bewegungsmuster oder -merkmale. Durch diese immer wiederkehrenden sportartspezifischen und monotonen Bewegungen kann ein muskuläres Ungleichgewicht entstehen. Mit gezieltem und ausgleichendem Krafttraining beugen Sie den sogenannten muskulären Dysbalancen vor und können so Haltungsschwächen, Rückenbeschwerden oder einseitige und vorzeitige Abnutzungserscheinungen der betreffenden Regionen vermeiden.
- Aufgrund unseres bewegungsarmen Zeitalters mit langen Sitzzeiten in Schule und Beruf leidet ein Großteil der jungen Bevölkerung an den typischen Haltungsschwächen Rundrücken, Hohlrücken oder Hohlrundrücken. Der Grund dafür ist eine unterentwickelte Muskulatur, insbesondere im Rumpfbereich. Ein dem jugendlichen oder dem jungen erwachsenen Körper angepasstes Krafttraining kann die Leistungs- bzw. Funktionsmuskulatur und in ganz besonderem Maß die Haltemuskulatur stärken und einen Haltungsverfall im Erwachsenenalter verhindern.
- Eine trainierte Muskulatur erhöht Ihre Koordinationsfähigkeit, es fällt Ihnen also leichter, komplizierte Bewegungsabläufe zu vollziehen. Durch das geschulte Zusammenspiel der Muskeln Ihres Kör-

pers können Sie Stolperer im Alltag schneller abfangen und unbeabsichtigte Bewegungsfehler bei Freizeit und Sport sicherer korrigieren. Die Unfallgefahr sinkt somit beträchtlich. Dies ist in jüngeren Lebensjahren genauso wichtig wie in späteren, da die meisten Verletzungen durch Stürze aufgrund von Fehlbewegungen bei Alltags- und Freizeitbeschäftigungen entstehen.

- Der biologisch bedingte Altersgang bringt leider auch einen kontinuierlichen Abbau von Muskelmasse und meist ebenfalls eine schleichende Gewichtszunahme mit sich. Regelmäßiges Krafttraining kompensiert den Muskelabbau (Atrophie); durch Training erhöhen Sie Ihren Kalorienverbrauch, verbessern Ihre Energiebilanz und beugen Übergewicht vor.

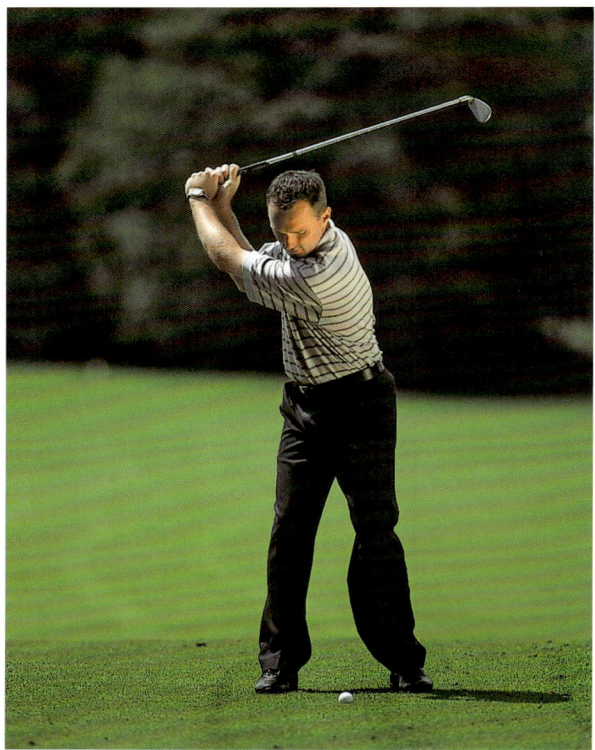

Dauerhafte einseitige Belastungen können zu muskulären Dysbalancen führen.

Rehabilitative Bedeutung

- Krafttraining ist im Prozess der Wiederherstellung nach Verletzungen oder operativen Eingriffen am Bewegungsapparat von immenser Bedeutung. Wer sich schon einmal eine Fraktur (Knochenbruch) zugezogen hat und mehrere Wochen einen Gipsverband tragen musste, konnte sicher mit Erschrecken feststellen, wie abgemagert die ruhig gestellte Region nach Entfernen des Gipses war. In solch einem Fall liegt eine typische und unvermeidbare Muskelatrophie vor. Ein nicht beanspruchter oder nicht geforderter Muskel hat schließlich auch keinen besonderen Grund, leistungsfähig zu bleiben. Fehlende muskuläre Belastung, also auch Bewegungsmangel, führt demnach nicht nur zu Übergewicht, sondern auch zu einem rapide voranschreitenden Muskelabbau der vernachlässigten Bereiche. Dies führt wiederum dazu, dass verletzte Strukturen langsamer heilen. Die Medizin ist heutzutage glücklicherweise so weit, dass sehr bald nach einer Verletzung mit behutsamem Training begonnen werden kann. Wochen- oder monatelanges Ruhigstellen wird nur noch verordnet, wenn Bewegung oder Kraft- bzw. Muskeltraining absolut kontraindiziert ist.
- Krafttraining kann gelegentlich auftretende Beschwerden am Bewegungsapparat beseitigen. Dabei sind die am häufigsten betroffenen Bereiche Rücken, Knie und Schultern zu nennen. Ein moderat gestaltetes Training kann hier oft Wunder wirken, sodass auf eine medikamentöse Behandlung verzichtet oder eine bestehende Dosis deutlich verringert werden kann. Etliche Aktive erfahren über das Krafttraining bereits nach der ersten Trainingseinheit eine deutliche Verbesserung vorhandener Beschwerden. Eventuell spielen hier auch psychische Faktoren eine bedeutende Rolle. Krafttraining kann demnach Überlastungs- und Abnutzungserscheinungen kompensieren.

Gut zu wissen

Viele Studien ergaben, dass Personen in hohem Alter, die mit dem Training beginnen, noch einen enormen Kraftzuwachs erreichen können. Teilweise stieg das Kraftpotenzial um bis zu 50 %! Training ist demnach keine Frage des Alters, wenn es den persönlichen Voraussetzungen angepasst wird.

Physische Bedeutung

- Mit Krafttraining können Sie Ihren Körper gezielt formen, es baut Muskeln auf und strafft das Gewebe. Jede Zone kann einzeln »bearbeitet« werden. Wer also der Meinung ist, seine Schultern seien zu schmal, legt seinen Trainingsschwerpunkt für einige Zeit auf die Schultergürtelmuskulatur. Wer ein wohlgeformtes Gesäß anstrebt, macht entsprechende Übungen für diesen Bereich.
- Krafttraining reduziert aufgrund des erhöhten Muskelanteils im Körper den prozentualen Körperfettanteil. Ein weiterer Fettansatz kann gemindert werden. Dies liegt darin begründet, dass Muskeln im Gegensatz zu Fettgewebe Energie und somit Kalorien verbrauchen. Der trainierte Körper hat also einen höheren Grundumsatz als der untrainierte. Neben der Gewichtsreduktion kann Krafttraining auch eine Gewichtszunahme zum Ziel haben. Je nach Trainingsart und -methode kann es diesbezüglich also durchaus auch völlig gegensätzliche Effekte haben.
- Für den ambitionierten Hobby- oder Leistungssportler bietet Krafttraining hervorragende Möglichkeiten, bestimmte sportartspezifische Fertigkeiten zu verbessern oder sonst vernachlässigte Muskelbereiche ausgleichend zu trainieren. Diese

Mein Tipp

Konzentrieren Sie sich auf Dauer nicht ausschließlich auf eine Region Ihres Körpers, sondern streben Sie immer eine ausgewogene Ganzkörpermuskulatur an! Nur so können Sie alle Vorteile des Krafttrainings nutzen.

Zielgruppe profitiert vom Krafttraining in der Regel auch bezüglich einer allgemein athletischen Durchbildung des Körpers im Sinne eines verbesserten Durchsetzungsvermögens bei Wettkämpfen und einer erhöhten Belastungsverträglichkeit als Basis effektiver oder intensiver Trainingsmethoden.

- Krafttraining mit dem Ziel einer Leistungsverbesserung der Muskulatur dient als wichtige Grundlage für die meisten Sportarten.

Psychische Bedeutung

- Kraft- bzw. Muskeltraining steigert bereits ab der ersten Trainingseinheit Selbstbewusstsein und Selbstwertgefühl. Wenn Sie bereits regelmäßig trainieren, werden Sie dem zustimmen. Wenn Sie in den nächsten Tagen mit dem Training beginnen, werden Sie zum gleichen Schluss kommen.
- Wer seine Kraft trainiert, trainiert auch das Gefühl für seinen Körper. Dies gilt eigentlich für jede be-

Gut zu wissen

Allgemein wird Krafttraining als eine Trainingsart zur Verbesserung der verschiedenen Erscheinungsformen der Kraft (Maximal-, Schnellkraft, Kraftausdauer) definiert.

wusste sportliche »Beschäftigung«. Wer konzentriert jede einzelne Übung absolviert, gewinnt am meisten. Die Sensibilität sich selbst gegenüber steigt, das Körperbewusstsein erhöht sich, die Körperwahrnehmung verbessert sich wesentlich.

- Training allgemein macht gute Laune! Es verbessert Stimmung und Wohlbefinden; außerdem können Sie Stress besser bewältigen. Training hält Sie gesund und Ihre organischen Vorgänge im Gleichgewicht.

Die Arbeit am Körper

Die Bedeutungen von Kraft sind mannigfaltig. Jeder Trainierende zieht seine eigenen Vorteile aus dem Training. Als junger Mann wollen Sie eventuell einfach nur einen athletischen und attraktiven Körper. Als Frau beginnen Sie vielleicht mit dem Training, weil Sie eine Problemzone in den Griff bekommen wollen. Sie trainieren und haben ein persönliches Ziel vor Augen, ohne sich der vielen weiteren Vorteile bewusst zu sein. Das ist ganz in Ordnung so; schließlich ist niemand allwissend. Was ich betonen will, ist Folgendes: Krafttraining ist Arbeit am eigenen Körper – und diese kann, obwohl zwei unterschiedliche Personen mit den gleichen Geräten trainieren oder identische Übungen durchlaufen, völlig verschiedene Ziele verfolgen.

Die einen betreiben Bodybuilding, andere wiederum Bodystyling, der Nächste trainiert seine Kraft im Sinne einer stabilen Gesundheit, ein anderer in der Hoffnung auf ein gutes Wettkampfergebnis. Wenn also mit einer ganz bestimmten Übung viele unterschiedliche Personen gänzlich verschiedene Ziele verfolgen, ist das nichts Außergewöhnliches. Es kommt nur darauf an, mit welchem Gewicht man trainiert, wie viele Wiederholungen man macht oder welche Bewegungsgeschwindigkeit man wählt. Alle relevanten Fakten erklärt Ihnen dieses Buch.

Muskeln und Training – Märchen und Mythen

Jeder aktive Sportler, jede aktive Sportlerin will aus dem Training den größten Nutzen ziehen. Dabei ist nicht selten jeder Rat recht, der auch nur ansatzweise einen gewissen Erfolg verspricht. Hier ein Tipp im Trainingsraum, dort ein Hinweis in der Sauna, am nächsten Trainingstag ein gut gemeinter Rat in der Umkleide. Viele der Informationen, die man im Vorübergehen aufschnappt, können sich als Ammenmärchen oder Halbwahrheiten entpuppen.

Von einer Meinung zum Mythos

Gleiches gilt, wenn es sich nicht um die tatsächliche Praxis, sondern einfach nur um die unterschiedlichen theoretischen Ansichten verschiedener Personen über »Muskeln, Kraft und Training« handelt. Alles Gehörte wird dann irgendwie vermischt, und so bildet sich jeder seine eigene Meinung. Aus einer Meinung kann jedoch schnell ein Märchen werden – oder schlimmer noch: ein hartnäckiger Mythos. Greift ein Mythos in den eigenen Denkprozess ein, kann es sein, dass man gar nicht mit dem Krafttraining beginnt, weil man der Ansicht ist, es sei ein ungeeigneter Sport.

Erwartung und Realität

Zählt man sich schon zu den Trainierenden, kann ein Mythos unrealistische Erwartungen nach sich ziehen, den Trainingsprozess durcheinanderbringen oder Verletzungen durch falsches Training verursachen. Wird die Kluft zwischen den erwarteten Resultaten und den tatsächlich erreichten Fortschritten dann zu groß, verringert sich die Wahrscheinlichkeit, dass das Training langfristig fortgesetzt wird.
Damit Sie keinen Binsenweisheiten bezüglich des gesamten Themas »Muskeln, Kraft und Training« auf den Leim gehen, sind im Folgenden diejenigen zehn Märchen und Mythen zusammengestellt, welche immer noch am hartnäckigsten durch die Köpfe spuken.

Mythos 1

»Spot-Reducing« – durch Krafttraining kann man an bestimmten Problemzonen abspecken!
Vielen Trainierenden, insbesondere weiblichen Sportlern, wird immer noch weisgemacht, dass man mit der einen oder anderen Übung an ganz bestimmten Problemzonen abnehmen bzw. gezielt Fett verlieren kann. Völlig falsch! Sie können mit Krafttraining zwar äußerst gezielt bestimmte Regionen stärken oder aufbauen und das entsprechende Gewebe straffen – die Fettverbrennung allerdings geschieht immer »rundum«. Der Körper baut seine Fettreserven also grundsätzlich gleichmäßig ab. Und dies passiert am besten mit einem moderaten Ausdauertraining, nicht jedoch mit Krafttraining. Allerdings muss gesagt werden, dass Muskeln sehr gute Energieverwerter sind, was sich wiederum positiv auf die Energiebilanz auswirkt und es so möglich wird, einen weiteren übermäßigen Fettansatz zu verhindern.

Mythos 2

Muskel- bzw. Krafttraining ist ausschließlich etwas für Männer; beim weiblichen Geschlecht leidet die Fraulichkeit darunter!
Es ist eher unwahrscheinlich, dass Frauen durch regelmäßiges Training ihre Blusenärmel sprengen (es sei denn, sie zählen zu den Leistungstrainierenden im Bodybuilding und mühen sich täglich mit ihrer Armmuskulatur ab). Unter normalen Umstän-

den und auch bei mehrmaligem Training in der Woche sorgt der niedrige Testosteronspiegel im Körper des weiblichen Geschlechts anders als bei den Männern für einen eher niedrigen Muskelmasseaufbau.

Mythos 3

»Gewichte stemmen« ist ein langweiliges und einseitiges Training!
Ehrlich – darüber kann man nur schmunzeln. Wer dieses Buch liest und bezüglich einer möglichen Übungsauswahl beide »Muskel-Guides« zur Hand nimmt, hat an den vielen unterschiedlichen Facetten des Krafttrainings erst einmal geschnuppert. Eine schier unendliche Übungsvielfalt mit dem eigenen Körper als Gewicht, mit Gymnastikhanteln, Gummibändern (Tubes), Gewichtsmanschetten, Kurzhanteln, Langhanteln, mit Seilzügen oder an den Trainingsmaschinen – und das alles in Kombination mit den verschiedenen Trainingsformen und -methoden – gewährt jedem Trainierenden über viele Jahre ein abwechslungsreiches und kurzweiliges Training.

Mythos 4

»No pain, no gain« – kein Schmerz, kein Fortschritt!
Ja, ja, die alten Zeiten. Wer kennt sie nicht, die stöhnenden, quietschenden oder schreienden Kraftsportler aus früheren Jahren. Meist erhöhten diese selbst erzeugten Laute die eigene Motivation während eines schweren Satzes. Das war auch ganz in Ordnung so, und es diente schließlich der Mobilisation der letzten Kraftreserven. Wenn man jedoch stöhnt, weil man Schmerzen hat und letztendlich zum Schreien übergeht, weil man diese Grenze überschreiten will, dann ist es zu viel des Guten. Natürlich sollen Sie sich beim Krafttraining anstrengen, aber schmerzhaft

darf es nicht sein! Es ist auch nicht ungewöhnlich, dass Sie ein gewisses Brennen in den Muskeln spüren, wenn Sie in ein Trainingsprogramm einsteigen oder die Belastung Ihres Trainings erhöhen. Es ist jedoch unverantwortlich, sich selbst gegenüber ständig an den Rand der eigenen Belastbarkeit zu gehen. Schmerzen sind schließlich ein Warnsignal des Körpers. Auch wenn es im Leistungsbereich manchmal nötig ist, über die normale Belastungstoleranz zu gehen, sollte dies nicht zu einem Dauerzustand werden. Im Gesundheits- oder Fitnessbereich sind Schmerzen jedenfalls gänzlich fehl am Platz.

Mythos 5

Nur wer leidet, hat wirklich Erfolg!
Viele Sportler, vor allem im Einsteigerbereich, sind der Meinung, dass ein erfolgreiches Training immer von einem nachfolgenden heftigen Muskelkater begleitet sein muss. Falsch! Muskelkater entsteht durch mikroskopisch kleine Verletzungen (Risse) in den Z-Streifen der Muskulatur. Treten diese häufig auf, kann das Gewebe vernarben – mit der Folge, dass der Muskel unelastischer wird und die Gefahr von Zerrungen bzw. Muskelfaserrissen wächst. Natürlich werden Sie am Anfang möglicherweise etwas »verkatert« sein, doch nach einigen Trainingseinheiten sollte sich dieser Zustand kaum mehr bei Ihnen einstellen. Auch wenn Sie neue Übungen bzw. ungewohnte Bewegungsabläufe in Ihr Training aufnehmen, kann Muskelkater entstehen. Doch auch dieser sollte bald nicht mehr auftreten. Wenn Sie trotz regelmäßigen Trainings ständig von Muskelkater gequält werden, sollten Sie die Gewichte etwas niedriger halten und besser mehr Wiederholungen absolvieren. Weiterhin gilt es, das Warm-up, das Cool-down und die Erholungsphasen bzw. die Regenerationsmaßnahmen (siehe S. 116) sorgfältig zu gestalten.

Mythos 6

Krafttraining ist nichts für Übergewichtige!
Ganz im Gegenteil. Gerade Übergewichtige können von einem individuell angepassten Krafttraining enorm profitieren.
Erstens: Stark übergewichtige Menschen haben häufig Probleme mit den Gelenken, insbesondere leiden die der Knie und der Wirbelsäule. Ein ausgewogen durchgeführtes Krafttraining stärkt alle gelenkumgebenden Strukturen wie Knorpel, Bänder, Sehnen und natürlich die Muskeln. Dies wiederum sorgt für eine bessere Gelenkstabilität, eine erhöhte Belastungstoleranz und macht sie allgemein weniger verletzungsanfällig. Wer sagt, dass z. B. Laufen für Übergewichtige nicht geeignet sei, der hat allerdings recht: Durch die Stöße leidet ein bereits stark beanspruchtes bzw. überlastetes Gelenk natürlich noch mehr. Im Muskel- bzw. Krafttraining kommen derartige Stoßbelastungen jedoch nicht vor.
Zweitens: Krafttraining an sich verbraucht Energie, und zusätzlich sind bereits vorhandene (oder in Zukunft antrainierte) Muskeln geniale Energie- bzw. Kalorienverwerter. In Verbindung mit einer angepassten Ernährung können Sie also Ihre Energiebilanz (Kalorienbilanz) optimieren und langfristig Ihr Körpergewicht regulieren, falls gewünscht.

Mythos 7

Muskeln machen langsam und unbeweglich!
Dies ist noch ein Vorurteil aus früheren Zeiten, in denen sich leistungsorientierte Bodybuilder ausschließlich auf das Dickenwachstum der Muskeln konzentriert haben. Nur »Masse ist Klasse« lautete damals das Motto. Wer allerdings ein ausgewogenes, modernes und auf neuesten wissenschaftlichen Erkenntnissen beruhendes Krafttraining betreibt, alle Übungen mit dem größtmöglichen natürlichen Bewegungsradius (Bewegungsumfang) und ein regelmäßiges Stretchingprogramm absolviert, behält oder verbessert sogar seine Beweglichkeit und die Flexibilität seiner Muskeln. Dies beweisen auch Weltklassesprinter. Beobachten Sie doch einmal einen 110-Meter-Hürdenläufer. Er ist muskulär zielgerichtet austrainiert, schnell wie ein Wiesel und weist eine optimale Beweglichkeit auf, die er zur Überwindung der Hürden braucht. Auch der Schauspieler Jean-Claude van Damme ist ein Musterbeispiel dafür, wie man Kraft (Muskeln), Beweglichkeit und Schnelligkeit in optimaler Weise verbinden kann.
Wer sich allerdings weiterhin nur auf möglichst dicke Muskelknollen konzentriert, eine schlechte Übungstechnik hat und Muskeln auf Kosten anderer konditioneller Fähigkeiten zu intensiv trainiert (siehe auch »Muskelbalance«, S. 133), bei dem kann es tatsächlich zu spür- und sichtbaren Muskelverkürzungen und Bewegungseinschränkungen kommen.

Mythos 8

Mit Krafttraining kann ich mein Fett in Muskeln umwandeln!
Mit gezieltem Krafttraining können Sie Ihre Muskeln trainieren und Ihren Körper modellieren, ihn formen. Auf das Körperfett hat Krafttraining primär jedoch keinen Einfluss. Fett und Muskeln sind zwei grundsätzlich verschiedene Gewebearten. Deshalb müssen Sie sie auch differenziert »behandeln«.
Ein perfektes »Modelling« besteht infolgedessen aus einer Kombination von Kraft- und Ausdauertraining. Krafttraining bringt Ihre Muskeln auf Vordermann, und Ausdauertraining lässt überschüssige Fettdepots schwinden. Der Spruch: »Wandeln Sie Ihr Fett in Muskeln um«, der immer noch kursiert, ist und bleibt demnach völlig falsch!

Mythos 9

Krafttraining ist nichts für »Alte«!
Wer dies heute immer noch behauptet, erhält umgehend seine »fristlose Kündigung«! Die Meinung, dass Krafttraining für Personen im reiferen Alter nicht geeignet sei, stammt noch aus den Anfängen der Fitnesszeit in den 1980er-Jahren. Zuallererst sollte man sich einmal fragen, was »alt« eigentlich ist. Wenn man sämtliche wissenschaftliche Definitionen beiseitelässt, könnte man sagen: Alt ist der, der sich alt fühlt. Und das betrifft wohl die wenigsten Menschen.

Früher dachte man tatsächlich, durch Schonung und Ruhigstellung die Gesundheit im Alter erhalten zu können. Dies hat sich mittlerweile als vollkommen falsch erwiesen. Gerade ältere Personen können durch ein individuell dosiertes Training enorm an Kraft gewinnen, gesund, mobil und vor allem lange selbstständig bleiben. Genügend Studien haben dies bereits erwiesen. Krafttraining kann in jedem Alter begonnen werden, ob mit 18 oder 80 Jahren.

Mythos 10

Durch Krafttraining nimmt man immer an Gewicht zu!
Stimmt so nicht ganz. Zuerst sollten Sie wissen, dass Muskeln aufgrund ihrer dichten Gewebestruktur mehr wiegen als Fett. Das bedeutet: Wer nur Krafttraining mit dem Ziel des Masseaufbaus betreibt, wird tatsächlich zunehmen. Wer Krafttraining im Sinne von Fitness und Gesundheit betreibt, also weniger an einer Massezunahme, sondern an einer Qualitätsverbesserung der Muskulatur arbeitet, wird sein Gewicht halten oder nur ein bisschen zunehmen. Wer Krafttraining bzw. Kraftausdauertraining in Kombination mit gezieltem Cardiotraining betreibt, wird auf jeden Fall sein Gewicht halten oder sogar abnehmen.

Bei jeder Art oder Form des Krafttrainings verändern Sie Ihre Körperstruktur, Körperform und/oder die prozentualen Anteile von Fett und Muskeln. Sie bauen Ihren Körper quasi um, Sie renovieren ihn von innen. Wer also nach einem mehrmonatigen, sinnvoll geplanten und kontinuierlich betriebenen Krafttraining gleich viel oder etwas mehr wiegt, muss sich keine Sorgen machen. Schließlich hat das Mehr an Muskeln auch einen strafferen und gesünderen Körper gebracht. Entscheidend ist demnach die Zusammensetzung (wie viel Fett und wie viel Muskeln im Verhältnis zueinander) und nicht die Höhe (reines Gewicht in Kilogramm) des Körpergewichts. Weiterhin muss der erhöhte Muskelanteil bzw. die qualitativ verbesserte Muskulatur mit Energie versorgt werden. Bei gleich bleibender Energiezufuhr (Kalorien) werden Sie deshalb Ihr Körpergewicht aufgrund der verbesserten Kalorienbilanz reduzieren können. Das reine Wiegen des Körpers gibt deshalb keine schlüssigen Angaben über eine mögliche Veränderung der Körperzusammensetzung. Gewichtsmessungen sollten Sie deshalb immer in Verbindung mit Körperfettmessungen durchführen (siehe S. 98 ff.).

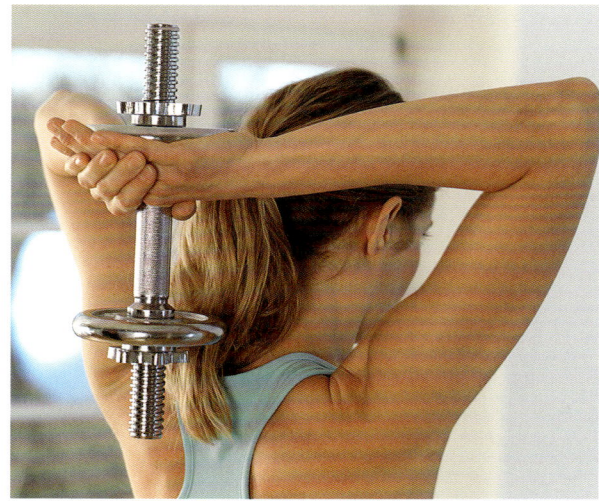

Wer richtig trainiert, macht mit Krafttraining immer eine gute Figur.

Training und Trainierbarkeit

Der Begriff Training lässt sich im allgemeinen Sprachgebrauch für viele verschiedene Bereiche verwenden. Im sportlichen Sinn versteht man darunter einen geplanten Übungsprozess, der ein gewisses Maß an Verbesserung im jeweiligen und vorher festgelegten Zielbereich anstrebt. Anders ausgedrückt ist Training ein Prozess, der einen momentan vorherrschenden Zustand verändern soll – und zwar den gesamten Körper oder Teile von ihm (z. B. Leistungsfähigkeit der Muskulatur oder des Herz-Kreislauf-Systems) wie auch den Geist und die Seele (z. B. Denkweise, Handlungsweise, Entspannungsfähigkeit). Jeder Trainierende hat demnach unterschiedliche Ziele. Kraft- bzw. Muskeltraining kann nach den entsprechenden Zielsetzungen und Entwicklungsstufen realisiert werden.

Als Beispiele sind zu nennen Einsteiger- oder Fortgeschrittenen-, Fitness-, Leistungs-, Rehabilitations-, Rücken- und Seniorentraining usw. Jeder muss entsprechend seinen persönlichen Voraussetzungen und Zielen sein Training gestalten, und zwar – wie schon erwähnt – nach ganz bestimmten Regeln. Denn nicht jeder kann nach den gleichen »Formeln« trainieren und dabei gleiche Ergebnisse erzielen. Die tatsächliche Trainierbarkeit, also der Grad oder die Möglichkeit der Anpassung an Trainingsbelastungen, bestimmt den gesamten Trainingsprozess. Jugendliche oder junge Erwachsene haben beispiels-

weise eine andere Adaptationsfähigkeit als ältere Menschen. Ein geübter Kraftsportler benötigt gegenüber dem Einsteiger ausgefeiltere oder intensiver belastende Trainingsmethoden. Frauen reagieren auf Muskeltraining anders als Männer. Diese Aufzählung könnte man noch eine Weile fortführen. Deutlicher wird der Begriff Trainierbarkeit, wenn man behauptet, dass sie von einer Reihe endogener und exogener Faktoren abhängig ist. Die untenstehende Tabelle zeigt einen Überblick.

Mit Individualität zum Erfolg

All diese Faktoren sollte Sie bezüglich der gesamten Trainingsplanung und -durchführung berücksichtigen werden, wollen Sie mit dem Training auch Erfolge erzielen. Jeder wird verstehen, dass z. B. ein 50-jähriger Einsteiger einen anderen Trainingsprozess durchlaufen muss als ein 20-Jähriger, der bereits seit mehreren Jahren trainiert. Die sogenannte Leistungsfähigkeit unterscheidet in diesem Fall beide Personen. Werden die in der Tabelle aufgelisteten äußeren und inneren Größen oder Umstände außer Acht gelassen, führt ein Training – wenn überhaupt – nur zufällig zum gewünschten Ergebnis. Im schlimmsten Fall entstehen beim Trainierenden irreparable Verletzungen, die den geplanten Trainingsprozess für lange Zeit unterbrechen oder ihn ganz zur Aufgabe des Sports zwingen.

Faktoren, die den Grad der Anpassung an Trainingsbelastungen beeinflussen

Endogene Faktoren sind Faktoren, die von »innen« heraus entstehen bzw. entstanden sind	Geschlecht, Alter, Körperbautyp, Veranlagung (Gene), Gesundheits- und Trainingszustand u. a.
Exogene Faktoren sind Faktoren, die von »außen« verursacht werden bzw. kommen	Ernährung, Umweltbedingungen, Jahreszeit, Trainingsmittel, Trainingsmethoden, Qualität und Quantität der Belastung, Motivation, Einsatzbereitschaft u. a.

Wie funktioniert Krafttraining?

Viele werden diese Frage individuell aus dem Stegreif beantworten können. Hier ist vielleicht eine ganz andere Variante: Sie wissen bereits, dass Krafttraining als muskuläres Entgegenwirken von Widerständen definiert wird. Der Muskel spielt also eine zentrale Rolle. Er besteht aus Tausenden von Muskelfasern, wobei jede Einzelne letztendlich nur eine einzige Funktion hat, nämlich sich zusammenzuziehen, zu kontrahieren. Willentlich gesteuert, also vom Menschen beabsichtigt, sorgen die Muskeln für Bewegung. Vom zentralen Nervensystem autonom gesteuert, also durch den Menschen nicht beeinflussbar, verhelfen sie uns zu einer gewissen permanenten Stabilität.

Krafttraining ist das geplante Heben, Senken oder Halten von Gewichten, mit denen wir unseren Muskeln Reize verschaffen, die über das gewöhnliche und alltägliche Anstrengungsmaß hinausgehen.

Im Krafttraining konzentrieren Sie sich ausschließlich auf die willentliche Kontraktion. Diese gewollte Kontraktion der Arbeitsmuskulatur muss, je nachdem, was Sie mit dem Training erreichen wollen, mindestens 30 % Ihrer maximal möglichen Kraft – sie beträgt immer 100 % – betragen. Für einen Effekt muss der Krafteinsatz über Ihrer alltäglichen Belastung liegen. Bleibt die Belastung beim Krafttraining darunter, hat der Muskel keinen besonderen Grund, stärker oder ausdauernder zu werden – er passt sich nicht an. Krafttraining hat demnach mit gezielter wiederholter Belastung zu tun. Für ein erfolgreiches Krafttraining im Sinne von Anpassung muss diese gezielte Belastung bewusst und auf jeden Einzelnen ausgerichtet langfristig geplant und gesteuert werden. Mit dem Training fordern Sie Ihre Muskeln heraus, sich neuen Aufgaben zu stellen. Nur über diese »neuen« Aufgaben erhält ein Muskel den nötigen Impuls, sich anzupassen, sich zu verändern.

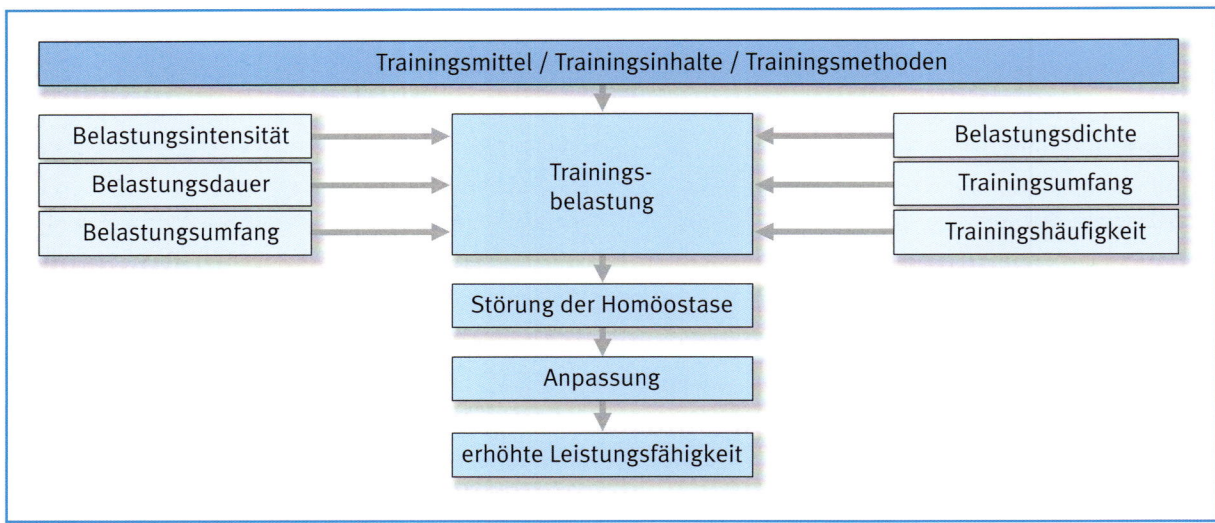

Die optimale Konstellation der verschiedenen Komponenten der Trainingsbelastung bestimmt über Erfolg oder Nichterfolg im Krafttraining.

Belastungen im Krafttraining

Jeder weiß, dass zur Verbesserung einer bestimmten sportlichen Leistung entsprechende Belastungen notwendig sind. Verbesserung, also ein Trainingserfolg, geschieht ganz grob gefasst nach folgender Kette:

1. Belastung,
2. Störung der Homöostase (biologisches Gleichgewicht),
3. Anpassung,
4. erhöhte Leistung.

Diese Reihenfolge lässt sich in ihren einzelnen Folgepunkten weder umstellen noch in irgendeiner Art und Weise verändern.

Trainingsbelastung ist steuerbar

Die Belastungen beim Krafttraining, – die auf den Körper einwirken und (hoffentlich bei jedem!) zum Trainingserfolg führen, sind jedoch steuerbar, und zwar mit den sogenannten Belastungskomponenten (-normativen, -kriterien, -faktoren). Sie können also selbst entscheiden, wie intensiv, wie lange oder wie oft Sie sich belasten. Folgende Kriterien haben Sie demnach selbst in der Hand:

- Belastungsintensität,
- Belastungsdauer,
- Belastungsumfang,
- Belastungsdichte,
- Trainingsumfang,
- Trainingshäufigkeit.

In ihrer Gesamtheit ergeben die Belastungskomponenten die Trainingsbelastung, die zu einer Beanspruchung der einzelnen Funktionssysteme des Sportlers führt. In Verbindung mit den Trainingsmitteln, -inhalten und -methoden, die Sie ebenfalls selbst bestimmen können, ergibt sie das »Training«, unabhängig davon, welches Ziel Sie letztendlich verfolgen. Zu allen Begriffen der Grafik auf S. 20 erhalten Sie in diesem Buch wesentliche Informationen. Ich gehe im Folgenden zunächst näher auf die einzelnen Belastungskomponenten ein.

Die Belastungsintensität

Die Belastungsintensität wird durch den Anstrengungsgrad einer Übung bestimmt. Als Beschreibungsgröße wird in der Regel die Last, gemessen in Kilogramm (kg) oder in Prozent (%) der Maximalkraft (F_{max}), verwendet. Dabei gilt:

Maximale Intensität	=	90–100 % F_{max}
Submaximale Intensität	=	80–90 % F_{max}
Mittlere Intensität	=	70–80 % F_{max}
Leichte Intensität	=	50–70 % F_{max}
Geringe Intensität	=	30–50 % F_{max}

Die Begriffe – in der Reihenfolge von »maximal« bis »gering« – werden auch verwendet, wenn das subjektive Belastungsgefühl, also die individuell gefühlte Belastung, beschrieben werden soll. Es wird immer vom aktuellen Leistungsstand des Einzelnen ausgegangen. Werden 100 % der Maximalkraft (100 % F_{max}) genannt oder bestimmt jemand eine beliebige Belastung als »maximal« (= »Mehr geht nicht!«), kann dieses Gewicht für eine andere Person lediglich eine mittlere Intensität darstellen. Zu bemerken ist: Je höher der Funktionszustand eines am Training beteiligten Organs (im Krafttraining ist dies die Muskulatur), desto höher muss die Belastungsintensität ausfallen, um die Aufrechterhaltung des Funktionszustands oder eine Leistungsverbesserung zu gewährleisten. Zu den Möglichkeiten der Bestimmung der persönlichen Maximalkraft lesen Sie bitte S. 32 bis 35.

Die Belastungsdauer

Die Belastungsdauer (Reizdauer) gibt an, wie lange eine bestimmte Kraftübung auf die entsprechende Muskulatur einwirkt. Sie bezieht sich auf die Wiederholungszahl (z. B. 20 Wiederholungen) oder auf eine bestimmte Zeit (z. B. 40 Sekunden), die man für eine Übung benötigt bzw. benötigen sollte, um entsprechende Ziele zu verfolgen.

Der Belastungsumfang

Der Belastungsumfang (Reizumfang) stellt die Gesamtmenge an Belastungsreizen, also der bewältigten Last in Kilogramm, einer einzelnen Übung dar. Werden beispielsweise bei der Übung »Kniebeugen« drei Sätze (Serien) mit je zehn Wiederholungen und einem konstanten Gewicht von 70 Kilogramm durchgeführt, ergibt dies folgenden Belastungsumfang:

$$3 \times 10 \times 70 \text{ kg} = 2100 \text{ kg}$$

Die Belastungsdichte

Die Belastungsdichte (Reizdichte) ergibt sich aus dem zeitlichen Verhältnis von Belastung und Erholung innerhalb einer Trainingseinheit und wird wesentlich durch die Pausenzeiten zwischen den einzelnen Sätzen bestimmt. Würden z. B. im Kreistraining (siehe S. 49) zwischen den einzelnen Stationen nur sehr kurze Pausen gemacht, entspräche dies einer hohen Belastungsdichte. Meist ist eine hohe Belastungsdichte mit einer niedrigeren Belastungsintensität oder umgekehrt gekoppelt. Die Belastungsdichte bzw. die Pausengestaltung können Sie mit einer Uhr sekundengenau kontrollieren (Kreistraining in einer

Gruppe) – oder Sie richten sich nach Ihrem persönlichen Empfinden.

Der Trainingsumfang

Der Trainingsumfang ergibt sich aus der Satzzahl, der Wiederholungszahl und der Belastungsintensität aller Übungen innerhalb einer Trainingseinheit. Diese Steuerungsgröße ist hauptsächlich im Leistungs- oder Hochleistungskraftsport interessant (z. B. bei Gewichthebern oder Kraftdreikämpfern); dennoch ist diese Komponente der Vollständigkeit halber hier mit aufgelistet.

Die Trainingshäufigkeit

Die Trainingshäufigkeit gibt die Anzahl der wöchentlichen Trainingseinheiten an. Sie richtet sich nach der Zielsetzung, der Wertigkeit bzw. dem Stellenwert des Trainings für den Einzelnen und dem Trainingszustand. Durchschnittlich – auch wenn dies zu pauschalisieren sehr schwer ist – können Trainingseinsteiger eine Leistungsverbesserung bereits bei einem ein- bis zweimaligen Training pro Woche erreichen, wohingegen bei Fortgeschrittenen das Training auf drei- bis viermal wöchentlich gesteigert werden soll, um die Leistungskurve nach oben hin aufrechtzuerhalten. Bei Leistungs- bzw. Hochleistungssportlern können bis zu drei Trainingseinheiten pro Tag notwendig sein.

Die Wirkung des Krafttrainings wird also von vielen unterschiedlichen Belastungsfaktoren beeinflusst. Je nach Zusammenstellung der einzelnen Komponenten hat es einen anderen Effekt auf unseren Körper bzw. unser Muskelsystem. Die richtige Mischung macht's. Natürlich hängt diese davon ab, was jeder Einzelne mit dem Training erreichen will. Das Trainingsziel, aber auch die genetischen Voraussetzungen entscheiden demnach also, wie, wie oft, wie intensiv Sie trainieren sollten.

Überlastung im Training

Überlastung im bzw. durch Training ist kein erfreulicher Trainingseffekt. Trotzdem oder gerade wegen seiner Wichtigkeit soll dieses Thema bereits im ersten Kapitel angesprochen werden.

Die Belastung im Training wird durch die verschiedenen Belastungskomponenten gesteuert. Je nach individuellen Leistungsvoraussetzungen können sie sehr unterschiedlich ausfallen. Die reine Definition sagt demnach nichts über ihre Größenverhältnisse aus, sie sollten stets individuell angepasst werden. Wenn Sie sich hierbei verschätzen, können zwei Dinge geschehen: Entweder ist Ihre Trainingsbelastung zu gering, dann sind die Effekte ebenso gering oder treten gar nicht erst in Erscheinung. Oder Ihre Trainingsbelastung ist zu hoch, was auf Dauer einen negativen Leistungsverlauf nach sich zieht. Dies ist jedoch noch weniger wünschenswert als gar keine Anpassung.

Optimal statt maximal

Selbstverständlich sollte die Trainingsbelastung einen gewissen Schwellenwert überschreiten – man nennt dies auch »Kurzzeitüberlastung« –, damit sich der Körper in der Folge daran orientieren kann, jedoch muss zwischen optimaler Belastung und Überbelastung ein dicker Trennstrich gezogen werden, auch wenn diese Grenze leicht zu durchbrechen ist. Eine dauerhaft zu hohe Beanspruchung des Körpers durch falsch abgeschätzte bzw. zu hoch angesetzte Belastungskomponenten (= Langzeitüberlastung) und fehlende oder zu kurze Regenerationszeiten führt zwangsläufig zum Übertraining. Ein Albtraum nicht nur für ambitionierte Sportler oder professionelle Athleten!

Gut zu wissen

Entgegen allen Vorurteilen ist Krafttraining nicht nur eine Sportart für »starke Männer«! Jede Zielgruppe, ob Jugendliche, Erwachsene, Senioren, Einsteiger, Fortgeschrittene, Frauen, Männer, Dicke, Dünne, Personen mit viel Zeit oder wenig – jeder kann von den positiven Auswirkungen des Krafttrainings profitieren. Entscheidend ist das »Wie«, also auch die individuelle Zusammenstellung bzw. Wertigkeit der aufgezählten Belastungsparameter.

Leistung nicht erzwingen!

Übertraining kann jeden »treffen«. Gerade einsteigende und wiedereinsteigende Fitnesssportler laufen Gefahr, durch kurzfristige Trainingsattacken und mit viel zu hoher Belastung das aufholen zu wollen, was sie vielleicht jahrelang versäumt haben. Ein Konzept, dass nicht aufgehen kann und dem Organismus mehr schadet als hilft. Eine häufige Folge ist, dass der betreffende Fitnesssportler sein Training aufgrund verschiedenartiger Beschwerden nach wenigen Wochen wieder aufgibt.

Sportler, die schon länger trainieren, können ebenso in die Überlastungsfalle tappen. Gerade in Trainingsphasen oder zu Zeitpunkten, bei denen die Leistungssteigerung nur in kleineren Schritten vorwärtsgeht, versuchen viele durch immer höhere Intensitäten und Erhöhung des Trainingsumfangs einen weiteren Zuwachs zu erzwingen. Auch das ist nicht unbedingt das richtige Rezept. Neue Reize und damit verbunden neue Trainingsanpassung erreichen Sie auch mit einem Wechsel der Trainingsart bzw. der Veränderung der Trainingsmethode. Die Verwendung von immer höheren Gewichten oder die Durchführung von immer mehr Trainingseinheiten ist also nicht das Maß aller Dinge, vor allem dann nicht, wenn die Art des Trainings dabei immer die Gleiche bleibt.

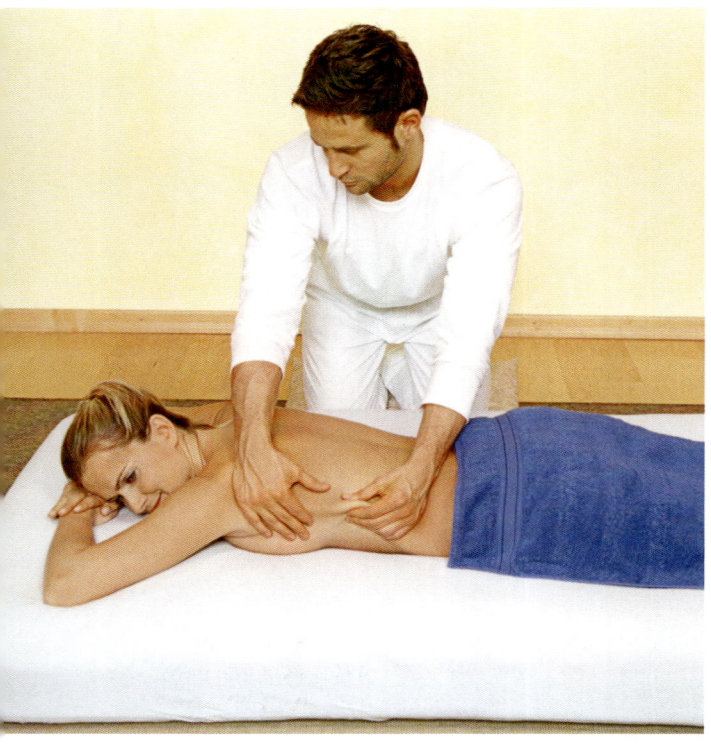

Passive Erholungsmaßnahmen fördern die Regeneration.

Die Symptome

Echtes Übertraining ist nicht immer leicht zu erkennen, da der Körper aus verschiedenen Systemen besteht, die in ihren Funktionen voneinander abhängig sind. Eine Diagnose ist demnach nie auf nur ein einziges Symptom zurückzuführen. Trotzdem sollten Sie folgende Anzeichen genau beobachten:

- frühzeitige Ermüdung der Muskulatur auch bei verhältnismäßig niedrigen Belastungen,
- vermehrtes Auftreten von Muskelkrämpfen,
- Verschlechterung der allgemeinen Kraftleistung,
- Muskelverhärtungen oder vermehrt auftretende Verletzungen (Zerrungen, Sehnenentzündungen),
- fehlender Leistungswille, Antriebslosigkeit,
- ungewöhnliche Stimmungsschwankungen,

- Einschlaf- und/oder Konzentrationsstörungen,
- mangelnde Regenerationsfähigkeit des Körpers,
- ungewöhnlicher Ruhepuls und/oder Veränderungen im Atmungsverhalten.

Was tun gegen Übertraining?

Beim Übertraining treffen unterschiedliche Faktoren zusammen. Die Symptome sind nicht immer eindeutig. Auch wenn eine klare Diagnose vorliegt, muss die Behandlung immer individuell abgestimmt werden. Allgemein wird empfohlen:

- Reduzierung des Trainingsumfangs,
- Reduzierung der Trainingsintensität,
- Ausweitung der Regenerationsphasen mit aktiven und passiven Erholungsmaßnahmen,
- Entspannungstraining,
- physikalische Therapien (nur nach einer ärztlichen Anordnung!).

So vermeiden Sie Überlastungen

- Wechseln Sie schwere/harte und leichtere Trainingseinheiten ab!
- Nach intensiv belastenden Trainingswochen sollten weniger intensive folgen!
- Vermeiden Sie intensive Belastungen im Hungerzustand! Optimieren Sie allgemein Ihr Ernährungsverhalten und Ihre Nährstoffzufuhr.
- Schenken Sie den Regenerationsphasen besondere Aufmerksamkeit!
- Kontrollieren Sie regelmäßig und entsprechend Ihren persönlichen Zielen über Tests Ihren Leistungsstand! Lang anhaltendem Stillstand gegenüber sollten Sie aufmerksam sein.
- Planen Sie Ihren Trainingsprozess individuell und langfristig! Holen Sie sich dafür eventuell auch den professionellen Rat eines erfahrenen Trainers.
- Denken Sie stets an den Leitsatz: Qualität vor Quantität!

Bodybuilding = Doping?
Special von Dr. Andreas Müller

»Kein Sport ist so dopingverseucht wie Bodybuilding«, stellte der Spiegel (21/1998) in einem Artikel mit der bezeichnenden Überschrift »Bodybuilding – Freakshow mit Mastochsen« fest. Und eine um das Image der Fitnessbranche besorgte Fitnesszeitschrift schrieb angesichts einer Studie, die einen zunehmenden Konsum muskelaufbauender Medikamente in deutschen Sportstudios verzeichnete: »Es wird Zeit, einen deutlichen Trennungsstrich zwischen Fitnesssportlern und Bodybuildern zu ziehen. Sperrt die Fleischklopse in den Keller, wo sie herkommen. Lasst sie nicht länger als abschreckende Beispiele für Zigtausende von Fitnessinteressenten in die Studios.«

Mittelchen für mehr Muckis
Viele Betreiber von Fitnesscentern nennen die schweißtreibenden Aktivitäten an den Geräten inzwischen Bodystyling, Bodyforming, Bodyshaping oder Figurstraffung, nur um das Negativimage einer »Muckibude« abzuschütteln. Geholfen hat diese Wortspielerei jedoch offenbar nicht allzu viel: Experten wie der Schweizer Arzt Marco Caimi schätzen, dass in Deutschland mindestens hunderttausend Menschen ihren Muskelaufbau mit Dopingsubstanzen unterstützen, und der Spiegel (38/2001) geht sogar von etwa 500 000 Menschen aus. So viele Bodybuilder gibt es in ganz Europa nicht, es muss also offenbar auch der eine oder andere Bodystyler darunter sein. Mancher davon ist wahrscheinlich sogar ein eher untergewichtiger Teenager, der, wie mir ein befreundeter Studiobesitzer einmal erzählte, schon nach 14 Tagen Mitgliedschaft am Studiotresen nachfragt, wo man denn »die Mittelchen« beziehen könne, welche die Muskeln ein bisschen schneller wachsen ließen.

Ein Volk von Dopingsündern?
Nicht wenige Funktionäre des Bodybuildings haben sich inzwischen genau in diese Richtung »eingeschossen«, wenn es um die Dopingproblematik geht. Sie versuchen, das Problem zu relativieren, indem sie darauf verweisen, dass Doping nicht nur ein Problem des Bodybuildings, sondern des gesamten Sports, ja der gesamten Gesellschaft sei. Sie verweisen auf Aussagen wie die des portugiesischen Marathonläufers Domingos Castro, nach dessen Auffassung 80 % der Topathleten der Leichtathletik gedopt sind (Bild, 30.8.1999). Sie deuten auf den Alkohol- und Medikamentenmissbrauch beim Durchschnittsbürger und erklären, dass ja auch Alkohol eine Droge sei und selbst Koffein auf der Dopingliste stehe. Ist dieser Gegenschlag ein Bekenntnis? »Ja, alle Bodybuilder sind gedopt, aber alle anderen sind's ja auch, oder?«

Vom Kulturisten zum Bodybuilder
Ich bin seit 29 Jahren Bodybuilder. Als ich jedoch 1974 im Alter von zwölf Jahren mit Liegestützen und Expandertraining anfing, habe ich das Wort »Bodybuilding« noch nicht einmal gekannt. Meine Trainingspläne erstellte ich selbst mithilfe der wenigen fachspezifischen Bücher, die meine Dorfbibliothek auf Lager hatte. Ansonsten war ich auf mich gestellt, denn in Werdau, der sächsischen Provinzstadt, in der ich aufwuchs, kannte man zwar Boxen, Ringen, Judo und Gewichtheben – und natürlich Fußball –, aber das, was ich da trieb, war zumindest in meiner Heimatregion gänzlich unbekannt. Erst Jahre später erfuhr ich, dass es in der DDR eine Sportart namens Kulturistik bzw. Kraftsport gibt, und den ersten »Kulturistikwettbewerb« meines Lebens sah ich 1977 im Goldenen Löwen von Karl-Marx-Stadt (heute Chemnitz). Zu dieser Zeit hatte ich mich einer sogenannten Kraftsportsektion angeschlossen. Wir trainierten in einer uralten Turnhalle mit wahrscheinlich ebenso uralten Hanteln auf einer Holzbank der Marke Eigenbau. Beim Bankdrücken mussten ein oder zwei Trainingspartner die Hantel hochreichen, weil wir keine Hantelständer hatten. Aber – es ging! Und als ich das erste Mal etwas von Doping in der DDR hörte, war ich bereits 19 Jahre alt und schaffte im Bank-

drücken solide 150 Kilogramm. Ich wusste also, dass es ohne Doping geht!

Doping als »Pflichtübung«

Wahrscheinlich ist es diese Vergangenheit, die mir später Halt gegeben hat. Denn in den 1980er-Jahren wurde Bodybuilding in der DDR richtig populär, auch wenn man es – zur Abgrenzung vom Kapitalismus – anfangs noch Kulturistik nannte. Als ich mich 1984 an der Qualifikation zur DDR-Bestenermittlung beteiligte, wurde unter den Athleten offen über Doping gesprochen, und als ich 1988 während einer anderen Meisterschaft zum gleichen Thema einmal erwähnte, dass ich »nichts nehme«, bekam ich sogar Prügel angedroht, weil mein Gesprächspartner meinte, ich wolle ihn wohl veralbern. Dann fiel die Berliner Mauer.

Anabolika ganz legal

Fast zehn Jahre lang war ich ehrenamtlicher Funktionär der NABBA (National Amateur Bodybuilder's Association), leitete zeitweilig ein Sportstudio und nahm an Dutzenden Meisterschaften im In- und Ausland teil.

Ich habe mit zig Athleten und Funktionären gesprochen, die wahrscheinlich ehrlich davon überzeugt waren, dass Bodybuilding ohne Doping nicht funktioniere. Das mag auch mit dem sportlichen Umfeld zusammenhängen, in dem sie leben und in das sie – im Gegensatz zu mir – hineingeboren wurden. Denn als ich 1974 mit diesem Sport begann, wusste ich gar nicht recht, was ich tat. In der westlichen Welt jedoch war Bodybuilding – nicht zuletzt dank Arnold Schwarzenegger – überaus populär und die Einnahme von Anabolika im Sport keineswegs etwas Verbotenes. Erst Mitte der 1970er-Jahre setzte das IOC Anabolika auf die Dopingliste, und erst in den 1980er-Jahren wurde vom IOC auch die Einnahme von Anabolika im Training als Dopingverstoß geahndet. Bodybuilding war jedoch nie olympische Sportart (ein Versuch des Bodybuildingverbands IFBB, Bodybuilding ins olympische Programm zu lancieren, wurde vor wenigen Jahren endgültig vom IOC abgeschmettert).

Kein Erfolg ohne Doping?

Die meisten erfolgreichen Bodybuilder hatten spätestens seit Mitte der 1960er-Jahre Anabolika im Training benutzt und ihre Trainingsprogramme entsprechend gestaltet. Da Anabolika nicht nur das Muskelwachstum anregen, sondern auch die Erholungsfähigkeit beeinflussen, funktionierten diese Trainingspläne ohne Anabolika überhaupt nicht mehr. Und wozu hätte man auch auf Anabolika verzichten sollen – die etablierten Bodybuildingverbände betrieben Dopingkontrollen entweder gar nicht oder nur halbherzig; nicht zuletzt, weil auch die meisten Funktionäre ehemalige Athleten waren und eine Dopingvergangenheit hatten. Einige wenige Athleten zogen sich bereits jetzt vom Wettkampfsport zurück – wie der Mister Universum von 1964, Poldi Merc. Sie ahnten wohl, was passieren würde: Mit dem Boom des Bodybuildings ab den 1980er-Jahren kam beim Doping eine ungeheure Lawine ins Rollen. Ed Corney, ein Star des Bodybuildings der Schwarzenegger-Ära, räumte bei einem späteren Interview einmal ein, dass auch er Anabolika genommen habe, jedoch im Unterschied zu heute nur, um sich in der Wettkampfvorbereitung den »letzten Schliff« zu verpassen. »Das, was wir im Monat genommen haben, nehmen die jungen Leute heute dreimal am Tag!« Und es blieb nicht bei Steroiden. Wachstumshormone, Schilddrüsenhormone und Insulin kamen dazu. Diuretika sollten die Definition – das plastische Hervortreten der Muskeln unter einer möglichst dünnen Haut – verbessern.

Bald bezahlten die ersten Bodybuilder ihre Medikamenteneinnahme nicht nur mit viel Geld, sondern auch mit dem Leben. Nur die prominentesten Fälle wurden bekannt: Mohammed Benaziza, Andreas Müntzer, Ralf Reichenbach. Wenige erinnern sich dagegen z. B. an Heinz Sallmeyer aus Österreich oder den sowjetischen Athleten Nikolai Shila.

Was bisher in der Öffentlichkeit kaum zur Kenntnis genommen wurde: Bodybuilding hat sich verändert. Immer mehr Athleten zogen sich zurück – auch Idole. Der wegen seiner fantastischen Gesamterscheinung und exzellenten Kürvorträge weltbekannte Ägypter

Mohammed Makkawy verabschiedete sich Mitte der 1980er-Jahre vom Wettkampfgeschehen, weil er »keine Lust mehr hatte, lebensbedrohliche Dosierungen anaboler Steroide einzunehmen«.

Natural-Bodybuilding
Das Wichtigste aber ist, dass es inzwischen auch eine aktive Gegenbewegung zum sprichwörtlichen »Anabolika-Bodybuilding« gibt: das Natural-Bodybuilding. In den USA begannen Ende der 1980er-Jahre einige Idealisten, das strengste Dopingtestprogramm zu initiieren, das die Bodybuilding-Welt bislang kannte: Dopingtests nach IOC-Reglement am Wettkampftag und zusätzlich obligatorische Tests für alle Teilnehmer auf dem sogenannten Polygrafen, besser bekannt als Lügendetektor. Europa folgte Anfang der 1990er-Jahre. Organisationen der Natural-Bodybuilder gibt es in Italien und Großbritannien. In der Schweiz gründete François Gay, ein Athlet von internationalem Format, mit einer Gruppe von Freunden 1997 die Swiss Natural Bodybuilding and Fitness Federation (SNBF), im März 2003 wurde unter Federführung des Hamburger Natural-Bodybuilders und Buchautors Berend Breitenstein die German Natural-Bodybuilding and Fitness Federation (GNBF) gegründet. Ich besitze den Mitgliedsausweis Nummer 35. Im Jahr 2004 soll es die erste Deutsche Meisterschaft im Natural-Bodybuilding geben. Bei Meisterschaften von Nicht-Natural-Organisationen nehme ich generell nicht mehr teil.

Das Ende eines Vorurteils
Bodybuilding = Doping? Offensichtlich nicht. So wie nicht alle Italiener gern Spaghetti essen, so wie nicht alle Schotten notorische Geizkragen sind, so sind auch nicht alle Bodybuilder Konsumenten von Anabolika.

Dr. phil. Andreas Müller, Natural-Bodybuilder

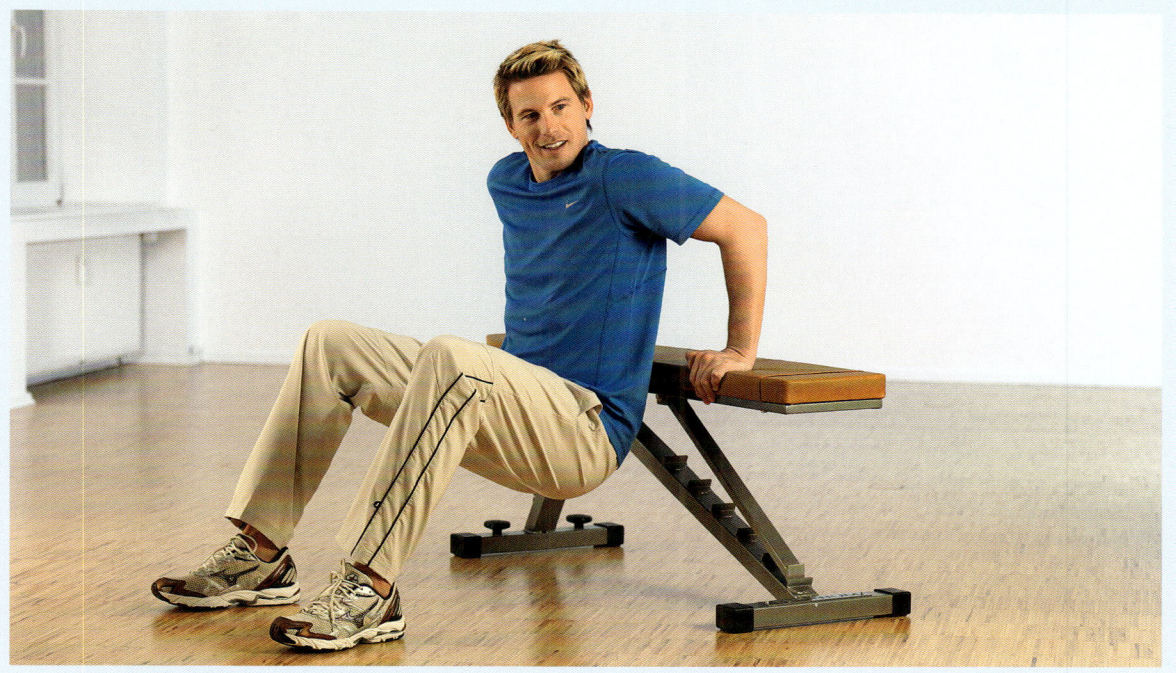

Ob Profi- oder Freizeitsportler – Erfolg im Krafttraining ist auch ohne Anabolika möglich.

Atmung im Training

Die Atmung für Fitness- und Breitensportler ist schnell erklärt: Atmen Sie beim Überwinden eines Widerstands aus und beim Nachlassen ein. Dabei erweist sich die Nasenatmung gegenüber der Atmung durch den Mund als vorteilhafter, weil die eingeatmete Luft besser gereinigt, angewärmt und angefeuchtet wird.

Die Pressatmung

Im Zusammenhang mit leistungsorientiertem Krafttraining bzw. beim Training mit hohen oder höchsten Gewichten wird jedoch immer wieder die »Pressatmung« diskutiert. Hierbei wird die eingeatmete Luft gegen die verschlossene Stimmritze gedrückt mit der Folge, dass der Druck im Brust- und Bauchraum stark ansteigt und der venöse Rückstrom zum Herzen erheblich beeinträchtigt wird. Durch den vorübergehenden Abfall der transportierten Blutmenge (Herzminutenvolumen und Schlagvolumen sinken stark ab) wird auch das Gehirn schlechter durchblutet, was in einigen Fällen – wahrscheinlich bei nicht kreislaufgesunden Athleten – schon zum Kollaps geführt haben soll. Hinzu kommt, dass bei der Pressatmung in Verbindung mit schwerer körperlicher Arbeit die Sauerstoffsättigung im Blut (und somit die Sauerstoffversorgung der Arbeitsmuskulatur) innerhalb weniger Sekunden rapide abnimmt.

Für kreislaufstabile, gesunde und trainierte Sportler stellt die Pressatmung generell keine Gefahr dar. Im Gegenteil – für die Entwicklung maximaler Kräfte ist sie sogar häufig erforderlich.

Sportphysiologen fanden heraus, dass die Kraftentwicklung bzw. Muskelkontraktion bei Einatmung am geringsten, bei Ausatmung stärker und beim Pressen am stärksten ist. Dies bedeutet jedoch nicht, dass jeder Kraftsportler ab sofort nur noch mit der Pressatmung trainieren soll, damit er möglichst hohe Gewichte bewältigen kann. Auf Dauer ist dies nämlich sogar für Hochleistungssportler nicht unbedingt gesundheitsfördernd. Zum Erlernen der korrekten Pressatmung ist es ratsam, einen erfahrenen Trainer zurate zu ziehen, der sich genügend Zeit nimmt, Ihnen diese Atemtechnik genau zu erklären.

Hier noch ein Hinweis: Vermeiden Sie generell, den sich bei der Pressatmung aufbauenden Innendruck des Oberkörpers vollends auf den Bauch zu lenken, indem Sie die Bauchwand hervorpressen. Um der Gefahr aus dem Weg zu gehen, sich einen Leistenbruch zuzuziehen, können Sie eine Technik aus dem Pilatestraining anwenden. Hierzu in der Pressphase den Unterbauch aktiv so nach innen ziehen, dass der Bauchnabel nach hinten zur Wirbelsäule gezogen wird. Die dadurch kontrahierte quere Bauchmuskulatur wirkt dem Innendruck entgegen und stützt die Bauchorgane sowie den unteren Rücken.

Mein Tipp

Fortgeschrittene Atemtechniken wie beispielsweise die »Pressatmung« sind nur für gesunde Athleten im Bereich des Leistungstrainings ratsam!

Qualität statt Quantität

Denken Sie stets daran: Es kommt nicht auf ein quantitativ, sondern immer auf ein qualitativ hochwertiges Training an. Maximale Gewichte sind nicht immer der Schlüssel zum Erfolg, wohl aber dem Trainingsziel und Leistungsniveau angepasste Gewichte.

Effekte des Krafttrainings auf einen Blick

- Es verbessert die Leistungsfähigkeit der Muskulatur.
- Mit regelmäßigem Training können Sie Ihr Kraftpotenzial bis ins hohe Alter konstant halten.
- Krafttraining kann die Muskelmasse des Körpers erhöhen, wodurch die Kalorien- bzw. Energiebilanz optimiert und Übergewicht vorgebeugt wird.
- Ein ausgewogenes Krafttraining formt den Körper gleichmäßig athletisch, beugt Haltungsschwächen und Rückenschmerzen vor und beseitigt bestehende muskuläre Dysbalancen.
- Krafttraining stärkt die Gelenke. Sehnen und Bänder werden stabiler und widerstandsfähiger. Der Gelenkknorpel wächst. Die Belastungstoleranz steigt, die Verletzungsgefahr sinkt.
- Die Knochen passen sich den Belastungen des Trainings an mit der Folge, dass sie in ihrer Struktur dichter und somit insgesamt fester werden.
- Das Körpergefühl wird verbessert. Das gesamte Selbstbild und damit auch das Selbstbewusstsein werden positiv beeinflusst.
- Die Koordinationsfähigkeit wird gesteigert.
- Längerfristiges und regelmäßiges Krafttraining verändert den Hormonhaushalt, führt u. a. zu einer vermehrten Ausschüttung des Wachstumshormons und beeinflusst dadurch den Muskelaufbau positiv (insbesondere beim Mann).

Unterschiede zwischen Mann und Frau

Nach wissenschaftlichen Erkenntnissen unterscheiden sich die Kraftleistungen beider Geschlechter. Dies bedeutet jedoch beileibe nicht, dass sich Frauen vom Kraft- bzw. Muskeltraining zurückziehen sollen, ganz im Gegenteil! Der Unterschied besteht hauptsächlich im prozentualen Anteil und in der Trainierbarkeit der Muskulatur: Der Mann besitzt einen höheren Spiegel des Sexualhormons Testosteron, das einen eiweißaufbauenden Effekt im Muskel hat und daher dem Muskelaufbau (Hypertrophie) zugutekommt. Insgesamt lässt sich feststellen,

- dass Frauen einen etwa um 25 % geringeren prozentualen Muskelanteil am Körpergewicht aufweisen als Männer,
- dass die Muskelkraft der Frau durchschnittlich 30 % geringer ist als die des Mannes und
- dass zudem die kontraktilen Elemente der Skelettmuskulatur bei der Frau weniger intensiv ausgebildet sind.

Die schon seit vielen Jahren diskutierte Frage, ob die Fraulichkeit unter kontinuierlich betriebenem Krafttraining leidet, kann ich verneinen. Etliche bekannte Sportlerinnen, besonders aus dem Bereich der Leichtathletik, beweisen schon lange das Gegenteil. Ausgenommen sind hierbei allerdings hormoneinnehmende Ausreißerinnen, wie man das vereinzelt im extremen Bodybuilding- oder Gewichtheberbereich beobachten kann. Jedoch: Es ist alles eine Frage des Geschmacks! Dies gilt im Übrigen für beide Geschlechter.

Gut zu wissen

Die Sportbiologie definiert die Anpassung grundsätzlich als eine organische und funktionelle Umstellung des Organismus auf innere und äußere auf den Körper einwirkende Anforderungen. Diese Anpassungen sind reversibel, d. h., sie bilden sich auf das Ausgangsniveau zurück, wenn weitere Anforderungen – das Training – ausbleiben.

So arbeitet der Muskel

Alltägliche und sportliche Bewegungsformen werden durch unterschiedliche Arbeitsweisen und Kontraktionsformen der Muskulatur erst möglich. Zunächst unterscheidet man die dynamische und die statische Arbeitsweise.

- Dynamisch = bewegt, mit Bewegung
- Statisch = haltend, ohne Bewegung

Die dynamische Arbeitsweise wird eingeteilt in positiv dynamisch und negativ dynamisch.

- Positiv dynamisch = überwindend, konzentrisch
- Negativ dynamisch = nachlassend, exzentrisch

Bei der konzentrischen bzw. positiv dynamischen Arbeitsweise muss ein Widerstand überwunden werden. Der Muskel verändert seine Länge, er wird kürzer, und beide Muskelenden nähern sich. Die Spannung innerhalb des Muskels bleibt – je nach Übung und/oder Gerät – weitgehend gleich, kann sich jedoch auch verändern. Im Gegensatz dazu gibt es die exzentrische bzw. negativ dynamische Arbeitsweise. Hierbei muss ein Muskel einem Widerstand nachgebend entgegenwirken, d. h., der Muskel wird länger. Der dynamischen Arbeitsweise gegenüber steht die statische. Der Muskel spannt sich also an, ohne dass er dabei seine Länge verändert, die beiden Muskelenden bleiben in ihrer Position.

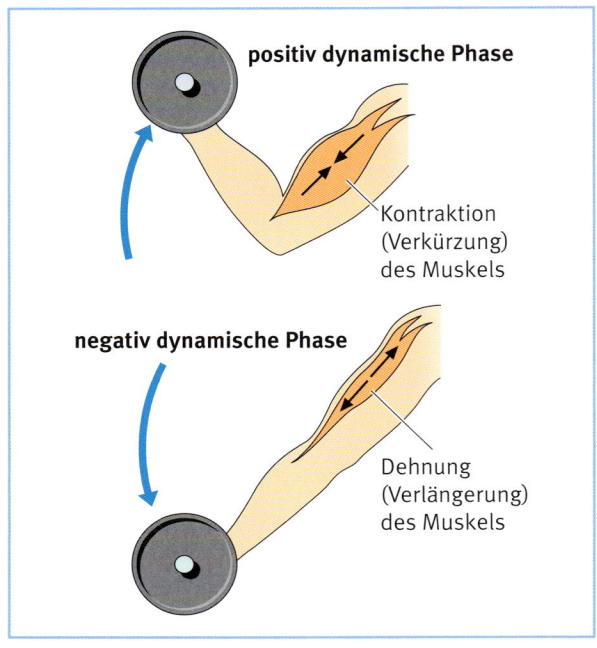

Schematische Darstellung der dynamischen Arbeitsweise der Muskulatur (Oberarmcurl mit Kurzhantel)

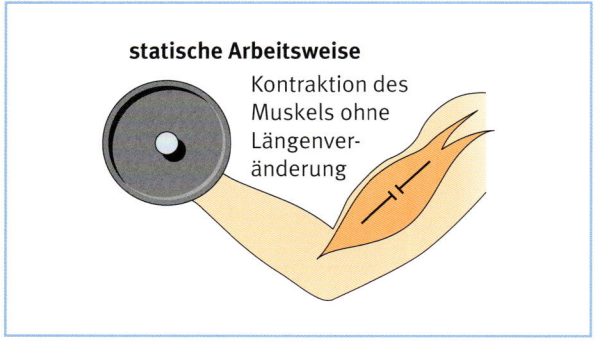

Schematische Darstellung der statischen Muskelarbeit.

Im Krafttraining tritt meist eine kombinierte Arbeitsweise aus positiv und negativ dynamischer sowie statischer Tätigkeit auf. Betrachten Sie dazu den Oberarmcurl (siehe auch »Der neue Muskel-Guide«, S. 6) genauer: Mit dem Beugen des Arms und dem Heben der Hantel überwinden Sie einen Widerstand (=positiv dynamisch). Sind Sie am Ende der Bewegung oben angekommen, müssen Sie, wenn auch nur für einen kurzen Moment, die Bewegungsphase stoppen (=statisch), um anschließend die Hantel wieder zu senken, also dem Gewicht nachzugeben (=negativ dynamisch). Am unteren Ende angelangt, müssen Sie die Bewegung abermals anhalten (=statisch), um eine erneute Wiederholung durchführen zu können. Dieses Prinzip gilt für jede Übung.

Neben den Arbeitsweisen der Muskulatur betreffend der »Bewegungsverursachung« unterscheidet die Trainingslehre drei Kontraktionsformen:

- Isotonisch = spannungsgleich, längenveränderlich
- Isometrisch = längengleich und spannungsveränderlich
- Auxotonisch = spannungs- und längenveränderlich

Bei der isotonischen Kontraktionsform bleibt die Muskelspannung unverändert bei gleichzeitiger Veränderung der Muskellänge. In der Praxis ist diese Form sehr schwer zu realisieren. Stellen Sie sich wieder den Bizepscurl vor. Am Anfang der Bewegung, wenn sich der Unterarm und somit das Gewicht an seinem niedrigsten Punkt befindet, ist die Muskelspannung niedrig, beim Heben steigt sie an, und am höchsten Punkt, wenn der Arm stark gebeugt ist, sinkt die Spannung wieder ab. Die Spannungsveränderungen sind größtenteils von den Bewegungswinkeln abhängig und äußerst schwer zu steuern. Einzig bei speziellen Maschinen kann annähernd eine gleiche Muskelspannung in allen Phasen der dynamischen Übungsausführung gehalten werden.

Kennzeichen der isometrischen Kontraktionsform ist eine Veränderung in der Muskelspannung ohne Längenverlust. Diese können Sie sehr einfach an sich selbst ausprobieren. Halten Sie eine 1-Kilo-Hantel in der Hand und anschließend eine 10 Kilo schwere. Sie werden den Unterschied spüren. Beim zweiten Versuch müssen wesentlich mehr Muskelfasern innerhalb des Muskels aktiv werden als beim ersten. Die Anzahl der Fasern, die sich kontrahieren müssen, um einen bestimmten Gegenstand zu halten, wird demnach über die Höhe des Gewichts bestimmt.

Die auxotonische Kontraktionsform tritt bei den meisten Körperbewegungen und Sportarten auf, ebenso beim Kraft- bzw. Muskeltraining. Aufgrund der normalen Bewegungskurven (negativ und positiv dynamisch) und der dadurch sich veränderbaren Kraftkurven haben Sie quasi eine Kombination beider vorher genannten Kontraktionsformen.

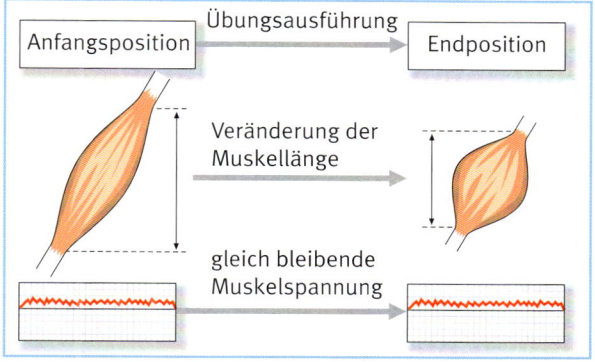

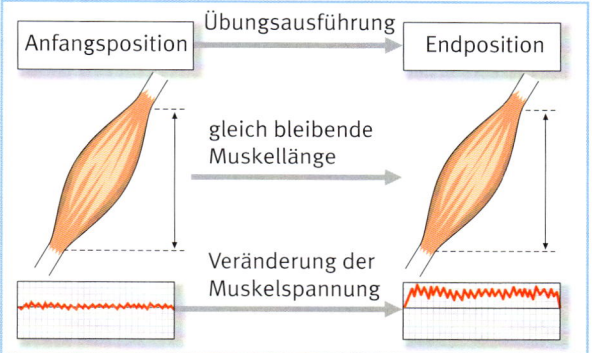

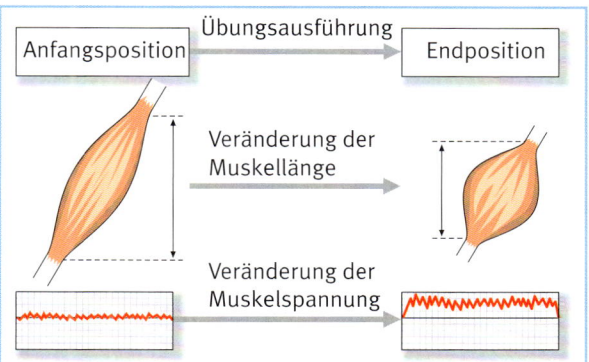

oben: Prinzip der isotonischen Muskelkontraktion: gleichbleibende Muskelspannung bei Veränderung der Muskellänge.

Mitte: Prinzip der isometrischen Muskelkontraktion: veränderte Muskelspannung bei gleichbleibender Muskellänge.

unten: Prinzip der auxotonischen Muskelkontraktion mit Spannungs- und Längenveränderung des beanspruchten Muskels.

31

Arten und Formen der Kraft

Kraft ist nicht gleich Kraft, das habe ich bei dem Vergleich mit dem Gewichtheber und dem kleinen Kind bereits festgestellt. Es gibt jedoch einige festgelegte Definitionen und Grundkenntnisse über die unterschiedlichen Arten und Erscheinungsformen der Kraft, die für jeden gültig sind, egal, ob es sich um eine Spielzeugkiste oder eine Kniebeugenhantel olympischen Formats handelt, egal, ob man sich mitten in einem Rehabilitationsprozess oder in den Vorbereitungen auf einen Wettkampf befindet. Die folgenden Informationen bilden zunächst einmal die theoretischen Grundkenntnisse über Kraft, auf die Sie im Lauf Ihrer Trainingskarriere immer wieder treffen werden. Sie bilden auch eine Art Grundlage, wenn es darum geht, sich mit Trainingskollegen oder betreuendem Personal über den optimalen Trainingsprozess zu unterhalten. Wenn Sie dieses Kapitel aufmerksam lesen, werden Sie – sofern Sie schon trainieren – einige Parallelen zu Ihrem eigenen Training erkennen oder direkt damit in Verbindung setzen können. Krafttraining, egal in welcher Form, ist schließlich eine ganz spezielle und eigenständige Sportart. Ein bisschen Fachsprache, die Sie übrigens durch das ganze Buch begleitet, ist schon deshalb unerlässlich, damit Sie sich mit Gleichgesinnten unmissverständlich unterhalten können.

Gut zu wissen

Die Maximalkraft (F_{max}) stellt die höchstmögliche Kraft dar, die das Nerv-Muskel-System bei maximaler und willentlich gesteuerter Kontraktion ausüben kann. Die individuelle Maximalkraft einer beliebigen Person beträgt immer 100 %, egal, wie stark oder schwach diese Person ist.

Alles, was wir im Training »tun«, hat zunächst einmal immer mit Kraft zu tun. Heben wir einmalig eine mehrere Kilogramm schwere Hantel gerade noch so hoch, handelt es sich jedoch um eine andere Kraft, als wenn wir einen Sprint über 100 Meter bewältigen müssen oder über eine längere Zeit Kraft benötigen, um z. B. 30 Crunches für die Bauchmuskulatur zu absolvieren. In diesem Zusammenhang unterscheidet man zunächst die Maximalkraft, die Schnellkraft und die Kraftausdauer. Diese drei Hauptkategorien sind jedoch nicht gleichrangig auf einer Ebene einzuordnen, da die Maximalkraft die Basisfähigkeit für die beiden anderen Kraftfähigkeiten bildet. Das bedeutet, dass die jeweilige Schnellkraft- oder Kraftausdauerfähigkeit ganz entscheidend von der Qualität oder Höhe der individuellen Maximalkraft beeinflusst wird.

Die Maximalkraft

Die individuelle Maximalkraft hängt vor allem ab von
- dem physiologischen Querschnitt eines Muskels,
- der bewussten Aktivierungsfähigkeit der Muskelfasern (=intramuskuläre Koordination) und
- der Muskelfaserverteilung.

Die individuelle oder persönliche Maximalkraft eines jeden Einzelnen ist für das Krafttraining eine wichtige Größe, vor allem in fortgeschrittenen Trainingsstadien oder wenn es darum geht, über einen langen Zeitraum »leistungssteigernd« zu trainieren. Sicher haben Sie schon einmal gelesen oder von einem Trainer gehört: »Machen Sie bei dieser Übung zwölf Wiederholungen mit einem Gewicht, das 60 % Ihrer maximalen Kraft entspricht.« Wer dieser Anweisung Folge leisten will, muss jedoch seine persönliche

Maximalkraft für diese eine Übung kennen. Beim Krafttraining im Sinne von Fitness und/oder Gesundheit gibt es unterschiedliche Möglichkeiten, um dies herauszufinden. Vorweg jedoch die klassische Methode, die uns – Sie werden es gleich erfahren – vor ein Problem stellt. Im Anschluss daran stelle ich Ihnen zwei weitere Methoden vor, die gerade für den Fitness- und Breitensportler von Bedeutung sind. Alle haben gemeinsam, dass sie jeweils nur für eine einzige Übung Gültigkeit haben. Das Ergebnis aus einem Test für eine bestimmte Übung, z. B. Bankdrücken, lässt sich nicht auf eine andere Übung übertragen, z. B. auf die Kniebeugen, da bei beiden – und eigentlich bei jeder Übung – unterschiedliche Muskeln und Muskelsysteme belastet werden. Am Anfang werden die verschiedenen Methoden etwas kompliziert erscheinen. Lassen Sie sich aber nicht entmutigen! Erstens werden Sie sehr bald Routine beim Testen entwickeln und zweitens sollten Sie sich bewusst machen, dass sie zu einem erfolgreichen Training stets dazugehören. Der langfristige Trainingserfolg und Ihre Gesundheit werden Ihnen recht geben.

Die klassische Methode

Die Methode zur Feststellung der persönlichen maximalen Kraftleistung, wie sie viele Jahre propagiert wurde, wird folgendermaßen durchgeführt: Angenommen, Sie wollen für die Übung »Bankdrücken auf der Schrägbank« (siehe auch »Der neue Muskel-Guide«, S. 50) Ihre F_{max} herausfinden, also testen, mit welchem maximalem Gewicht Sie höchstens eine korrekte (ohne Abfälschungstechnik) Wiederholung bewältigen können. Wie Sie jetzt schon erahnen können, wird hierbei eine gewaltige Belastung auf den passiven (Knochen, Gelenke, Bänder) und aktiven Bewegungsapparat (Muskeln, Sehnen) einwirken. Um diese einmalige und maximale Testbelastung verletzungsfrei zu überstehen, sollten Sie sich intensiv aufwärmen, im Idealfall also ein 5- bis

15-minütiges allgemeines Warm-up absolvieren, die Schultergelenke gründlich mobilisieren, die beteiligten Muskeln etwas vordehnen und bestenfalls einige Aufwärmsätze mit geringem Gewicht durchführen. Diese wichtigen und verletzungsprophylaktischen Vorbereitungen würden demnach bereits etwa 30 Minuten in Anspruch nehmen. Anschließend nehmen Sie Ihre Position am Trainingsgerät ein und beginnen mit einem Gewicht, das Sie aus Erfahrung schätzen. Sie absolvieren nun eine Wiederholung. Schaffen Sie keine weitere, wäre das aufgelegte Gewicht (inklusive Hantelstange!) das Maximalgewicht – also die maximale Kraft beim Bankdrücken auf der Schrägbank. Würden Sie noch eine zweite oder gar eine dritte Wiederholung schaffen, wäre das aufgelegte Gewicht zu niedrig. Sie müssten eine etwa 10 Minuten lange Erholungspause einlegen, sich währenddessen »warm halten« und anschließend einen zweiten Versuch mit höherem Gewicht durchführen. Beispielsweise könnte das Ende des Tests ein Ergebnis von 90 Kilogramm erbringen, das dann 100 % – also F_{max} – bedeutet.

Die Nachteile dieses Tests:

- Durch die lange Aufwärmphase entsteht ein hoher zeitlicher Faktor.
- Durch die intensive Aufwärmarbeit, insbesondere durch die Aufwärmsätze, verliert der Körper bereits ein gewisses Maß an Kraft. Die durch den tatsächlichen Test ermittelte Maximalkraft wäre demnach nicht mehr die maximale.
- Die maximale Anstrengung durch den Test belastet auch die beteiligten Strukturen des Körpers maximal. Derartige Belastungsspitzen sind jedoch mit Einsteigern und leicht Fortgeschrittenen aus gesundheitlicher Sicht nicht durchführbar, da die Verletzungsgefahr zu hoch ist. Infolgedessen ist ein Test dieser Art nur mit gesunden und weit Fortgeschrittenen sowie gut trainierten Kraftsportlern möglich.

● Dieser Test setzt beim Probanden eine absolut korrekte und sichere Bewegungs- bzw. Trainingstechnik sowie ein stabiles und gesundes Herz-Kreislauf- und Organsystem voraus.

Die aufgeführten Gründe, die gegen diese Art der Maximalkraftermittlung sprechen, machen deutlich, dass es sich hier um kein geeignetes Testverfahren für Einsteiger, Jugendliche, ältere Personen oder gar Ausführende mit Rückenbeschwerden handelt! Der fitness- und gesundheitsorientierte Trainierende verlangt nach einer vertretbaren, aber ebenso aussagekräftigen Möglichkeit, um mit einem Test seine zukünftigen Trainingsgewichte (Intensität) in Abhängigkeit von seiner Maximalkraft zu bestimmen. Aus diesem und einigen anderen Gründen hat das BSA-Lehrzentrum als Pionier in Sachen Ausbildung für professionelle Trainer im Fitnessbreiten- und -leistungssport schon vor vielen Jahren eine vor allem gesundheitsverträglichere und ebenso effektive Alternative entwickelt, nämlich die individuelle Leistungsbildmethode (ILB).

Die ILB-Methode

Auch die ILB-Methode ist jeweils nur für eine einzige Übung gültig, jedoch ist sie eine praktisch orientierte Methode, was so viel bedeutet, dass sie Bezug nimmt zum aktuell in einer bestimmten Methode durchgeführten Krafttraining. Als Grundlage für das eigene Training dient demnach nicht der mit einigen gesundheitlichen Risiken verbundene klassische Maximalkrafttest, sondern der individuelle Leistungsbildtest (ILB-Test). Der wesentliche Unterschied und auch gesundheitliche Vorteil ist der, dass man beim ILB-Test nicht nur eine einzige Wiederholung mit maximalem Gewicht zu absolvieren versucht, sondern dass man pro Test (pro Übung) so viele Wiederholungen macht, wie sie auch tatsächlich für eine bestimmte Übung im Trainingsplan festgelegt sind. Also: Befinden Sie sich momentan in einer Trainingsphase zum Aufbau der Muskulatur (Hypertrophie)

und trainieren mit 10 Wiederholungen pro Satz, dann wird der Test ebenso mit 10 Wiederholungen durchgeführt. Trainieren Sie gerade Ihre Kraftausdauer mit etwa 20 Wiederholungen pro Satz, dann führen Sie den Test mit 20 Wiederholungen durch. Die ILB-Methode testet demnach genau den Belastungsbereich, mit dem Sie zurzeit trainieren. Führen Sie den Test anhand des nachfolgenden repräsentiven Beispiels durch:

Wählen Sie wieder die Übung »Bankdrücken auf der Schrägbank« aus »Der neue Muskel-Guide« auf S. 50. Legen Sie ein geschätztes Gewicht auf, mit dem Sie voraussichtlich etwa die Ihrem Trainingsplan entsprechende aktuelle Wiederholungszahl (z. B. 15) bewältigen können. Angenommen, es wären 50 Kilo und Sie schaffen genau 15 Wiederholungen mit diesem Gewicht, dann würde dieses Gewicht Ihre methodenspezifische Maximalkraft darstellen, also 100 %. Für Trainingseinsteiger gilt beispielsweise eine Belastungsintensität von 50 % der F_{max}; sie müssten diese Übung mit 25 Kilo nach folgender Rechnung durchführen:

$$(50 \text{ kg} : 100\%) \times 50\% = 25 \text{ kg}$$

Die allgemeine Formel dazu lautet:

$$(\text{Bewältigtes Gewicht} : 100\%) \times \text{empfohlene}\% \text{ der } F_{max} = \text{Trainingsgewicht}$$

Das vorgestellte Testbeispiel können Sie auf alle anderen Übungen übertragen.

Mit der Bestimmung Ihrer persönlichen Maximalleistung nach der ILB-Methode erhalten Sie gemäß Ihrem momentanen Leistungszustand einen angemessenen und effektiven Trainingsreiz zur notwendigen

Leistungsbestimmung nach der Fitness-Methode

Leistung in %	100 = F_{max}	95	90	85	80	75	70	65	60
mögliche Wiederholungen	1	2	3–4	5–7	8–10	11–15	16–20	21–25	26–30

Adaptation Ihrer Muskulatur. Wenn Sie diesen Test für Ihre aktuellen Übungen und in regelmäßigen Abständen etwa alle zwei bis drei Monate durchführen, erhalten Sie als Ergebnis unterschiedliche, im Optimalfall von Test zu Test höhere Kilogrammwerte. Bei jedem Folgetest entspricht der neue Wert wieder 100 %, also Ihrer neuen Maximalkraft. Diese Methode ist erfahrungsgemäß in jeder Leistungsstufe und für jede Trainingsmethode anwendbar. Persönlich empfehle ich diesen Test hauptsächlich für die Grundübungen und für Übungen, bei denen große Muskeln angesprochen werden. Dieser Empfehlung liegt jedoch nur der zeitliche Faktor zugrunde. Selbstverständlich können Sie Ihre übungsspezifische Maximalkraft für sämtliche Kraftübungen in dieser Art und Weise herausfinden.

Die Fitnessmethode

Eine weitere Möglichkeit zur Ermittlung der Maximalkraft liefert die Fitnessmethode. Sie ist die am einfachsten durchzuführende Methode von den drei vorgestellten, da meist nur ein »Versuch« pro Übung nötig ist, um ein aussagekräftiges Ergebnis zu erhalten. Sie funktioniert folgendermaßen:
Nach einem gründlichen Aufwärmprogramm wählen Sie ein geschätztes Testgewicht pro Gerät/Übung und zählen die maximal möglichen Wiederholungen, die Sie mit korrekter Bewegungstechnik durchführen können. Laut Testverfahren sollte die mögliche Wiederholungszahl zwischen 1 und 20 liegen. Da jedoch bei einer einzigen Wiederholung diese Methode der klassischen gleich ist und die bereits erwähnten Probleme und Belastungsspitzen auftreten, empfehle ich ein Testergebnis ab etwa 5 Wiederholungen. Die

Tabelle oben dient zur Auswertung des Ergebnisses, das folgende Beispiel der Verdeutlichung.
Wählen Sie abermals die Übung »Bankdrücken auf der Schrägbank« (»Der neue Muskel-Guide«, S. 50). Angenommen, Sie haben 50 Kilogramm an Scheibengewicht aufgelegt und bewältigen dieses höchstens 10-mal. Anhand der Wiederholungszahl können Sie in der Tabelle ablesen, dass 10 korrekte Wiederholungen 80 % Ihrer Einer-Maximalkraft (= maximales Gewicht bei einer Wiederholung) betragen. Da Sie für die individuelle Planung 100 % benötigen, rechnen Sie nach folgender allgemeinen Formel:

(Trainingsgewicht × 100) : % Ergebnis = Maximalkraft

Setzen Sie anhand Ihrer Testergebnisse die richtigen Zahlen in die Formel oben ein. Für mein Beispiel würde die Rechnung lauten:

(50 kg × 100) : 80 = 62,5 kg

Ihre Maximalkraftleistung für die genannte Übung wäre demnach 62,5 Kilogramm. Würde die empfohlene Trainingsintensität 70 % F_{max} lauten, rechnen Sie einfach folgendermaßen:

(62,5 kg : 100) × 70 = Trainingsgewicht 44 kg

Die Schnellkraft

Im Allgemeinen spielt die Schnellkraft im Fitness- oder Gesundheitssport und im rehabilitativ oder präventiv orientierten Krafttraining keine nennenswerte Rolle. Aus diesem Grund wird auf eine weitere detaillierte Ausführung dieser Fähigkeit im Rahmen dieses Trainingsbuches verzichtet.

Die Kraftausdauer

Ganz anders verhält es sich hingegen mit der Kraftausdauer. Sie ist sehr wohl eine bedeutende Größe für Sportler, ganz besonders dann, wenn es darum geht, Muskelkraft zu erhalten oder präventiv orientiert zu trainieren. Das Kraftausdauertraining insgesamt ist gewöhnlich die am wenigsten belastende Trainingsform, verglichen mit den beiden vorher genannten Formen Maximalkraft- und Schnellkrafttraining.

Bestandteil des Trainingsprozess

Es sollte regelmäßig bei jedem langfristig Trainierenden in seinen Trainingsprozess einfließen. Gerade Kraftsportler mit dem Ziel des Muskelaufbaus oder der Verbesserung der Maximalkraft benötigen phasenweise eine etwas weniger belastende bzw. eine neue Trainingsform, um dem Körper die nötigen Adaptations- und Regenerationszeiten zu ermöglichen und ihn dann mit neuen Reizen dazu anzuregen, auf Training überhaupt und vor allem langfristig zu »reagieren«.

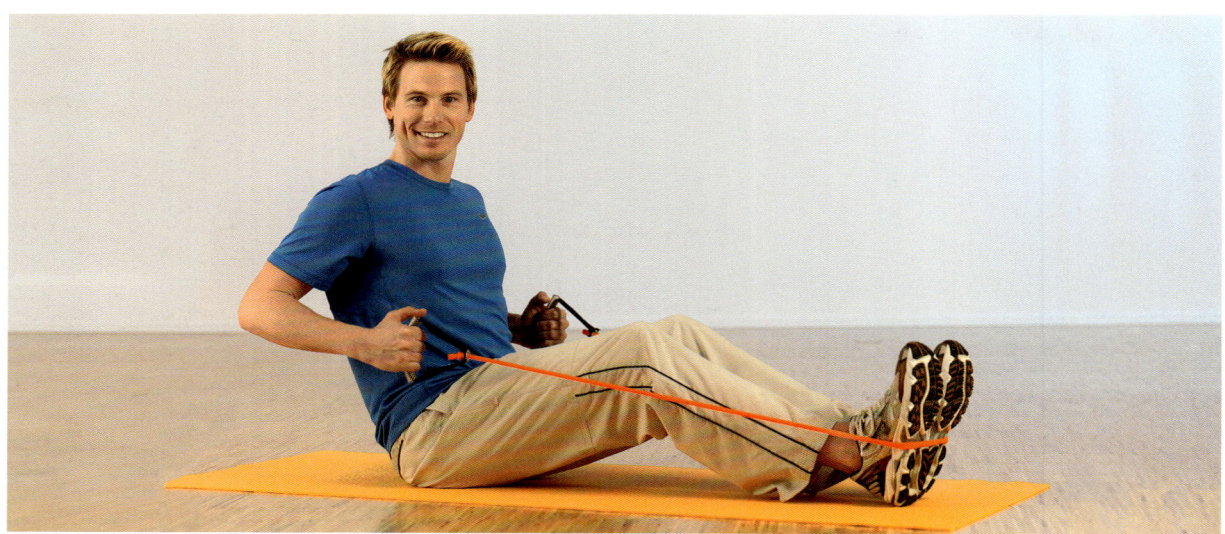

Viele Wiederholungen mit weniger Gewicht – das ist Kraftausdauertraining.

Arten des Krafttrainings

Seit etlichen Jahren, insbesondere seit Beginn der Massenfitnessbewegung in Europa, ist der Kraftsportler einem undurchschaubaren Dschungel an Trainingsmethoden und Handlungsempfehlungen ausgesetzt. Auch die immer größer werdende Anzahl der Trainer in den Sport- und Fitnesseinrichtungen muss mit diesem Phänomen kämpfen. Beobachtungen zeigen, dass aufgrund dieser Undurchsichtigkeit Trainer wie Trainierende mithilfe verschiedener Veröffentlichungen und durch eigene praktische Erfahrungen Konzepte entwickeln, die jedoch nicht selten ins »Niemandsland« führen.

Bezüglich genannter Umstände versucht dieses Trainingsbuch eine Brücke zu schlagen. Es soll sich nicht nur auf die Erläuterung der drei klassischen Formen (Maximalkraft-, Schnellkraft- und Kraftausdauertraining) beschränken, sondern einen direkten Bezug zur Ausübung liefern. Deshalb beginnt hier eine klare Abfolge bzw. Reihenfolge der verschiedenen Trainingsmöglichkeiten unter Berücksichtigung der physiologischen Wirkungen (Trainingsziele) bzw. Leistungsstadien vom Einsteiger bis zum Fortgeschrittenen, immer unter dem Aspekt eines gesundheits- und fitnessorientierten Trainings.

Zunächst scheint es sinnvoll, das Krafttraining aus einem besonderen Blickwinkel heraus zu unterteilen. Man unterscheidet

- das allgemeine Krafttraining,
- das spezifische Krafttraining und
- das lokale Krafttraining.

Das allgemeine Krafttraining, häufig auch komplexes Krafttraining genannt, dient der umfassenden Kräftigung aller Muskeln und Muskelgruppen der Beine, der Arme, des Rumpfes oder des Schultergürtels, unabhängig davon, ob und welche Muskeln für eine bestimmte Sportart leistungsbestimmend sind.

Eine komplexe Kraftentwicklung ist deshalb besonders im Fitness- und Gesundheitssport anzustreben, da hier eine umfassende und gleichmäßige Ausbildung der Muskulatur im Vordergrund steht.

Das spezifische Krafttraining ist auf eine bestimmte sportliche Disziplin ausgerichtet. Ein Formel-1-Pilot benötigt beispielsweise eine stärkere Nackenmuskulatur als ein Tennisspieler. Das Training des Rennfahrers muss demnach individuell (spezifisch) auf seine Sportart ausgerichtet sein und kann sich gänzlich von dem des Tennisspielers unterscheiden. Es hat also immer zum Ziel, die leistungsbestimmenden Muskeln und Muskelgruppen für die jeweilige Sportart zu kräftigen, um den persönlichen Erfolg zu verbessern oder zu erhalten.

Das lokale Krafttraining könnte man als Gegenteil zum allgemeinen beschreiben, da es zielgerichtet nur einzelne Muskeln oder Muskelgruppen und nicht den kompletten Muskelapparat des Körpers beansprucht. Hat ein Fitnesssportler z. B. den Wunsch

Gut zu wissen

Terminologie des Krafttrainings: Die Belastungsintensität gibt die Höhe der Belastung an, und zwar individuell und übungsbezogen in Kilogramm oder allgemein in % der maximalen Kraftfähigkeit (% F_{max}). Die Satzzahl gibt die Anzahl der Durchgänge pro Übung an. Die Begriffe »Satz« und »Serie« sind als Synonyme zu behandeln. Die Wiederholungszahl (WH) gibt die Anzahl der Übungswiederholungen innerhalb eines Satzes an. Die Pausendauer nennt die Erholungszeit zwischen den einzelnen Sätzen.

nach breiteren Schultern, ein Gesundheitssportler das Ziel, verstärkt seine Rückenstrecker zu kräftigen, oder ein Patient jenes, in der Rehaphase seine Wadenmuskulatur nach Verletzung wieder aufzubauen, und alle absolvieren eine Trainingseinheit speziell für diese Bereiche, dann ist es lokales Training. Würde dagegen ein leistungstrainierender Hochspringer die Explosivkraft (Schnellkraft) seines Absprungbeins trainieren, wäre dies zwar auch ein lokales Krafttraining (nur das Bein), es würde jedoch sehr dem spezifischen Krafttraining gleichen, da es ja zum Zweck der Leistungsverbesserung einer bestimmten Sportart (Hochsprung) dient.

Basistraining I

Wie der Name es unschwer erkennen lässt, handelt es sich beim Basistraining I um eine Art des allgemeinen Krafttrainings, das einen soliden Grundstock für weitere, aufbauende oder belastendere Trainingsarten bzw. -formen liefern soll. Es ist nicht ausschließlich gleichzusetzen mit einem puren Einsteigertraining, auch wenn es für Sportanfänger die erste Wahl darstellt.

Die Ziele
- Gewöhnung des Trainingseinsteigers an organische Belastung (Gewichte) sowie Kennenlernen und Stabilisieren von spezifischen Bewegungsabläufen (Geräte und Übungsausführungen),
- Verbesserung des Kraftniveaus durch die Erhöhung der Bewegungsqualität (intermuskuläre Koordination),
- Ausgleich muskulärer Dysbalancen,
- Verbesserung der allgemeinen und lokalen Muskel- bzw. Kraftausdauer,
- Verbesserung der Kapillarisierung,
- Erhöhung des Kalorienverbrauchs und Verbesserung des Energiestoffwechsels,

- Muskelstraffung und Verbesserung der Funktionstüchtigkeit des Binde- und Stützgewebes,
- Grundlagentraining für alle weiteren Trainingsformen,
- Regenerations- bzw. Erholungstraining für intensiver Trainierende.

Kennzeichen
Das Basistraining I, das man auch als Gewöhnungs- oder Orientierungsphase bezeichnen kann, ist gekennzeichnet von geringen Krafteinsätzen (30 bis 40 % F_{max}) und mittleren bis hohen Wiederholungszahlen (15 bis 30) pro Übung. Für ein umfassendes Ganzkörpertraining werden zwischen 6 und 10 Übungen ausgewählt, jede Übung wird 1- bis 3-mal wiederholt (1 bis 3 Sätze). In dieser Phase sollte bei der Übungsauswahl besonderer Wert auf die Stützmuskulatur des Bewegungsapparats gelegt werden (Bauch- und Rückenstabilisatoren). Je nach Intensität (Schwere des Gewichts) sollten 1 bis 2 Minuten Pause zwischen den Sätzen eingehalten werden. Insgesamt sollte die Phase des Basistrainings I 6 bis 12 Wochen bei 2 bis 3 Trainingseinheiten pro Woche andauern.

Bei Trainingseinsteigern kommt es innerhalb kürzester Zeit zu einer Kraftzunahme, die auf eine Verbesserung der koordinativen Leistung bezüglich der an einer Bewegung/Übung beteiligten Muskulatur zurückzuführen ist. Man spricht auch von intermuskulärer Koordination bzw. Koordinationsverbesserung. Die Muskeln lernen, effektiver und ökonomischer zu arbeiten. Erst im weiteren Verlauf eines entsprechenden Trainings erfolgt die Kraftzunahme durch eine Vergrößerung des Muskelfaserquerschnitts (Hypertrophie = Muskelwachstum).

Aufgrund der allgemeinen geringen Belastung eignet sich das Basistraining I auch für Kinder und Jugendliche in den unterschiedlichen pubertären Phasen. Ebenso für ältere Personen, Personen mit orthopädischen Beschwerden, Ausdauersportler, Figurtrainierende, als Regenerationstraining für leistungsorientierte Kraftsportler und für Einsteiger jeden Alters und Geschlechts.

Basistraining II

Die zweite Stufe des Basistrainings gilt immer noch dem Schaffen eines breiten und soliden Kraftfundaments. Die Belastungsintensität steigt zwar an, aber nur in solch einem Rahmen, wie es der Organismus als erträglich empfindet. Ein zu großer Intensitätssprung würde ein zu großes Verletzungsrisiko mit sich bringen und im schlechtesten Falle für die völlige Aufgabe des Sports sorgen. Das Basistraining II dient somit der weiteren Kräftigung der Stützmuskulatur und als weitere Vorbereitung für spätere Belastungssteigerungen und differenzierte Kraftentwicklungen.

Die Ziele
- Gewöhnung des Trainingsgeübten an höhere Belastungen und neue Bewegungsmuster,
- Beseitigung von muskulären Dysbalancen und/ oder Haltungsschwächen,
- Verbesserung des Kraftpotenzials durch eine Qualitätsverbesserung von Bewegung bei Einsteigern (intermuskuläre Koordination),
- Erhöhung des Kalorienverbrauchs und Verbesserung des Energiestoffwechsels,
- Verbesserung der Kapillarisierung,
- Muskelstraffung und Verbesserung der Funktionstüchtigkeit des Binde- und Stützgewebes,
- Verbesserung der Kraftausdauer,
- Vorbereitung auf höhere Trainingsintensitäten.

Kennzeichen
Das Training umfasst immer noch alle wesentlichen großen Muskeln und Muskelgruppen, die mit etwa 10 bis 12 Übungen trainiert werden sollen. Jede

Gut zu wissen

Unseren Körper betreffend kann man behaupten, dass – trainingsbiologisch betrachtet – ein Muskel das schnellste Glied innerhalb einer großen Kette ist, das sich einem Krafttraining anpasst. Erst verzögert gleichen sich die dem Muskel angehefteten Sehnen und die beteiligten Gelenke und Gelenkstrukturen einwirkenden Belastungen an. Der Muskel könnte demnach Intensitäten »vertragen«, denen die dazugehörigen Sehnen und Gelenke (noch) nicht standhalten würden. Eine permanente Belastung, die sich ausschließlich an der Grenze der maximalen Muskelkraft bewegt, aber auch zu große Sprünge bezüglich der Intensitäten führen demnach unweigerlich zur dauerhaften Überlastung und letztendlich zu unangenehmen Verletzungen (Zerrung, Muskelfaserriss, Gelenkverletzungen u. Ä.).

Übung wird 2- bis 4-mal mit je 15 bis 20 Wiederholungen durchgeführt. Die Pause zwischen den Sätzen beträgt etwa 1 bis 3 Minuten. Die klassischen Grundübungen sollten vorwiegend Anwendung finden. Im Basistraining II kann ohne Bedenken schon mit freien Gewichten (Hanteln) trainiert werden, jedoch sollten die Bewegungsmuster einfach gehalten werden. Dazu eignen sich am besten eingelenkige Übungen. Die Intensität wird leicht erhöht und liegt insgesamt bei 40 bis 50 % F_{max}. Die Phase des Basistrainings II dauert etwa 6 bis 9 Monate bei regelmäßigem Training anfangs 2-, später bis zu 3-mal pro Woche. Zwischen den Trainingstagen sollte mindestens ein Tag Pause liegen. Unter Berücksichtigung des Ganzkörperprinzips variiert man alle 2 bis 3 Monate seine Übungszusammenstellung.
Mit dem Basistraining II können viele bereits ihre Ziele erreichen, sodass sie bei dieser Form des Krafttrainings bleiben können. Wem es also um allgemeine Gesunderhaltung und Wohlbefinden geht und

Wichtig!

Das Basistraining I und II sowie die beiden Varianten des Aufbautrainings sind nicht nur als Trainingsvorstufen zu verstehen. Für viele ist es mit dieser Art und Intensität des Krafttrainings möglich, gesteckte Ziele (z. B. allgemeines Wohlbefinden, Figurformung, Beseitigung von Rückenschmerzen, Verbesserung des allgemeinen Kraftniveaus usw.) zu erreichen. Für alle, die ihr Leistungsniveau bezüglich der beiden Erscheinungsformen der Kraft – Maximalkraft oder Kraftausdauer – weiter erhöhen wollen, gilt es, fortführende und aufbauende Trainingsformen zu wählen, um somit das Training weiter zu spezialisieren und entsprechende Erfolge verzeichnen zu können. Diese Trainingsformen werden im Folgenden erläutert.

wer mit seinen Trainingserfolgen zufrieden ist, braucht seine Intensitäten nicht weiter zu erhöhen bzw. am Trainingsprozess Wesentliches zu ändern. Lediglich die Übungen sollten in regelmäßigen Abständen ausgetauscht werden. In langsamen Schritten kann man sich auch an komplexere Bewegungsmuster herantasten, wie sie vielfach bei mehrgelenkigen Hantelübungen vorkommen (z. B. »Kniebeugen« in »Der neue Muskel-Guide«, S. 96 ff., im »Muskel-Guide speziell für Frauen«, S. 46 ff.). Denken Sie jedoch immer an den Leitsatz »Qualität vor Quantität«! Besser wenige Übungen mit freien Gewichten sicher und korrekt durchführen, als zu viele und mit mangelhafter Technik.

Aufbautraining

Die nächste Stufe, das Aufbautraining, ist abermals durch eine komplexe Kraftentwicklung und erneut durch eine Intensitätssteigerung gekennzeichnet.

Man könnte diese Stufe auch als gesundheits- und fitnessorientiertes Krafttraining bezeichnen. Nach einigen Monaten regelmäßigen Trainings im Bereich der Kraftausdauer ist der Körper sozusagen bereit, auch am Muskelaufbautraining zu schnuppern. Sie haben also zwei verschiedene Möglichkeiten: Entweder Sie verbessern weiterhin Ihre Kraftausdauerleistung oder Sie trainieren hinsichtlich des gezielten Muskelwachstums (= Hypertrophietraining) zur allgemeinen Kräftigung, Figurformung oder Körperstraffung.

Ziele des Aufbautrainings »Kraftausdauer«

- Neue Trainingsreize durch eine Erhöhung der Intensitäten,
- Stabilisierung oder weiterer Leistungsaufbau der muskulären Ausdauerleistungsfähigkeit,
- Verbesserung der intermuskulären Koordination,
- weitere Verbesserung der Kapillarisierung und des Energiestoffwechsels,
- Erhöhung des Kalorienverbrauchs bzw. Optimierung der Kalorienbilanz (Relation zwischen Kalorienaufnahme und -verbrauch).

Kennzeichen

Bei bis zu 50 % F_{max} erhöht sich die Wiederholungszahl auf bis zu 50 pro Übung. Eine Trainingseinheit ist auf das Training der Gesamtmuskulatur des Körpers ausgerichtet und findet 3- bis 4-mal pro Woche statt. Neben Grund- und Basisübungen an den Geräten können vermehrt komplexere Bewegungsmuster und mehrgelenkige Übungen mit freien Gewichten eingesetzt werden. Je nach Leistungsfähigkeit und -bereitschaft des Trainierenden und unter Berücksichtigung der Trainingshäufigkeit werden bis zu 15 Übungen mit 2 bis 4 Sätzen und einer jeweiligen Satzpause von 1 bis 2 Minuten absolviert. Die Übungszusammenstellung variiert in regelmäßigen Abständen, damit auf Dauer keine demotivierende Trainingsroutine entsteht und um dem Körper eine abwechselnde Belastung zu sichern.

Ziele des Aufbautrainings »Muskelaufbau«

- Schaffen einer breiten Basis für höhere Belastungen im Hypertrophietraining,
- Vorbereitung des Körpers auf das Maximalkrafttraining,
- Verbesserung des Kraftpotenzials,
- Verbesserung der intermuskulären Koordination,
- Muskelwachstum durch eine Vergrößerung des Muskelfaserquerschnitts (Hypertrophie),
- Körperformung.

Kennzeichen

Das 3- bis 4-malige Training pro Woche umfasst pro Einheit alle großen Muskeln und Muskelgruppen. In den ersten Wochen werden pro Muskel/Muskelgruppe 1, später bis zu 3 verschiedene Übungen mit 8 bis 12 Wiederholungen und einer Intensität von 60 bis 75 % der Maximalkraft durchgeführt. Pro Übung können 2 bis 4 Sätze absolviert werden. Wer Gefallen daran findet, lässt auch anspruchsvolle Übungen mit sämtlichen Hantelvariationen einfließen. Dazu zählen Kurz- und Langhanteln, SZ-Hanteln und große Gewichtheberhanteln für Kniebeugen und Bankdrücken. Training mit freien Gewichten verbessert stark die intermuskuläre Koordination. Auch bei Seilzugmaschinen wird der Nerv-Muskel-Apparat koordinativ gefordert und geschult. Die Bewegungs- bzw. Ausführungsgeschwindigkeit ist zügig-langsam. Allgemein soll sich nach einem Übungsdurchlauf ein Gefühl mäßiger bis starker Muskelermüdung einstellen. Die Satzpause dient der Erholung.

Maximalkrafttraining

Die Maximalkraft wird massiv vom Muskel- bzw. Muskelfaserquerschnitt (Hypertrophie) und von der intramuskulären Koordination (IK) beeinflusst. Die Verbesserung beider Eigenschaften ist für Trainierende im Geübten- oder Fortgeschrittenenstadium jedoch nur über ein differenziertes Training zu erreichen, d. h., die Belastung muss unterschiedlich gestaltet werden. Die Trainingsformen dazu nennt man Hypertrophietraining und IK-Training. Sie sind im Folgenden ausführlich erläutert.

Hypertrophietraining

Die Praxis zeigt, dass Krafttraining mit dem Ziel, die Muskelmasse zu vergrößern, insbesondere für Männer einen Hauptaspekt für die Aufnahme des Trainings darstellt. Oftmals können sie es kaum erwarten, sichtbare Erfolge zu erzielen.

Unabhängig von den Risiken einer Verletzung sei darauf hingewiesen, dass ein schnell erworbener Kraftzuwachs sich bei Abbruch des Trainings auch schnell wieder zurückbildet. Ein hohes Kraftniveau, das über einen Zeitraum von mehreren Jahren erworben wird, sinkt hingegen nur sehr allmählich.

Eine Kraftzunahme via Muskelhypertrophie hängt von der Art und Durchführung des Trainings ab. Bei der Hypertrophie eines Muskels kommt es zur Verdickung jeder einzelnen Muskelfaser und in der Gesamtheit zur Verdickung des gesamten Muskels. Als »Muskelfan« sollte man von Beginn an darauf achten, dass die Proportionen des Körpers berücksichtigt werden! Nicht selten sieht man Trainierende, die einen gut durchtrainierten Oberkörper haben, dieser aber nicht zu den dünnen Beinen passt. Oft wird der Fokus auch auf einen möglichst dicken Bizeps gelegt. Doch was ist mit den Schultern? Sie bleiben flach und stören die Gesamterscheinung. Deshalb gilt auch bei der Spezialisierung auf das Muskelwachstumstraining: Betrachten Sie stets den ganzen Körper als Kunstwerk und nicht nur Teile von ihm!

Die Ziele

- Vergrößerung des Muskelfaser- bzw. Muskelquerschnitts,
- Erhöhung der maximalen Kraftleistung,
- allgemeine Körperformung.

Kennzeichen

Hypertrophietraining verlangt eine besondere Charakteristik und richtet sich nach den Anforderungen, die zur Auslösung des Wachstumsreizes notwendig sind. Zum einen muss die Anpassungsschwelle der Muskulatur überschritten werden, die zwischen 60 und 85 % der maximalen Kraftfähigkeit liegt. Die Arbeitsdauer innerhalb eines Satzes muss zur Muskelerschöpfung führen. Dies geschieht bei etwa 20 bis 30 Sekunden respektive bei 8 bis 12 Wiederholungen und langsamer bis zügiger Bewegungsgeschwindigkeit. Jede Übung sollte mit 3 bis 4 Sätzen und einer jeweiligen Pause von 3 bis 5 Minuten absolviert werden. Sie werden merken, dass der Muskel von Satz zu Satz müder wird, was dem Prinzip der notwendigen Muskelerschöpfung entspricht. Ein Ganzkörpertraining besteht aus ca. 12 bis 15 Übungen. Pro Woche kann bis zu 3-mal trainiert werden. Die Trainingshäufigkeit kann sich bis auf ein tägliches Training ausweiten; allerdings muss dann die Split-Methode Anwendung finden, womit sich auch die Übungsanzahl pro Trainingseinheit verringern kann (siehe »Split-Training«, S. 51). In diesem Zusammenhang sollten Sie sich auch die verschiedenen Trainingsmethoden für Einsteiger, Geübte und insbesondere für Fortgeschrittene ab S. 59 genauer ansehen.

Gut zu wissen

Beim Krafttraining folgt jede einzelne Muskelfaser stets dem »Alles-oder-nichts-Prinzip«, unabhängig davon, nach welcher Art oder Methode trainiert wird. D. h., dass sich eine Muskelfaser immer zu 100 % zusammenzieht oder eben gar nicht. In der Trainingspraxis hat dies zur Folge, dass Einsteiger nur einen Teil der Fasern kontrahieren können. Bei entsprechendem Training wird diese Anzahl bei Fortgeschrittenen erhöht, die IK wird verbessert, »schlafende« Muskelfasern werden quasi geweckt.

IK-Training

Intramuskuläres Koordinationstraining, kurz IK-Training, ist eine hoch belastende Trainingsform zur Erhöhung des Kraftniveaus. Sie ist ausschließlich für fortgeschrittene und leistungsorientierte, gesunde Kraftsportler geeignet.

Die intramuskuläre Koordination beschreibt die Fähigkeit eines Muskels, möglichst viele seiner Muskelfasern zu kontrahieren, anzuspannen. Diese intramuskuläre Tätigkeit kann man auch folgendermaßen erklären: Heben Sie ein leichtes Gewicht, müssen nur wenige Muskelfasern (Muskelzellen) zur Überwindung dieses Widerstands aktiv werden. Heben Sie ein schwereres Gewicht, werden viele Fasern aktiv. Heben Sie ein für Sie maximales Gewicht, müssen alle kontraktionsfähigen Muskelfasern aktiviert werden. Die Anzahl dieser aktivierungsfähigen Muskelfasern kann man durch das IK-Training erhöhen, d. h., dass Sie bei einer willentlich gesteuerten Kontraktion mehr Muskelfasern synchron ansteuern können. Das Nerv-Muskel-Zusammenspiel wird verbessert. Die Folge ist mehr Kraft, also eine höhere Maximalkraft des entsprechenden Muskels. Die intramuskuläre Koordination wird verbessert und zudem die maximale Leistungs- bzw. Kraftfähigkeit erhöht. Diese Kraftverbesserung gibt Ihnen die Möglichkeit, in der nächsten Phase des Hypertrophietrainings mit höheren Gewichten zu trainieren.

Die Ziele

- Gesteigerte Rekrutierung motorischer Einheiten, bzw. von Muskelfasern (=verbesserte intramuskuläre Koordination),
- Erhöhung des Kraftniveaus,
- Steigerung der Maximalkraft, jedoch ohne Hypertrophieeffekt.

Kennzeichen

Ebenso wie das spezielle Hypertrophietraining hat das IK-Training eine individuelle Charakteristik aufzuweisen. Durch maximale Reize (85 bis 100 % F_{max}) und niedrige Wiederholungszahl (1 bis 5 Wiederholungen) wird der Effekt des Muskelwachstums ausgeschaltet. Der Muskel reagiert vielmehr mit der Aktivierung von »schlafenden« und bisher nicht rekrutierten Muskelfasern. Beim Einsatz von 100 % der Maximalkraft wird viel Power von Ihnen verlangt. Die Phase eines IK-Trainings sollte deshalb nicht länger als 4 Wochen dauern. Gut geeignet ist das Split-Training, da Sie dann pro Trainingseinheit nur wenigen Muskeln bzw. Muskelgruppen ihren vollen Einsatz abverlangen. Machen Sie pro Übung 5 bis 10 Sätze und dazwischen 3 bis 5 Minuten Pause, um dem Muskel genügend Erholungszeit zu geben. Achten Sie unbedingt auf eine saubere Trainingstechnik, da gerade bei diesen extremen Belastungen in Verbindung mit einer nicht ausgereiften Bewegungstechnik sehr schnell Verletzungen entstehen können! Beim »Übertritt« einer bestimmten Trainingsphase in die IK-Trainingsphase ist darauf zu achten, dass der Belastungssprung nicht abrupt geschieht. Schieben Sie eine etwa 2-wöchige Trainingsübergangsphase ein, um Verletzungen zu vermeiden. In dieser Übergangsphase tasten Sie sich quasi langsam an die Belastungen heran, die Sie im IK-Training zu erwarten haben. Nähere Informationen zur Trainingsplanung erhalten Sie auch im Kapitel »Training planen und steuern« ab S. 89.

Kraftausdauertraining

Viele Sportwissenschaftler sind sich darüber einig, dass die Verbesserung der Kraftausdauer neben dem Muskelaufbau (als moderate Steigerung der Grundkraft) aus gesundheitlicher Sicht die größte Bedeutung besitzt. Während man im Basistraining I und II und im Aufbautraining »Kraftausdauer« bereits ein sehr gutes und für viele ausreichendes Leistungsniveau erreicht, kann man, will man sich vollkommen auf Kraftausdauertraining spezialisieren, weiterführende Trainingsformen wählen. Nicht zuletzt aus trainingsmethodischen Gründen gliedere ich die Kraftausdauer nun in submaximale Kraftausdauer und in Ausdauerkraft.

Submaximale Kraftausdauer

Innerhalb des submaximalen Kraftausdauertrainings spielt die Maximalkraft eine besondere Rolle. Hat man ein hohes Maximalkraftniveau, ist nämlich die Zahl der Wiederholungen schlichtweg höher als bei einem niedrigen. Beim submaximalen Kraftausdauertraining ist die laktazide Energiebereitstellung (anaerobe Energiegewinnung) ein leistungsbestimmender Faktor, da aufgrund des Muskelinnendrucks der Blutfluss und infolgedessen die Sauerstoffzufuhr, die für die aerobe Energiegewinnung Voraussetzung ist, gebremst oder teilweise völlig unterbrochen wird. Eine geeignete Methode, diese Art Ausdauer zu verbessern, stellt die Wiederholungsmethode mit Belastungsintervallen dar, welche die Muskulatur stark erschöpfen.

Ziele des submaximalen Kraftausdauertrainings

- Verbesserung der Erholungsfähigkeit nach entsprechenden Belastungen,
- Verbesserung des laktaziden Stoffwechsels,
- Erhöhung des muskeleigenen Energiedepots,
- Verbesserung der Herzarbeit.

Kennzeichen

Die Intensität bei der Wiederholungsmethode mit erschöpfenden Belastungsintervallen liegt bei 50 bis 60 % der Maximalkraftleistung. Die Belastungsdauer, die üblicherweise in Wiederholungen angegeben wird, liegt bei etwa 1 bis 2 Minuten bis zur

Muskelerschöpfung. Wie viele Wiederholungen Sie in dieser Zeit schaffen, liegt zum einen an Ihrer persönlichen bzw. muskelspezifischen Maximalkraft und zum anderen an der Qualität des muskeleigenen Energiespeichers. Die Ausführungsgeschwindigkeit sollte zügig bis schnell sein, wobei dennoch auf eine einwandfreie und somit gesundheitsorientierte Übungstechnik geachtet werden soll. Machen Sie pro Übung 3 bis 5 Sätze und dazwischen eine Pause von 3 bis 10 Minuten, damit sich die Energiespeicher wieder füllen können. Die relativ lange Pausenzeit können Sie mit sanften Stretchingübungen ausfüllen. Die gesamte Anzahl der Übungen richtet sich nach Ihren speziellen Bedürfnissen. Meist ist ein submaximales Kraftausdauertraining bereits ein spezifisches, also auf eine bestimmte Hauptsportart ausgerichtetes Krafttraining.

Ausdauerkraft

Ausdauerkraftleistungen laufen bezüglich der Energiebereitstellung bereits vermehrt aerob, also unter Verwendung von Sauerstoff ab. Die Intensität bezüglich der Maximalkraft ist wesentlich niedriger als beim submaximalen Training, sodass die Blut- bzw. Sauerstoffzufuhr weitgehend gewährleistet bleibt. Der Muskelinnendruck ist also wesentlich geringer. Will man seine spezielle (spezifische) Ausdauerkraft auf eine bestimmte hauptsächlich ausgeführte sportartbezogene Kraftausdauer verbessern, eignet sich die Wiederholungsmethode in Verbindung mit disziplinspezifischen Bewegungen (z. B. Laufen, Rudern, Radfahren usw.) und einer entsprechenden Zusatz- bzw. Bremslast, die demnach die Intensität erhöhen. Die sportartspezifische Bewegung sollte aber noch korrekt ausgeführt werden können. Bewegungsabfälschungen sind zu vermeiden. Will man seine allgemeine Ausdauerkraft verbessern, ist die Intervallmethode in Form eines Zirkels mit Übungen, die nacheinander den ganzen Körper beanspruchen, die erste Wahl.

Ziele des allgemeinen und spezifischen Ausdauerkrafttrainings

- Verbesserung hinsichtlich der aeroben Energiebereitstellung,
- Verbesserung des Laktatabbaus,
- Verbesserung der Kapillarisierung,
- Verbesserung der Herzarbeit,
- Erhöhung des Energieverbrauchs hinsichtlich der Vorbeugung von Übergewicht.

Kennzeichen des allgemeinen Ausdauerkrafttrainings (Zirkeltraining)

Für das allgemeine Ausdauerkrafttraining eignet sich ein Zirkel von 6 bis 8 Übungen, der in der Gesamtheit alle großen Muskeln und Muskelgruppen des Körpers belastet. Verzichten Sie auf ein spezielles Training der kleinen Muskeln, da diese bei geschickter Übungsauswahl bereits ausreichend mit trainiert werden können. Die Belastungsdauer pro Satz liegt bei etwa 1 bis 1 $\frac{1}{2}$ Minuten. Bei zügiger Bewegungsgeschwindigkeit sind hierbei etwa 30 bis 60 Wiederholungen möglich. Die Intensität liegt anfangs bei ca. 30 %, später bei bis zu 40 % der F_{max}. Zwischen den Sätzen wird eine Erholungspause von 1 bis 3 Minuten eingehalten. Der Trainingsumfang sollte relativ hoch sein. Es werden deshalb 8 bis 10 Zirkeldurchgänge empfohlen.

Kennzeichen des spezifischen Ausdauerkrafttrainings

Man wählt eine sportartspezifische Bewegungsform (Disziplinbewegung) aus und sorgt für eine entsprechende Zusatzlast bzw. Bremskraft, um die Intensität zu erhöhen. Im Allgemeinen ist eine Belastungsdauer von 2 bis 3, je nach Sportart auch bis zu 8 Minuten sinnvoll. Nach einem Belastungszyklus hält man eine Erholungspause von 7 bis 10 Minuten. Wiederholt wird dies bis zu 4-mal. Auch hier können die Pausen zwischen den Belastungszyklen mit leichten Stretchingübungen gestaltet werden.

Trainingsmittel

Im Krafttraining versteht man unter Trainingsmittel sämtliche Hilfen, die dazu dienen, einen bestimmten Widerstand zu erzeugen. Sie unterstützen den Ablauf des Trainingsprozesses und werden je nach Zielstellung, Leistungsniveau und/oder persönlichen Vorlieben eingesetzt.

Eigener Körper

Der eigene Körper zur Erzeugung eines Trainingswiderstands wird oft gerade von fortgeschrittenen Sportlern unterschätzt und vorschnell als Mittel für Einsteiger erklärt. Man darf allerdings nicht vergessen, dass bei einem Liegestütz bereits etwa 60 % oder bei einem Klimmzug ohne Unterstützung sogar 100 % des Körpergewichts bewältigt werden müssen. Weitere Beispiele sind Crunches für den Bauch, Dips in verschiedenen Variationen und einbeinige Kniebeugen auf einer Trainingsbank. Die beiden Bücher »Der neue Muskel-Guide« und »Muskel-Guide spe-

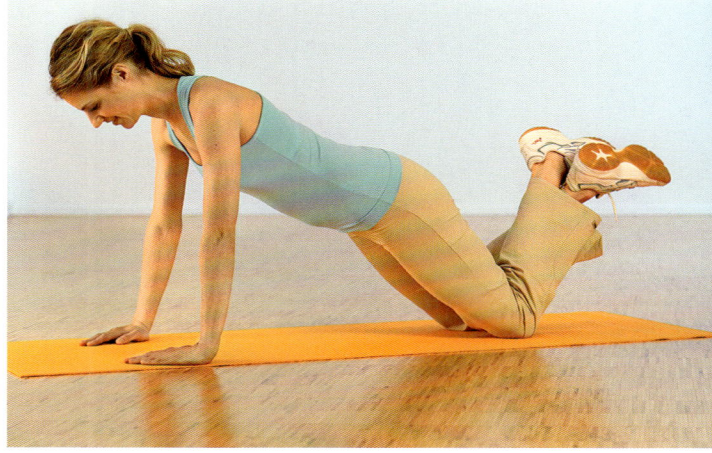

Der Liegestütz mit abgelegten Knien ist eine perfekte Möglichkeit, Trizeps und Brustmuskulatur zu trainieren.

ziell für Frauen« listen viele weitere Möglichkeiten auf, den eigenen Körper so einzusetzen, dass er den Muskeln Reize gibt, die für das Krafttraining bei Weitem ausreichen.

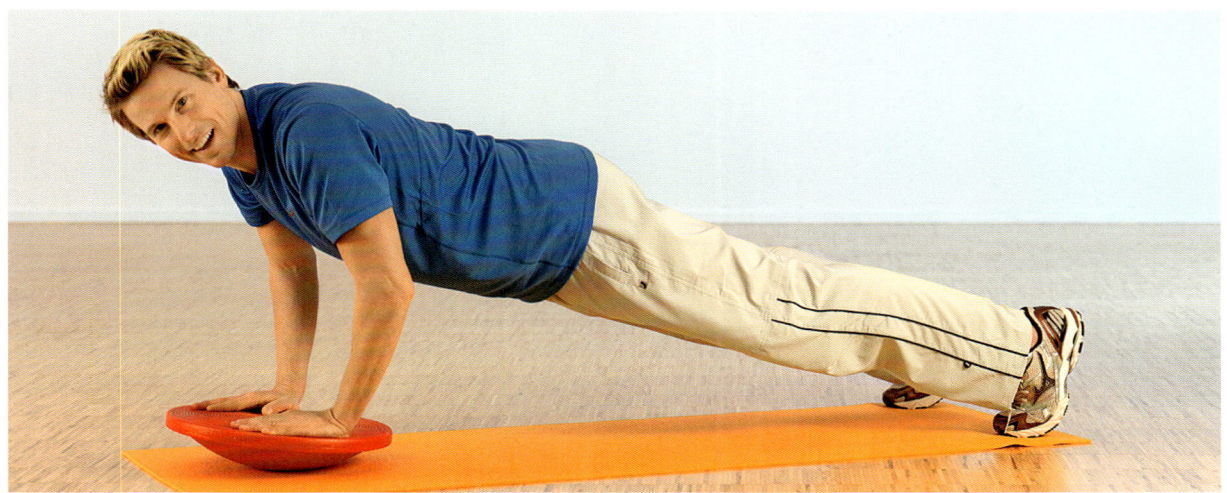

Der Liegestütz mit dem Kreisel bietet Fortgeschrittenen zusätzliche Trainingsreize.

Gewichtsschuhe, -manschetten, -westen

Gewichtsschuhe sind heutzutage nicht mehr überall zu bekommen. Sie sind weitgehend durch Manschetten, die es auch für die Handgelenke gibt, ersetzt worden. Vereinzelt findet man sie noch auf Fensterbänken oder in unzugänglichen Ecken in den Fitnessstudios. Gewichtsschuhe oder Manschetten für die Fußgelenke dienen hauptsächlich als Trainingsmittel für den Hüft- und Beinbereich. Wenn das eigene Körpergewicht im Lauf des Kraftzuwachses zu gering wird, kann man sich ihrer bedienen und z. B. die Übungen in »Der neue Muskel-Guide speziell für Frauen« auf S. 18, 24, 28 oder 67 intensiver gestalten. Aufgrund des geringen Gewichts und der geringen Reizintensität für den Muskel sind sie hauptsächlich für das Kraftausdauertraining geeignet. Gleiches – jedoch für den Schulter-Arm-Bereich – gilt für Manschetten am Handgelenk.

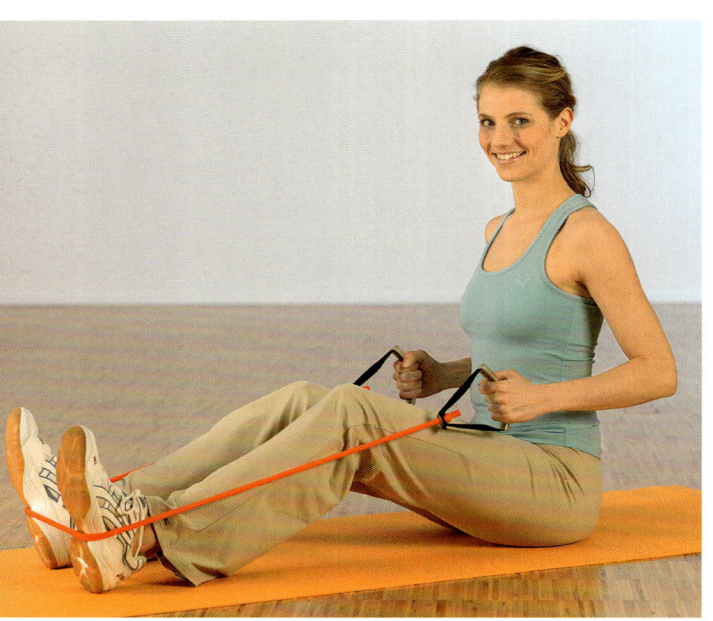

Tubes sind sowohl für Frauen als auch für »starke Männer« ein sehr geeignetes Trainingsgerät.

Gewichtswesten sind im Freizeitsportbereich wenig verbreitet. Sie dienen dem Erhöhen des Gesamtkörpergewichts und werden vorwiegend zur Verbesserung der sportartspezifischen Kraftausdauer eingesetzt. Wem sie zur Verfügung stehen, der kann sie zur Erhöhung des Körpergewichts bei Dips oder Klimmzügen verwenden.

Gummizüge

Elastische Gummizüge, kurz Tubes, sind in vielfältigen Ausführungen erhältlich. Die älteste ist sicherlich der Expander, mit dem wahrscheinlich bereits unsere Väter und Großväter ihre Muskeln auf Vordermann brachten. Das heute bekannteste Tube ist das Theraband, das vor allem in der Gymnastik und im Rehatraining Anwendung findet. Die meisten Tubes eignen sich vorwiegend für die Schultergürtel- und Armmuskulatur. Es gibt jedoch auch Gummizüge in Ringform, die um die Fußgelenke gewickelt und somit auch für die unteren Extremitäten verwendet werden können (siehe »Der neue Muskel-Guide speziell für Frauen«, S. 19, 23 und 37). Tubes sind keineswegs als reines »Frauengerät« einzuordnen! Die meisten Bänder gibt es in sehr starken Ausführungen (erkennbar an den entsprechenden Farben), die auch gut trainierten Männern genügend Trainingsreize verschaffen können.

Hanteln

Wer kennt sie nicht? Hanteln – das gute alte Eisen. Derzeit erleben sie eine Renaissance. In Trainerkreisen werden sie auch als freie Gewichte bezeichnet. Verfolgt man die Entwicklung der Fitnessstudios, waren sie vor einigen Jahren fast von der Bildfläche verschwunden, da ihnen der Ruf des aus der Mode gekommenen Bodybuildings anhaftete. Doch sie wurden zu früh verurteilt. Das Hanteltraining ist stärker im Kommen als je zuvor. Das hat natürlich auch seinen Grund. Die Vielfalt an Kurz- und Langhantelübungen macht im Vergleich zu den maschinengestützten Übungen ein besonders koordinationsbetontes Krafttraining möglich, weshalb sie auch in der Rehabilitation Einzug gehalten haben. Im Fitnesskraftbereich ermöglichen sie ein quasi unerschöpfliches Repertoire an unterschiedlichsten Übungen für den gesamten Körper. Noch dazu lassen sich mit Hanteln viele Alltagsbewegungen und sportartspezifische Bewegungsabläufe bestens imitieren. Außerdem können Sie sie für das Training zu Hause einsetzen.

Bei speziellem Interesse am Training mit freien Gewichten empfehle ich Ihnen die beiden Bücher »Richtig Hanteltraining« und »Hanteltraining« (beide BLV-Verlag). Diese Bücher beschäftigen sich ausschließlich mit der Hantelthematik.

Seilzugmaschinen

Seilzugmaschinen können je nach Verstellmöglichkeit ein sehr abwechslungsreiches Training bieten. Sie bestehen gewöhnlich aus einer Stahlkonstruktion, an der die Führungsschienen für die Gewichtsplatten und die Umlenkrollen für die Seile befestigt sind. Sind die Umlenk- bzw. Führungsrollen in der Höhe variabel, ist die Übungsvielfalt wesentlich größer als bei fest stehenden Rollen. Kommt das Seil dann von unten, können Sie beispielsweise »Armbeugen am tiefen Block« oder »Seitwärtsheben der Arme« durchführen (siehe »Der neue Muskel-Guide«, S. 9 bzw. S. 40). Sind zwei Seilzüge gegenübergestellt und befindet sich die Umlenkrolle oben, wird die Übung »Armbeugen am hohen Block« (siehe »Der neue Muskel-Guide«, S. 10) möglich. Auch die bekannten Übungen »Latziehen« und »Latrudern« werden meist an Seilzugmaschinen absolviert. In

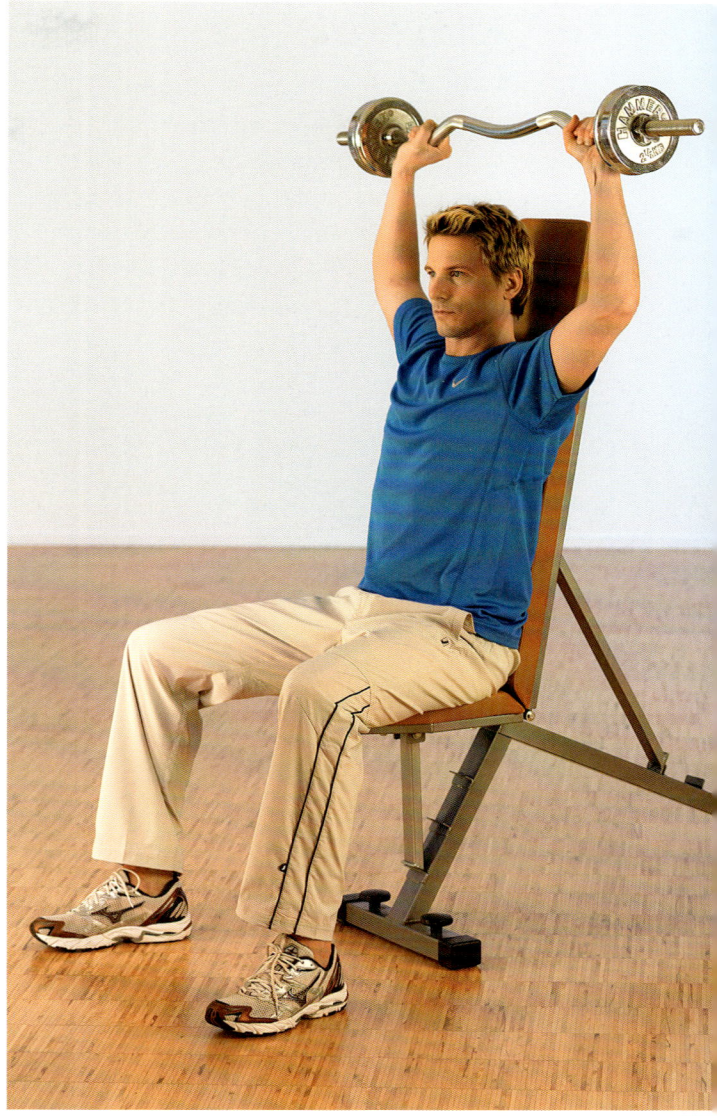

Hanteln ermöglichen ein äußerst facettenreiches Krafttraining und verbessern besonders die muskuläre Koordination.

ihrer Bewegungsfreiheit ähneln sie sehr dem Training mit freien Gewichten, da der Körper gewöhnlich nicht fixiert oder abgestützt wird. Eine gute Technik ist demnach sehr wichtig. Kontrollieren Sie Ihre Technik daher immer wieder einmal.

Krafttrainingsmaschinen

Bei den Maschinen hat sich in den letzten 20 Jahren bezüglich der Weiterentwicklung am meisten bewegt. Hier weiter auszuholen würde den Rahmen dieses Buches sprengen. Jeder kennt die teilweise gigantisch anmutenden Maschinerien, die manchen Trainingswilligen richtig Angst einjagen können, auch wenn diese völlig unbegründet ist. Ein Gerät ist meist nur für eine einzige Übung konzipiert. Es sind

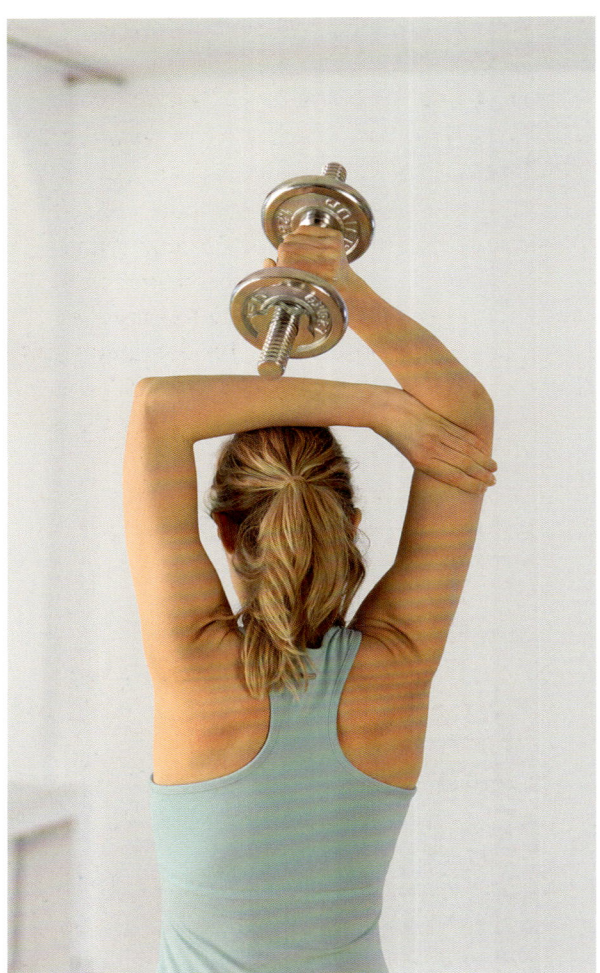

Mithilfe der unterschiedlichen Trainingsmittel steht Ihnen ein fast grenzenloses Übungsrepertoire zur Verfügung.

also auch keinerlei Bewegungs- bzw. Übungsvariationen möglich. Trotzdem sind sie prinzipiell die effektivsten Trainingsmittel, da mittels der einzelnen Gewichtsplatten die Intensität sehr gut zu steuern ist. Wer das erste Mal ein Fitnessstudio betritt und diese Geräte betrachtet, fühlt sich nicht selten vor eine unlösbare Aufgabe gestellt. Doch keine Angst – die anwesenden Trainer sind gut geschult und geben verständliche Einweisungen. Aufgrund der Tatsache, dass bei Krafttrainingsmaschinen zum größten Teil mechanisch nur eine Übung möglich ist, sind sie zwar relativ leicht zu bedienen und die Bewegung ist leicht zu erlernen, dennoch haben sie einen wesentlichen Nachteil: Die koordinativen Fähigkeiten wie z. B. Gleichgewicht, Bewegungsrhythmus und -kontrolle und die intermuskuläre Koordination werden nicht oder nur sehr wenig geschult. Hier liegen die freien Gewichte und zum Teil auch die Seilzugmaschinen einen deutlichen Punkt vorn.

Fazit

Wer Muskel- bzw. Krafttraining betreibt, tut gut daran, nicht nur ein einziges Trainingsmittel zu verwenden. Die Mischung macht's – denn alle haben gewisse Vor- und Nachteile. Als Faustregel gilt: Einsteiger und Gelegenheitssportler sollten aufgrund der einfachen Handhabung und der vorgegebenen Bewegungskurven die Maschinen bevorzugen. Fortgeschrittene kommen ohne Hanteln nicht aus, da sie den Körper, insbesondere das Nerv-Muskel-System, vor neue Herausforderungen stellen. Neue Herausforderungen sind letztendlich Bedingung für erneute Leistungsanpassung. Seilzüge, Tubes und der eigene Körper als Widerstand sollten individuell nach Geschmack, Trainingsziel, Verfügbarkeit und Übungsauswahl in den Trainingsprozess einfließen. Ein gut ausgestattetes Fitnessstudio sollte Ihnen sämtliche Trainingsmittel zur Verfügung stellen.

Organisation des Krafttrainings

Innerhalb der Organisation des Krafttrainings geht es darum, in welcher Art und Weise man eine bereits festgelegte Übungsauswahl absolviert. Die Frage nach der Organisation beantwortet demnach z. B., ob eine Übung nur einmal oder mehrmals hintereinander oder mit gleichem oder erhöhtem Gewicht durchgeführt wird. In der Praxis werden diese Durchführungs- und Organisationsformen oft selbst als »Trainingsmethoden« deklariert, was terminologisch nicht selten zu erheblichen Schwierigkeiten und Unsicherheiten führt. Aus Gründen einer verbesserten Systematisierung ist aber eine Trennung in »Krafttrainingsmethoden« (nach den möglichen Kontraktionsformen, nämlich dynamisch, statisch und kombiniert und den jeweiligen Intensitäten) und »Organisationsformen« wünschenswert, auch wenn es bisweilen zu Überschneidungen kommen kann. Nachfolgend stelle ich Ihnen verschiedene Organisationsformen vor und erkläre sie. Nach diesem Kapitel sollten Sie entscheiden können, welche Form bzw. welche Formen für Sie am besten geeignet sind. Berücksichtigen Sie bei der Auswahl nicht nur Ihre Zielsetzung im Training, sondern auch Ihr tägliches oder wöchentliches Zeitbudget.

Stationstraining

Das Stationstraining ist die am weitesten verbreitete Organisationsform im Krafttraining. Hierbei führt man an einer vorgesehenen Station (Übung) alle im Trainingsplan vorgegebenen Sätze und Wiederholungen nacheinander durch. Jeweils zwischen den Sätzen wird eine Erholungspause eingelegt. Der Stations- bzw. Übungswechsel folgt erst dann, wenn alle Serien absolviert wurden. Der Vorteil des Stationstrainings liegt darin, dass der Trainingseffekt für den entsprechenden Muskel relativ hoch ist, weil er in kurzen Abständen und deshalb intensiv beansprucht wird.

Kreistraining

Beim Kreistraining (Circuit-, Zirkeltraining) wird eine bestimmte Anzahl von Übungen festgelegt. In der Regel wählt man solche, die – den gesamten Zirkel betreffend – alle Hauptmuskelgruppen des Körpers belasten. Man beginnt mit der ersten Übung, macht nur einen Satz und wechselt nach einer kurzen Pause zur nächsten Station. Sind alle Stationen durchlaufen, beginnt ein neuer Durchgang bei der ersten Übung. In diesem Rhythmus kann man je nach Trainingsziel oder Zeitbudget 2 bis 4 Durchläufe absolvieren. Die Gestaltung des Zirkels kann auf unterschiedliche Art und Weise erfolgen. Die folgende Auflistung gibt einen Überblick:

● Man integriert für jede Muskelgruppe nur eine einzige Übung oder man baut für seine persönlichen »Wunschzonen« mehrere Übungen ein. Bei der

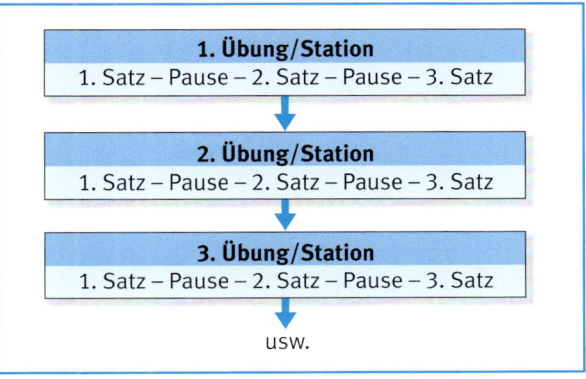

Schematische Darstellung des »Stationstrainings«.

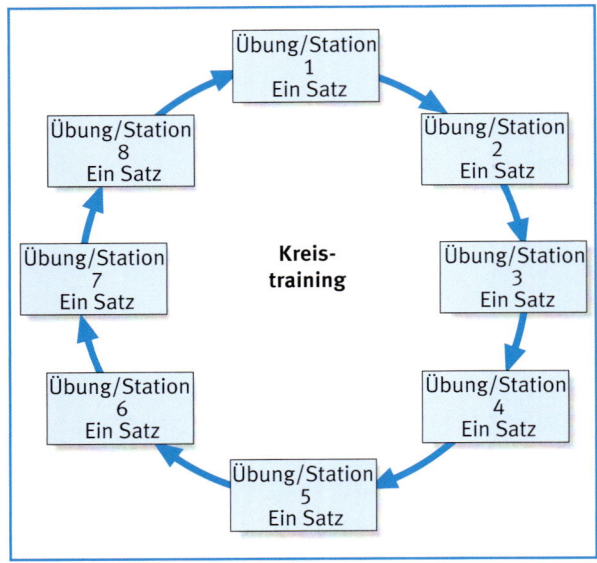

Schematische Darstellung des »Kreistrainings«.

Reihenfolge ist zu beachten, dass der gleiche Muskel nicht in zwei aufeinanderfolgenden Übungen belastet wird.

- Die Zeit, die man innerhalb des Zirkels an einer Station verbringt, kann entweder durch eine bestimmte Wiederholungszahl (z. B. 30 Wiederholungen) oder – bei Training in einer Gruppe – durch einen vorher festgelegten Zeitfaktor (z. B. eine Minute) bestimmt werden.
- Durchläuft man mehrere Durchgänge, kann das Gewicht in jedem Durchgang gleich bleiben oder nach dem »Pyramidenprinzip« (siehe S. 52 ff.) von Durchlauf zu Durchlauf erhöht werden.
- Man kann bei der Übungsauswahl nach Belieben Schwerpunkte setzen. In der Regel werden Ganzkörperzirkel mit 8 bis 12 Stationen zusammengestellt.

Die Vorteile des Zirkeltrainings liegen in der hohen Trainingsdichte bei relativ geringer Belastung der einzelnen Muskelgruppen. Des Weiteren liegt ein optimales Verhältnis zwischen Trainingsquantität (Zeitfaktor) und Trainingsqualität (Trainingseffekt) vor.
Das Kreistraining ist für jede Leistungsstufe geeignet, für Fortgeschrittene besonders zum Zweck der Leistungserhaltung. Wird in der Gruppe trainiert, liegt der

Möglichkeiten beim Kreistraining

Trainingsart	Trainingsziel	Anzahl der Stationen	Intensität in % F_{max}	Wiederholungen (WH)	Hinweis/ Bemerkung
Maximal-krafttraining	Verbesserung der Kraft über die Steigerung der intramuskulären Koordination	5–6 Grund-übungen	80–95 %	2–4 WH	Vor dem ersten Durchgang gut aufwärmen, Pause zwischen den Stationen ca. 2 Minuten, Durchgänge je nach Leistungsniveau 2–3
Maximal-krafttraining	Verbesserung der Kraft über den Muskelaufbau (Hypertrophie)	8–12	60–85 %	8–12 WH	Pause zwischen den Stationen 1–2 Minuten, Durchgänge je nach Leistungsniveau 1–3
Allgemeines Kraftausdauer-training	Verbesserung der allgemeinen Kraft-ausdauer und des Stehvermögens	8–12	60–85 %	30–60 Sekunden bzw. 15–30 WH	Pause zwischen den Stationen 30–60 Sekunden

Vorteil darin, dass relativ viele Sportler auf verhältnismäßig engem Raum optimal trainieren können. Da das Zirkeltraining für viele freizeit- und leistungstrainierende Sportler interessant ist und die unterschiedlichsten Ziele verfolgt werden können, möchte ich Ihnen eine kurz gefasste Tabelle vorstellen, in der die wichtigsten Daten aufgelistet sind.

Ganzkörpertraining

Diese Organisationsform ist besonders für Einsteiger geeignet. Aber auch Geübte und Fortgeschrittene, die das Krafttraining weniger unter dem Leistungsgedanken betreiben, können vom Ganzkörpertraining profitieren, wenn aufgrund von Zeitmangel oder zum Erhaltungstraining nur ein oder zwei Trainingseinheiten pro Woche absolviert werden. Wie der Name schon ausdrückt, werden sämtliche Hauptmuskelgruppen innerhalb einer Trainingseinheit beansprucht. Dazu wählt man ein oder zwei Grundübungen für jede Muskelgruppe. Zwischen den Trainingstagen liegen mindestens ein oder zwei Tage Erholung. Mit dieser Form des Trainings ist es vor allem in den ersten sechs Einstiegsmonaten sehr gut möglich, gute Resultate zu erzielen – für maximale Erfolge müssen jedoch gezieltere und umfangreichere Belastungsreize gesetzt werden.

Split-Training

Beim Split-Training wird quasi das Ganzkörpertraining in kleinere Portionen auf mehrere Tage aufgeteilt (engl.: to split = teilen). Dies erscheint vor allem dann sinnvoll, wenn mehrmals am Tag, an aufeinanderfolgenden Tagen (4- bis 5-mal wöchentlich) oder jeden Tag in der Woche trainiert wird. Dabei unterteilt man den Körper in verschiedene Segmente bzw. Hauptmuskelgruppen, die dann in aufeinanderfolgenden Trainingseinheiten belastet werden. Ein wesentlicher Vorteil des Split-Trainings ist, dass die Muskeln mit größerer Intensität trainiert werden können, was vor allem im fortgeschrittenen Stadium von Vorteil oder notwendig ist. Man unterscheidet 2er- und 3er-Split-Systeme. Die Möglichkeiten der Zusammenstellung sind dabei so vielfältig, dass es kaum möglich ist, ein einheitliches Patentrezept vorzuschlagen. Je nach Trainingshäufigkeit, Trainingsziel oder Leistungsniveau muss jeder für sich herausfinden, welche Kombination für ihn am geeignetsten ist. Es gibt jedoch einige allgemeine Grundsätze:

- Trainieren Sie nicht alle großen Muskelgruppen in einer Trainingseinheit.
- Beginnen Sie Ihr Training immer mit Ihrer individuell schwächsten Muskelgruppen.
- Legen Sie Übungen, die hohe Koordinationsfähigkeit voraussetzen, nicht an das Trainingsende.

Beispiel eines »2er-Split-Trainingsprogramms«.

Montag Plan 1	Dienstag Plan 2	Mittwoch Pause	Donnerstag Plan 1	Freitag Plan 2	Samstag Pause	Sonntag Pause
Rücken	Brust		Rücken	Brust		
Bizeps	Trizeps		Bizeps	Trizeps		
Oberschenkel	Schulter		Oberschenkel	Schulter		
Gesäß	Nacken		Gesäß	Nacken		
Bauch	Waden		Bauch	Waden		
	Bauch			Bauch		

Pyramidentraining

Das Pyramidentraining verdankt seinen Namen der pyramidenähnlichen Zu- bzw. Abnahme der Belastungshöhe (Progression bzw. Regression). Die verschiedenen Formen sind eng mit der Organisation des »Stationstrainings« und des »Mehrsatztrainings« verknüpft. Häufig wird es deshalb auch als »Mischform« in Hinsicht auf die Organisation bezeichnet. Bezüglich des Maximalkrafttrainings kann die Pyramide eine »Kombinationsform« darstellen, da sie häufig die Kennzeichen des Hypertrophietrainings (8 bis 12 WH) mit denen des IK-Trainings (1 bis 4 WH) kombiniert. Die einzelnen Erklärungen machen diesen Zusammenhang deutlich, wobei – wo es notwendig erschien – immer das klassische »Bankdrücken« mit einer Maximalleistung von 100 Kilogramm als Trainingsbeispiel dient (siehe »Der neue Muskel-Guide«, S. 52).

Spitze Pyramide

Bei der klassischen spitzen Pyramide ist eine Gewichtserhöhung bei gleichzeitiger Abnahme der Wiederholungszahl (bis auf 1 WH) kennzeichnend. Im Schnitt werden 4 bis 6 Sätze absolviert. Beginnt man bei 12 Wiederholungen im ersten Satz, endet bei 1 Wiederholung im letzten Satz und erhöht man sein Trainingsgewicht von Serie zu Serie, kombiniert man in optimaler Weise das Hypertrophietraining (Muskelwachstum) mit dem intramuskulären Koordinationstraining (Muskelkraft). Bei der Gewichtsauswahl geht man von 100 % seiner Maximalkraft aus und legt die Belastungsabstufung vor Übungsdurchführung fest – oder man erhöht in jedem Satz das Gewicht so lange, bis nur noch eine Wiederholung möglich ist, ohne die entsprechenden Gewichte vorher festzulegen. Maximale Belastungen, wie sie in der Spitze der Pyramide auftreten, eignen sich nur für sehr gut trainierte Kraftsportler! Für weniger gut trainierte Athleten kommt deshalb auch nur die im Fol-genden vorgestellte abgestumpfte Pyramide in Betracht.

Stumpfe Pyramide

Aufgrund der fehlenden maximalen Belastung (100 % F_{max}) ist die stumpfe Pyramide für mehrere Personengruppen interessanter als die spitze. Bodybuilder beispielsweise profitieren bezüglich der Muskelquerschnittsvergrößerung von der stumpfen Variante mehr, da bekannterweise bei 90 bis 100 % F_{max} und 1 bis 4 Wiederholungen (wie dies bei der spitzen Pyramide vorkommt) hauptsächlich die intramuskuläre Koordination verbessert und der Muskel zu keinem Wachstum stimuliert wird. Sie lassen deshalb die obersten Stufen einfach weg und steigern das Gewicht nur bis zu einer möglichen Wiederholungszahl von etwa 8 (auch 6 oder 4 Wiederholungen sind weitverbreitet). Somit trainieren Sie in einem Bereich von etwa 12 bis 6 Wiederholungen und liegen voll im Hypertrophietraining. Außerdem eignet sich die stumpfe Pyramide eher für angehende Leistungssportler oder weniger gut Trainierte. Beide

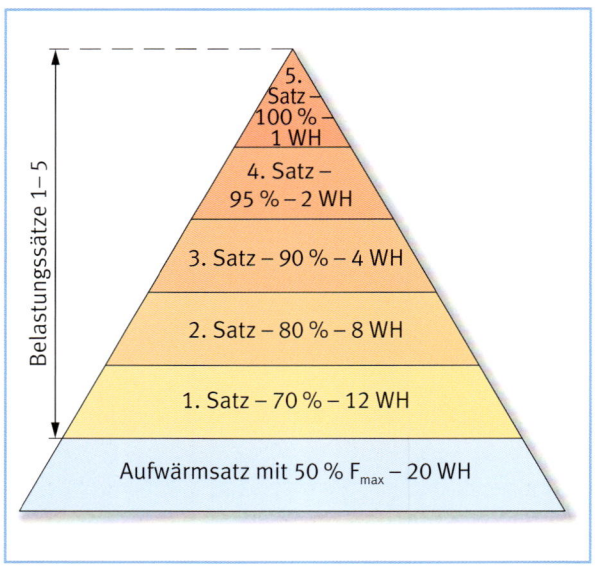

Schematische Darstellung der »spitzen Pyramide«.

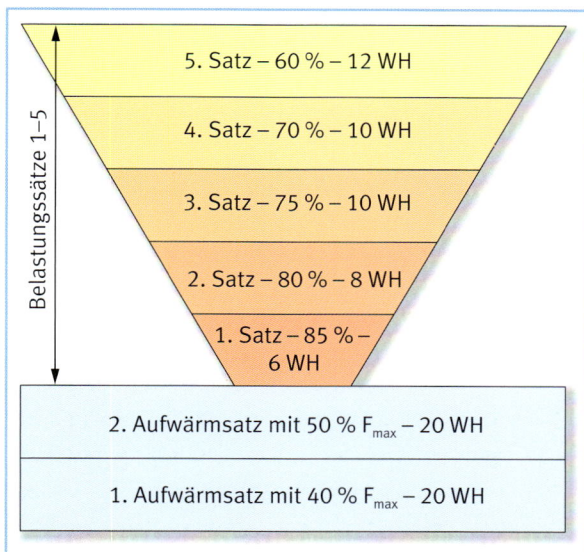

Schematische Darstellung der »negativen Pyramide«.

profitieren von einer geringeren Verletzungsgefahr aufgrund des Verzichts auf maximale Belastungen.

Negative Pyramide

Die negative (umgekehrte) Pyramide kann grundsätzlich spitz oder abgestumpft sein. Im Erklärungsbeispiel wird die abgestumpfte Variante gewählt, deren Prinzip Sie bei Bedarf auf die spitze Variante übertragen können.

Wie die Grafik verdeutlicht, beginnt man im ersten Satz mit einer Belastung von etwa 85 % und 6 Wiederholungen. Die letzte Serie erlaubt ca. 12 Wiederholungen bei einer Intensität von 60 % der Maximalleistung. Ob »negativ spitz« oder »negativ stumpf«: Beide Methoden eignen sich nur für austrainierte Kraftsportler mit einer perfekten Trainings- bzw. Bewegungsqualität, da die Anfangsintensität gegenüber dem normalen Pyramidentraining deutlich erhöht ist. Wichtig ist ein vorheriges gründliches Aufwärmen mit mindestens einer, besser zwei Serien der gleichen Übung (siehe Abbildung oben).

Doppelpyramide

Die Doppelpyramide – häufig wird sie auch doppelte oder zweifache Pyramide genannt – ist eine interessante Variante, die durchaus einen Versuch wert ist. Da hierbei jedoch mindestens 8 Serien (bis zu 12) absolviert werden, ist sie relativ zeitaufwendig und wird häufig nur dann angewendet, wenn die Trainingsleistung innerhalb einer ganz speziellen Grundübung, wie z. B. Bankdrücken oder Kniebeugen, verbessert werden soll. Zudem ist sie vor allem für Fortgeschrittene geeignet. Vom Prinzip her stellt sie eine Kombination von zwei aufeinanderstehenden spitzen oder stumpfen Einzelpyramiden dar. Die Grafik zeigt ein Beispiel einer Doppelpyramide, die aus einer stumpfen positiven und einer stumpfen negativen Pyramide zusammengesetzt wurde. Gleiches kann man auch mit zwei spitzen Varianten durchführen.

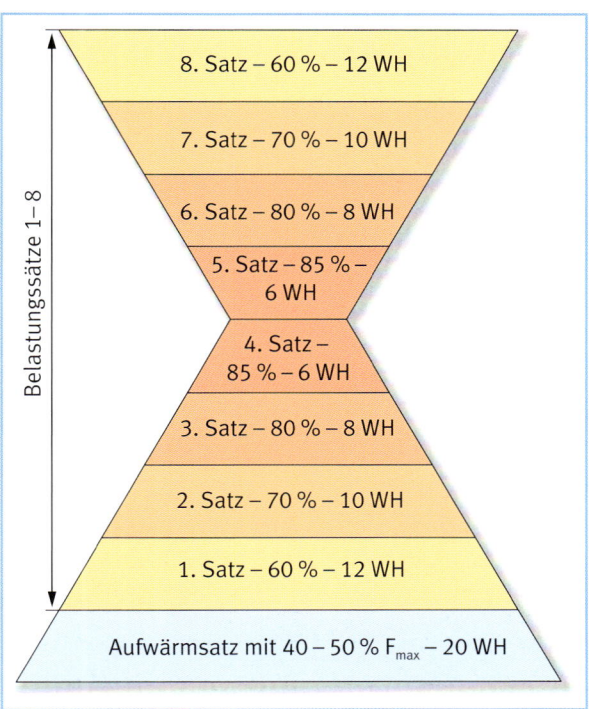

Schematische Darstellung der »Doppelpyramide«.

Mein Tipp

Bitte beachten Sie: Abnehmende Belastungen mit hohen Intensitäten und geringer Wiederholungszahl (1 bis 4 WH) sind nur etwas für weit fortgeschrittene Kraftsportler! Geübte wählen niedrigere Intensitäten mit entsprechend konstant höherer Wiederholungszahl (6 bis 10 WH).

Abnehmende Belastung

Eine Möglichkeit, nach dem Prinzip der abnehmenden Belastung zu trainieren, haben Sie bereits bei der »negativen Pyramide« kennengelernt, wobei von Satz zu Satz das Gewicht bzw. die Intensität abnimmt und die Wiederholungszahl von 6 auf 8 erhöht wird. Eine weitere Variante am Beispiel der Übung »Bankdrücken« ist folgende: Legen Sie 85 % Ihrer Maximalleistung auf, das wären nach meinem Musterbeispiel 85 Kilogramm. Vergessen Sie in diesem Zusammenhang nicht, dass auch die Hantelstange zum Trainingsgewicht beiträgt. Mit diesem Gewicht schaffen

Sie etwa 5 Wiederholungen. Für die nächste Serie reduzieren Sie das Trainingsgewicht auf 80 % Ihrer Maximalleistung, für die darauffolgende auf 75 % usw. Je nach Leistungsfähigkeit gestalten Sie auf diese Weise 4 bis 8 Serien mit möglichst gleichbleibender Wiederholungszahl. Wichtig ist, dass Sie bei jedem Satz ausgelastet sind. Je nach individueller Zielsetzung können Sie auch noch mehr Serien absolvieren. Die Intensitätsabstufungen (Gewicht) sind hierbei geringer als bei der »negativen Pyramide«. Wären die Schritte der Gewichtsreduktion größer (10 %- oder 15 %-Abstufungen), würden Sie in den nachfolgenden Sätzen mehr Wiederholungen bewältigen, was jedoch nicht Sinn dieser Organisationsform ist.

Zusammenfassung

Das Pyramidentraining kann je nach Durchführung und Ausführungsart verschiedene Akzente setzen: Betont man sein Training in Richtung der Spitze mit hohen Intensitäten und niedriger Wiederholungszahl, verbessert man seine Maximalkraft hinsichtlich einer verbesserten intramuskulären Koordination (IK-Training). Liegt der Akzent auf mittleren Wiederholungszahlen (6 bis 12 WH) und mittlerer Intensität (50 bis 80 %), kommt es vermehrt zu einer Kraftsteigerung mittels einer Zunahme der Muskelmasse. Bei jeder Variante, insbesondere bei den negativen Pyramiden, muss ein sorgfältiges Aufwärmprogramm vorausgegangen sein, damit Verletzungen vermieden werden. Beachten Sie außerdem, dass man insgesamt beim Pyramidentraining gerne bis an seine Kraftgrenzen trainiert und es deshalb von großem Vorteil ist, wenn man einen kompetenten Trainingspartner an seiner Seite hat, der bei plötzlichem Kraftverlust als Hilfestellung dienen kann. Exemplarisch nicht aufgeführt, jedoch ebenso möglich, ist die Betonung der Pyramidenbasis mit sehr hohen Wiederholungszahlen und niedrigen Intensitäten zur Entwicklung und/oder Verbesserung der Kraftausdauer.

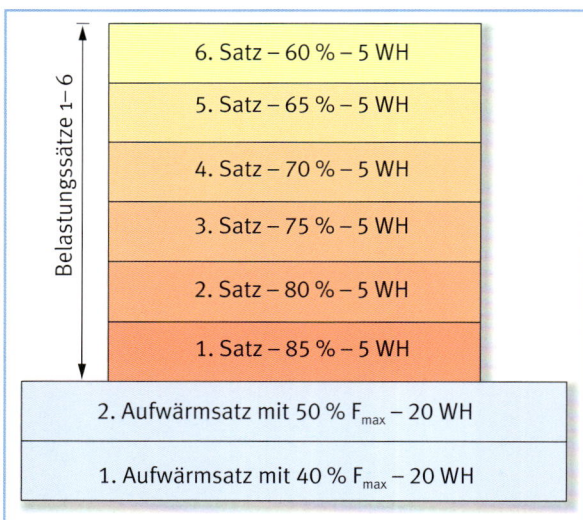

Belastungssätze 1–6

6. Satz – 60 % – 5 WH
5. Satz – 65 % – 5 WH
4. Satz – 70 % – 5 WH
3. Satz – 75 % – 5 WH
2. Satz – 80 % – 5 WH
1. Satz – 85 % – 5 WH

2. Aufwärmsatz mit 50 % F_{max} – 20 WH

1. Aufwärmsatz mit 40 % F_{max} – 20 WH

Schematische Darstellung der »abnehmenden Belastung«.

Einsatztraining gegen Mehrsatztraining

Zur Diskussion gestellt

Jeder kennt die Anfänge der Fitnessstudios. Bodybuilder bestimmten zunächst das Bild – weibliche Besucher, Ältere oder gar Rehapatienten dagegen waren »exotische Erscheinungen«. In fast allen Muckibuden (ich nenne sie so, da es damals eigentlich noch keine wirklichen »Fitness«-Studios gab) war die Mehrsatzmethode von den Bodybuildern anerkannt und die erste Wahl für den Aufbau massiver Muskelberge. Diese Methode bestimmt heute noch maßgeblich die Trainingspraxis in den meisten Clubs, egal, ob diese gesundheits-, fitness-, wellness- oder rehaorientiert arbeiten und die entsprechende Klientel bedienen.

Neue Trainingsziele

Tatsächlich aber haben sich vor allem die Ziele und die Trainingsvoraussetzungen der Studiobesucher in den letzten 20 bis 30 Jahren wesentlich geändert.

Während damals ein tägliches hartes Krafttraining von 2 bis 5 Stunden als normal einzustufen war, trainiert der »moderne« Fitnesssportler heute 1- bis 3-mal pro Woche für jeweils durchschnittlich 1,5 Stunden. Damit sollen vor allem ein Ausgleich zu einseitigen oder fehlenden Belastungen im Alltag geschaffen und das allgemeine Wohlbefinden gesteigert werden. Die Frage stellt sich nun, ob das klassische Mehrsatztraining (mehrere Sätze pro Übung) von damals unter den genannten Voraussetzungen überhaupt noch zeitgemäß ist. Seit einigen Jahren wird deshalb zunehmend darüber diskutiert, welche optimale Satzzahl zum besten Trainingsergebnis führt. Unterschiedliche Meinungen darüber haben bei den Experten zwei Lager entstehen lassen. Die einen propagieren das Einsatztraining (ein Satz pro Übung), wogegen andere dem Mehrsatztraining die größeren Erfolge zuschreiben.

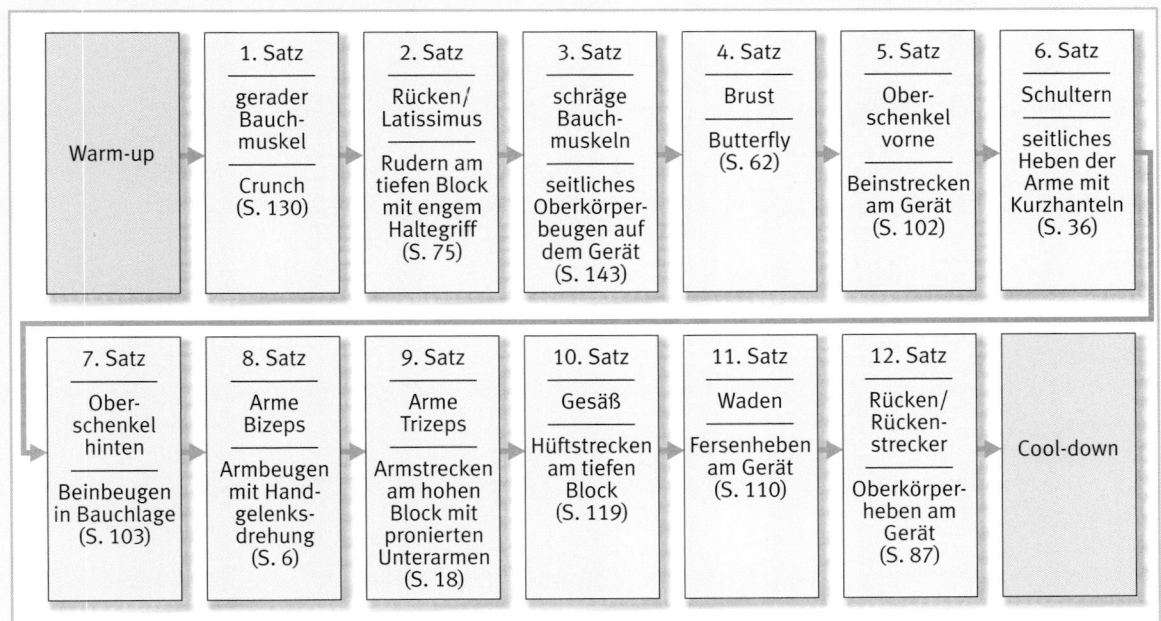

Beispiel eines Ganzkörper-Single-Set-Programms. Die Seitenzahlen beziehen sich auf »Der neue Muskel-Guide«.

Einsatztraining bevorzugt

Insbesondere der Trainingsmaschinenspezialist Nautilus und die Fitnesskette Kieser propagieren das Einsatztraining und versprechen höchste Trainingseffektivität bei geringem Zeitaufwand. Beim Einsatztraining, auch Single-Set-Programm genannt, wird pro Trainingseinheit der ganze Körper trainiert (außer ein Kunde erhält ein spezifisches Rehabilitationsprogramm nach bestimmten Verletzungen).

Im Schnitt besteht dieses Trainingsprogramm aus 12 verschiedenen Übungen, die je einmal mit 10 bis 15 Wiederholungen absolviert werden. Die Intensität (Gewicht) wird so gewählt, dass die vorher festgelegte letzte Wiederholung vom Trainierenden technisch einwandfrei und ohne Abfälschungsprinzip oder Unterstützung eines Partners oder Trainers durchzuführen ist. Da jeder Muskel nur einmal belastet wird, ist keine Pause zwischen den Sätzen erforderlich.

Kontroverse Diskussion

Die Frage, ob diese Methode gegenüber dem Mehrsatztraining genauso oder sogar effektiver ist, wurde vielfach von unterschiedlichen Arbeitsgruppen untersucht. Das Problem besteht jedoch darin, dass zahlreiche Untersuchungen wesentliche methodische Mängel aufgewiesen haben und deshalb wenig aussagekräftig bzw. wissenschaftlich nicht belegbar sind. Die aktuelle Literatur enthält demnach verschiedene Ergebnisse:

- Das Einsatztraining bis zur jeweiligen muskulären Erschöpfung zeigt vor allem in den ersten sechs bis acht Trainingswochen bei Einsteigern bezüglich der Kraftentwicklung ähnlich gute Ergebnisse wie das Mehrsatztraining. Aufgrund der Zeitersparnis ist hierbei das Einsatztraining zu bevorzugen.
- Untersuchungen belegen jedoch, dass gerade bei Einsteigern die Belastung nicht bis zur absoluten muskulären Erschöpfung heranreichen muss, um Erfolge zu erzielen. Bezüglich der Trainingsverträglichkeit bei Anfängern ist eine absolute muskuläre Auslastung weder beim Einsatz- noch beim Mehrsatztraining anzuraten.

- Bezüglich einer gezielten Gewichtskontrolle bzw. -reduzierung dürften die Effekte aufgrund des geringeren Belastungsumfangs beim Einsatztraining und eines damit verbundenen geringeren Energieumsatzes niedriger sein als beim Mehrsatztraining.
- Ein wesentlicher Vorteil des Einsatztrainings ist vor allem die Zeitersparnis aufgrund des geringen Belastungsumfangs in einer Trainingseinheit. Dies kommt insbesondere Personen zugute, die in kurzer Zeit ein Allroundprogramm absolvieren möchten.
- Fortgeschrittene profitieren vom Single-Set-Programm, wenn sie sich in einer Phase des Erhaltungstrainings befinden. Allerdings wird vielfach bestätigt, dass ein weiterer Leistungsanstieg nicht zu verzeichnen ist, da das Einsatztraining aufgrund des niedrigeren Belastungsumfangs schließlich keine nötigen Reize mehr liefert. Für Fortgeschrittene ist deshalb immer noch das Mehrsatztraining die erste Wahl, sofern sie sich in irgendeiner Phase des tatsächlichen Aufbautrainings befinden.

Die Realität im Studio

Zu bemerken ist, dass das vielfach in Fitnessstudios durchgeführte Einsatztraining kein »echtes« Einsatztraining darstellt. Wenn bei der Übungszusammenstellung beispielsweise die klassischen Übungen »Armbeugen auf der Larry-Scott-Bank« (siehe »Der neue Muskel-Guide«, S. 14) und »Latziehen hinter den Nacken« (siehe »Der neue Muskel-Guide«, S. 71) gewählt werden, dann wird der Bizeps des Oberarms, der bei den genannten Übungen wesentlich beteiligt ist, bereits zweimal und nicht nur einmal belastet. Streng genommen handelt es sich hierbei bereits um ein Mehrsatztraining. Das »echte« Einsatztraining dürfte demnach keinen Muskel wiederholt belasten, was allerdings in der Praxis oft problematisch wird. Es dürften grundsätzlich nur eingelenkige Übungen und somit ein muskelisolierendes Training durchgeführt werden, was häufig schon nach kurzer Zeit die Motivation sinken ließe.

Fazit

Insgesamt kann man behaupten, dass eine zufriedenstellende und wissenschaftlich fundierte Aussage bezüglich der optimalen Satzzahl für Trainer wie Trainierende noch auf sich warten lässt. Vor allem bezüglich der vielen unterschiedlichen Zielgruppen (Untrainierter, Trainierter, Leistungssportler, Gesundheitssportler usw.) besteht noch Klärungsbedarf.

Ich darf hoffen, dass in einer der kommenden Auflagen dieses Buches eindeutige Aussagen getroffen werden können. Mit dieser Hoffnung stütze ich mich auf die Ergebnisse von Heiduck und einigen seiner Kollegen, die angeblich mit den Begriffen »Low Volume Training« (für Einsatztraining) und »High Volume Training« (für Mehrsatztraining) klare und definierte Abgrenzungen zu schaffen versuchen. Bis dies allerdings so weit ist, sollten Sie Ihr Training langfristig immer sehr facetten- und abwechslungsreich gestalten und außerdem Ihren Körper, die Wirkungen auf ihn und Ihre Erfolge sehr aufmerksam beobachten.

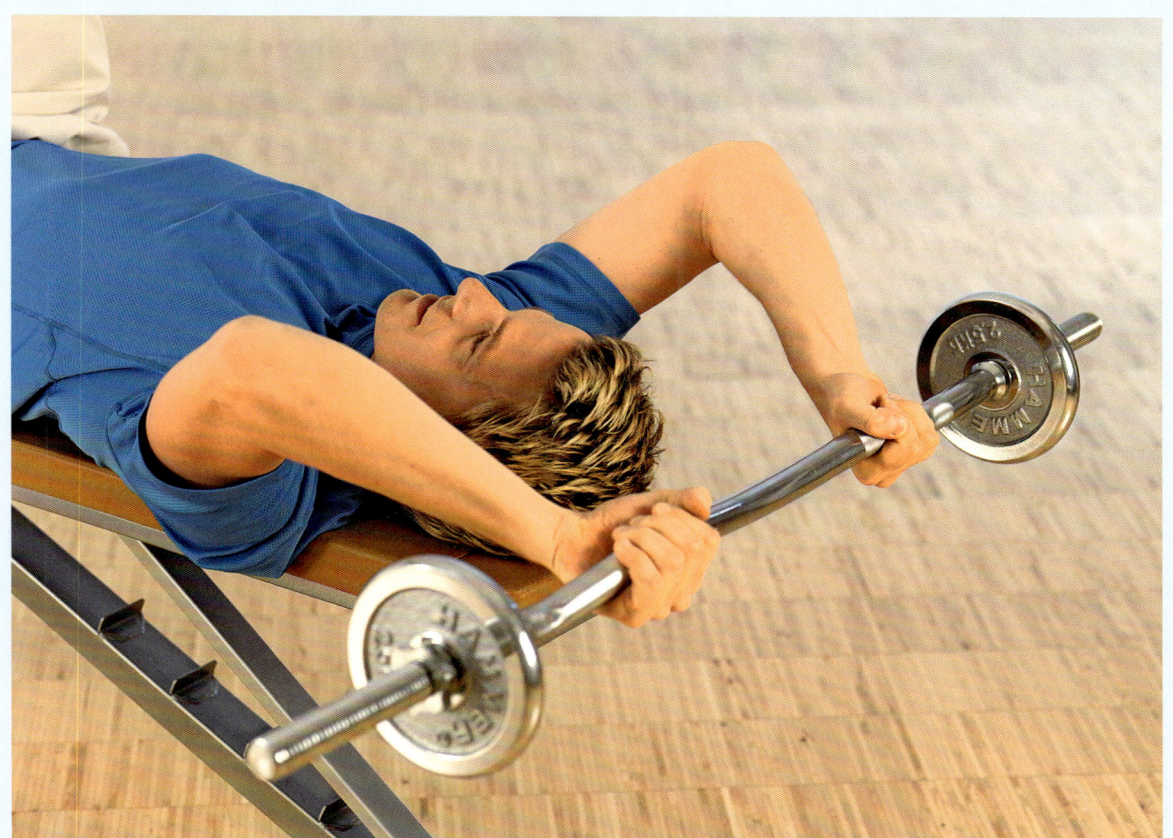

Viele Übungen belasten nicht nur einen einzigen Muskel, sondern viele verschiedene, wie dies bei den klassischen »Überzügen« mit der Langhantel der Fall ist.

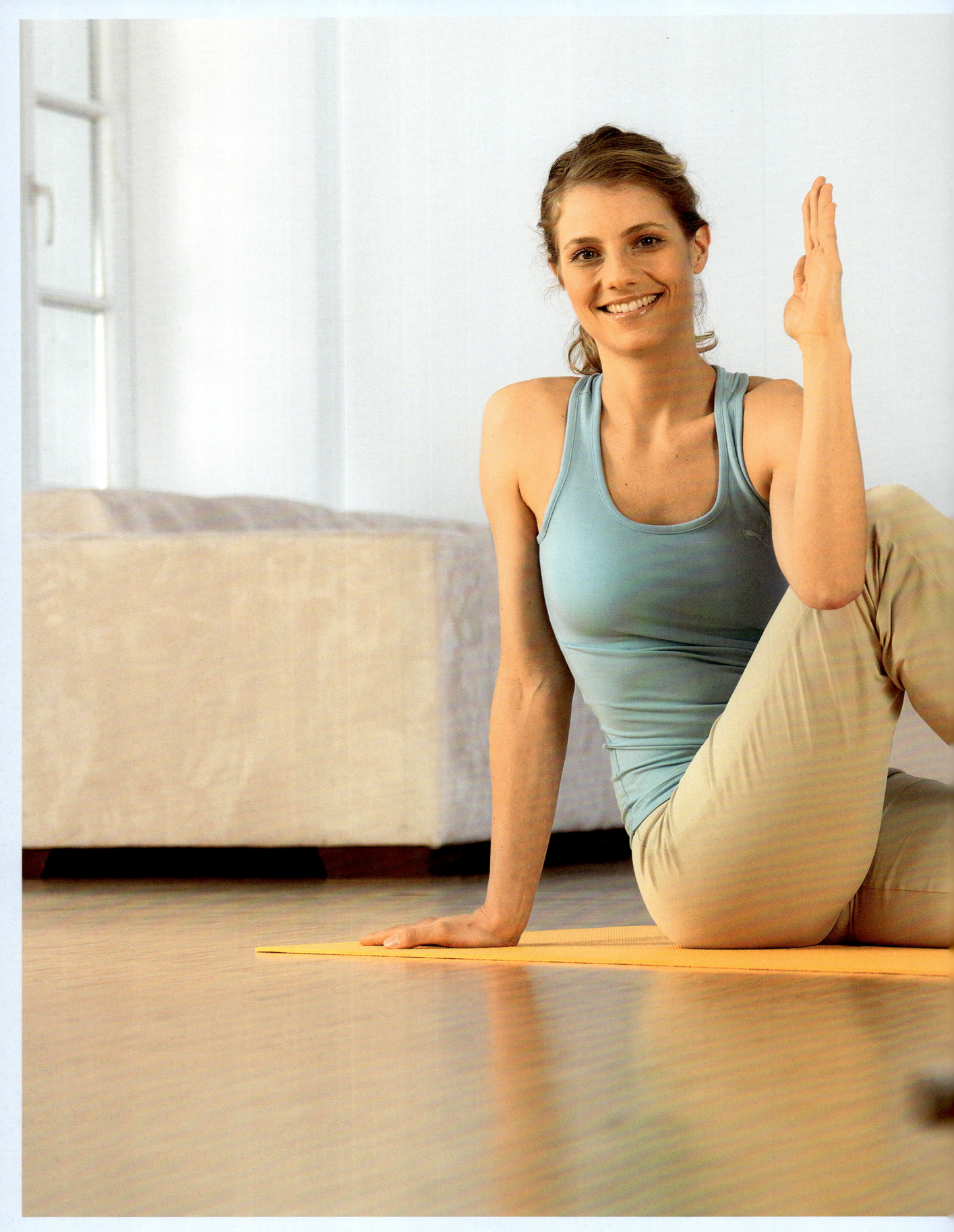

Methoden im Krafttraining

Gewichte heben und senken ist im Krafttraining eine Grundvoraussetzung für eine bestimmte Reaktion der Muskulatur. Für wirklich effektives Training muss man aber auch der Frage nachgehen, nach welchem System man eine Übung an die andere reiht. Aufschluss hierüber geben Ihnen die vielen möglichen Methoden für Einsteiger und fortgeschrittene Sportler.

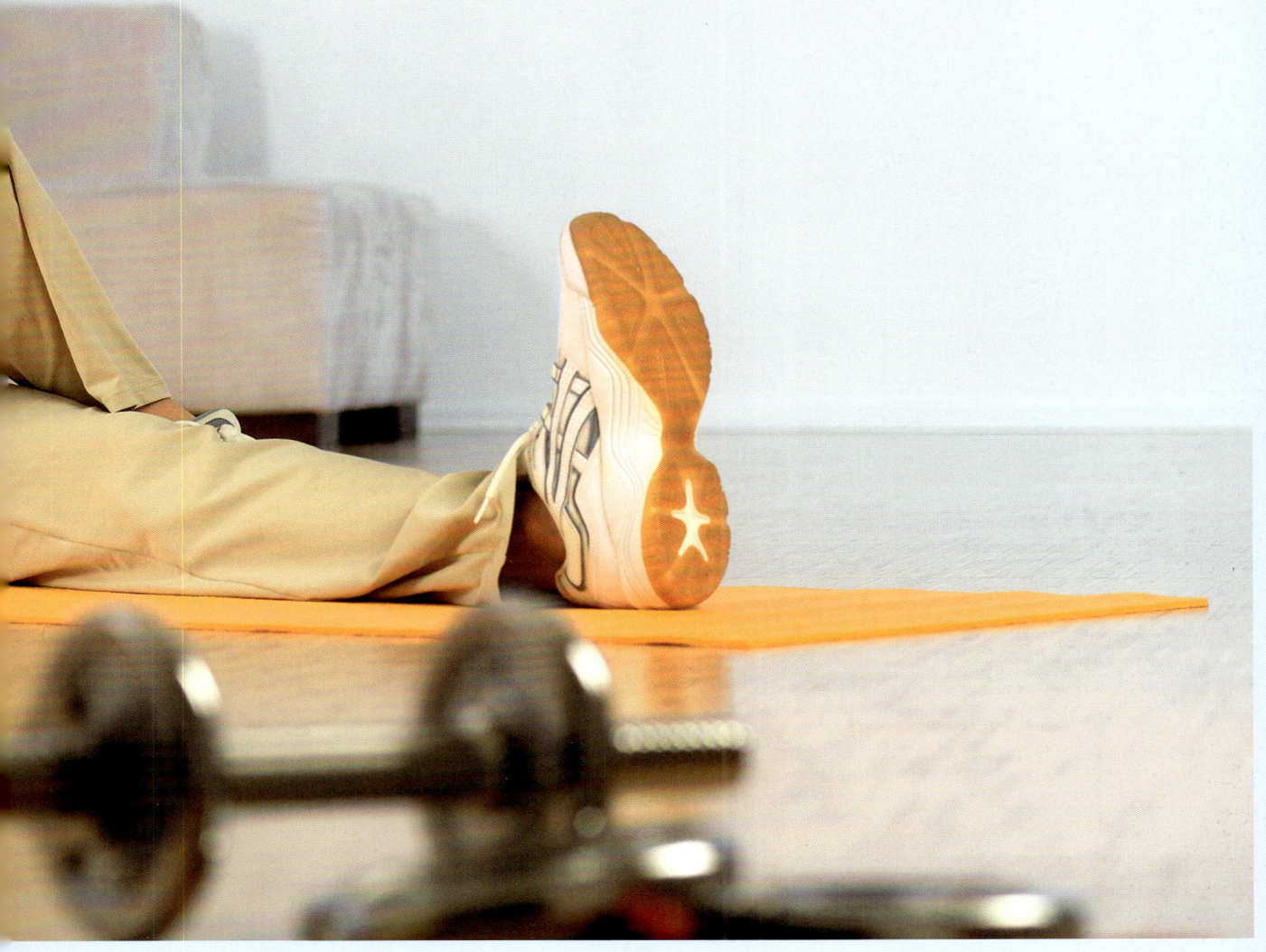

Abgrenzung zur Organisation

Wie bereits zu Beginn des letzten Abschnitts erwähnt, ist eine eindeutige Abgrenzung der »Methoden« zu den tatsächlichen »Organisationsformen« recht schwierig und führt nicht selten zu Überschneidungen. Ich denke trotzdem, dass es im Rahmen dieses Trainingsbuches gelungen ist, eine verständliche Trennung zu schaffen, und dass alle Leser – ob Trainer oder Trainierender – für sich eine plausible Zusammenführung der unterschiedlichen Methoden mit den variationsreichen Organisationsformen vornehmen können.

Folgender Gedanke liegt der Trennung beider Begriffe zugrunde: Eine bestimmte Trainingsmethode sagt nichts darüber aus, wie Sie Ihr Training im Allgemeinen organisieren.

- 1. Beispiel: Die »Slow-Motion-Methode« kann man bezüglich der Organisationsformen sowohl im »Ganzkörpertraining« wie auch im »Split-Training« oder beispielsweise im »Einsatztraining« verwenden.
- 2. Beispiel: »Schummelserien« kann man innerhalb des »Split-Trainings«, der »spitzen Pyramide« oder der »Doppelpyramide« verwenden.

Methodisch und organisiert vorgehen

Fast alle Trainingsmethoden lassen sich also mit fast jeder Organisationsform verknüpfen. Aber lassen Sie sich nicht verwirren und gehen Sie alles ruhig und langsam an! Übereilen Sie nichts und versuchen Sie nicht, innerhalb weniger Tage oder Wochen möglichst viele Kombinationen bzw. Verknüpfungen auszuprobieren. Dies würde Ihren Körper nur durcheinanderbringen, und er hätte nicht genügend Zeit, auf eine bestimmte Trainingsform zu reagieren. Tasten Sie sich langsam an die verschiedenen Kombinationen heran, steigern Sie Ihre Belastungen in kleinen Schritten und zügeln Sie Ihren Ehrgeiz.

Denn es ist sinnvoller, gut gesichert und angeseilt einen flachen Berg zu erklimmen, als einen zu steilen ohne Sicherungsleine und dadurch mehrfach abzurutschen oder gar abzustürzen.

Falsches Training vermeiden

Natürlich liegt es nicht in meinem Interesse, Sie zu verunsichern. Wer jedoch schon sehr lange trainiert, wird sicher einige Trainingskollegen aus den »guten alten Bodybuildingzeiten« mit orthopädischen Beschwerden kennen (insbesondere betroffen sind alle am Rücken beteiligten Strukturen und die Gelenke von Schultern und Knie) und mir diesbezüglich recht geben. Beschwerden (und damit ist nicht der vergleichsweise harmlose Muskelkater gemeint) treten oft erst nach jahrelangem »falschem« und zu intensivem Training auf. Häufig begleiten einen diese dann die ganze restliche Trainingskarriere, behindern den Trainingsprozess oder führen dazu, dass man die Aktivität völlig abbricht. Denken Sie langfristig, steuern Sie sensibel, bleiben Sie Ihrem Körper gegenüber aufmerksam!

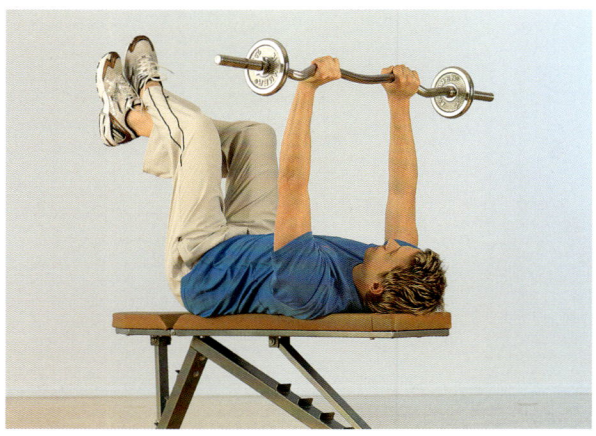

Mit System zum Erfolg – methodisches Training hat viele Facetten.

Porträts der Methoden

Im Folgenden stelle ich Ihnen die verschiedenen Krafttrainingsmethoden kurz vor. Zur Auswahl der für Sie individuell »besten« Methode lesen Sie bitte S. 74.

Überlastungsmethode

Die Überlastungsmethode stellt gewissermaßen eine grundlegende Methode zur Erhöhung der Kraft dar, da Muskeln auf Training nur dann adaptieren, wenn sie kontinuierlich über das Alltagsniveau hinweg belastet werden. Sie werden also »überlastet«. Dabei darf der Begriff nicht falsch verstanden werden! Es geht nicht darum, den Muskelapparat permanent an seine maximalen Grenzen zu bringen, sondern lediglich darum, einen genügend großen Trainingsreiz durch entsprechende Reizintensitäten zu setzen. Da der Muskel auf Training reagiert, also mit der Zeit stärker und kräftiger wird, müssen auch die Reizintensitäten kontinuierlich erhöht werden, damit die Kraftentwicklungskurve stetig nach oben verläuft. Innerhalb des Überlastungsprinzips haben Sie grundsätzlich zwei Möglichkeiten:
1. Sie erhöhen das Gewicht.
2. Sie erhöhen die Wiederholungszahl.
Dazu ein Beispiel: Bei der Übung »Bankdrücken« schaffen Sie heute 10 Wiederholungen mit 55 Kilogramm. Bei regelmäßigem Training bewältigen Sie in 4 Wochen bereits 14 Wiederholungen pro Satz. Durch die Erhöhung der Wiederholungszahl haben Sie die Intensität erhöht. Um jedoch im Muskelaufbaubereich (8 bis 12 WH) zu bleiben, erhöhen Sie nun das Gewicht auf 60 Kilogramm und absolvieren die Übung wieder mit gerade noch 10 Wiederholungen. Durch die Erhöhung des Gewichts haben Sie abermals die Intensität erhöht. Durch diese beiden Möglichkeiten der Intensitätserhöhung, werden die Muskeln – im positiven Sinn – überlastet und zu neuem Wachstum angeregt.

Bei dieser Methode ist es nötig, dass man an seine Kraftgrenzen stößt. Nur wer hoch motiviert ist, wird optimalen Nutzen daraus ziehen können. Nur wer bereit ist, eine stetige (behutsame!) Erhöhung des Trainingsgewichts anzustreben, wird die Überlastungsmethode effektiv anwenden können. Gleichzeitig muss auf eine absolut korrekte Technik geachtet werden, insbesondere dann, wenn man sich innerhalb einer Übung bei den letzten anstrengenden und muskelermüdenden Wiederholungen befindet. Das sorgfältige Erlernen einer Übung ist Grundvoraussetzung! Deshalb eignet sich eine ernsthafte Anwendung des Überlastungsprinzips erst nach etwa sechs Monaten regelmäßigem Training. Einsteiger sollten sich zunächst auf die allgemeine Übungsqualität konzentrieren, in der Bewegungstechnik sicher werden und den Muskeln, aber auch Sehnen, Bändern und anderen Gelenkstrukturen genügend Anpassungszeit lassen. Nach zwei bis drei Monaten Training bei gleichbleibender Intensität kann man sich langsam an die Überlastungsmethode herantasten, indem man zuerst die Wiederholungszahl und dann das Gewicht in kleinen Schritten – ein einziges Kilo genügt – erhöht. Hat sich der Körper bezüglich der Belastungsverträglichkeit nach ca. sechs Monaten angepasst, kann man voll in die Überlastungsmethode einsteigen.

Supersätze

Supersatztraining (auch Superserie oder Super-Sets) gehört zu den klassischen amerikanischen Methoden und bedeutet die Kombination zweier Übungen unmittelbar hintereinander. Erst nach Beendigung des zweiten Satzes gönnen Sie sich eine Pause. Dabei gibt es drei Möglichkeiten:

1. die Agonisten-Superserie,
2. die Antagonisten-Superserie und
3. die sogenannten eingeschobenen Serien.

Agonisten-Superserie

Diese Methode kombiniert zwei verschiedene Übungen für den gleichen Muskel (siehe »Bewegung durch Muskeln«, S. 131). Für die Brustmuskulatur könnten dies z. B. die Übungen »Butterfly« und »Liegestütze« sein (in »Der neue Muskel-Guide«, S. 62 bzw. 56). Das Ziel dieser Methode liegt in einer völligen Ausschöpfung der jeweiligen Muskelgruppe und einem damit verbundenen starken Hypertrophiereiz. Auch trägt sie zu einer wesentlichen Verkürzung der Trainingszeit bei und erhöht somit die Belastungsdichte.

Antagonisten-Superserie

Die Antagonisten-Superserie ist das Pendant zur eben genannten Methode. Hierbei folgen zwei Übungen unmittelbar hintereinander, die zuerst einen Muskel und dann seinen Gegenspieler (Antagonist) belasten. Ein Kombinationsbeispiel hierfür sind die Übungen »Armbeugen mit der Langhantel« für den Bizeps des Oberarms und »Strecken der Arme mit der S-Stange« für den Trizeps. Die Übungen finden Sie in »Der neue Muskel-Guide« auf S. 11 und 24. Antagonisten-Training lässt sich sehr gut in das Split-Training integrieren. Häufig bestehen die Übungskombinationen aus jeweils einer Druck- und einer Zugübung. Es kommt zu einer hohen Durchblutung beider belasteter Muskelgruppen, und es stellt sich ein großartiges Gefühl von Kraft und Stärke ein. Probieren Sie dies, wenn Sie genügend Trainingserfahrung haben und sich Ihrer Bewegungsausführungen bzw. der spezifischen Übungstechnik sicher sind.

Eingeschobene Serien

Eingeschobene Serien (Staggered Sets) sind eine Art des »sanften« Supersatztrainings und ermöglichen Ihnen – sozusagen nebenbei – das Trainieren Ihrer kleineren Muskeln. Hierbei wird eine Grundübung für eine größere Muskelgruppe mit einer Übung für z. B. Waden, Bauch oder Unterarme nach dem Supersatzprinzip kombiniert. In der Praxis könnte dies folgendermaßen ablaufen: Angenommen, es ist Ihr Rückentag, und Sie machen die Übung »Rudern am tiefen Block« (»Der neue Muskel-Guide«, S. 75). Statt einer anschließenden Satzpause schieben Sie einen Satz für die Bauchmuskeln ein, z. B. »Sit up mit den Unterschenkeln auf der Bank« (»Der neue Muskel-Guide«, S. 133; »Muskel-Guide speziell für Frauen«, S. 95). Ein weiteres Beispiel ist die Kombination von »Kniebeugen« (Grundübung) mit »Strecken der Handgelenke mit der Langhantel« (»Der neue Muskel-Guide«, S. 16) für die Unterarme.

Die Methode der eingeschobenen Serien ist bei Weitem nicht so belastend bzw. anstrengend wie die klassischen Superserien, bei denen zwei aufeinanderfolgende Sätze den gleichen Muskel trainieren. Die Staggered Sets für die kleinen Muskeln sollten nicht so intensiv gestaltet werden wie an den Trainingstagen, an denen diese Muskeln ohnehin auf dem Plan stehen. Gut geeignet ist diese Methode zur Verbesserung der Körpersymmetrie und zur Leistungssteigerung der kleinen Muskeln – insbesondere der Rotatorenmanschette, einer wichtigen und beim Training häufig belasteten Muskelgruppe des Schultergelenks –, der meist zu wenig Aufmerksamkeit geschenkt wird.

Vermeiden Sie, dass die eingeschobenen Sätze Muskeln belasten, die an der vorangegangenen Grundübung wesentlich beteiligt waren. Eine Negativkombination wäre z. B. die Übung »Klimmzüge« und »Unterarmbeugen«, da die Unterarme bereits bei den Klimmzügen beansprucht werden.

Dreifachsätze

Dreifachsätze bzw. -serien (Tri-Sets) sind eine weitere Steigerung der Superserie, wobei hier vor allem die Agonisten nach dem gleichen Prinzip hintereinander und mit drei verschiedenen Übungen trainiert werden. Eine Pause wird erst eingelegt, wenn alle drei Sätze absolviert wurden. Verständlicherweise steigt die Intensität nochmals, und diese Methode ist nur für fortgeschrittene Athleten vor allem in der Definitionsphase geeignet, wenn es darum geht, eine optimale »Härte« der Muskulatur zu erreichen.

Riesensätze

Riesensätze (Giants-Sets), bei denen 4 bis 6 Übungen hintereinander ohne oder nur mit einer minimalen Pause von etwa 20 Sekunden absolviert werden,

können Sie wieder nach dem Agonisten- oder Antagonistenprinzip durchführen. Allerdings treten bei beispielsweise 6 Übungen für den gleichen Muskel (Agonistenprinzip) immense Belastungen auf. Diese Methode ist wirklich nur für Superathleten geeignet, die sich intensiv auf diese Art Training vorbereitet haben. Beim Antagonistenprinzip hat der Agonist immer einen Satz Pause; dennoch ist auch dies ausgesprochen fordernd. Die Tabellen zeigen Ihnen je ein Beispiel.

Aufgrund der fehlenden bzw. sehr geringen Pausen zwischen den Sätzen lohnt es sich bei dieser Methode nicht, nach neuen Kraftbestleistungen zu streben. Ratsam ist ein Training mit mittleren bis submaximalen Belastungen und Wiederholungszahlen zwischen 10 und 15, die sicher und korrekt durchgeführt werden. Muskelwachstum ist nur noch bedingt oder nicht mehr möglich. Nach Abschluss der Serie

4er-Riesensatz: Agonistenprinzip

Übung	Hauptmuskel	in »Der neue Muskel-Guide«
Bankdrücken	Brust	Seite 52
Stemmen mit Kurzhantel auf der Schrägbank	Brust	Seite 60
Butterfly	Brust	Seite 62
Liegestütz	Brust	Seite 56

6er-Riesensatz: Antagonistenprinzip

Übung	Hauptmuskel	in »Der neue Muskel-Guide«
Abwechselndes Beugen des Arms mit Handgelenksdrehung	Bizeps	Seite 6
Trizeps am hohen Block mit supinierten Unterarmen	Trizeps	Seite 19
Abwechselndes Beugen des Arms in »Hammerhaltung«	Bizeps und Oberarmspeichenmuskel	Seite 8
Strecken der Arme mit Langhantel	Trizeps	Seite 21
Armbeugen am hohen Block	Bizeps	Seite 10
Trizeps am hohen Block mit pronierten Unterarmen	Trizeps	Seite 18

machen Sie etwa 3 Minuten Pause und wiederholen den gleichen Supersatz – vorausgesetzt, Sie haben noch genügend Motivation und/oder Energiereserven. Es kann nämlich durchaus sein, dass ein Durchgang vollends genügt.

Riesensätze können vor allem einen guten Platz finden, wenn man sich in der Wettkampfvorbereitungsphase befindet. Zu solch einem Zeitpunkt ist das Muskelaufbautraining bereits abgeschlossen, und das Hauptziel liegt in der Verbesserung der Definition bzw. Muskelhärte.

Slow-Motion-Methode

Der Slow-Motion-Methode (Zeitlupenmethode, Methode der langsamen Wiederholungen) liegt als Idee eine sehr geringe Bewegungsgeschwindigkeit innerhalb der Übungsausführung eines Satzes zugrunde. Üblicherweise werden im Kraft- bzw. Muskeltraining sowohl für die konzentrische als auch für die exzentrische Bewegungsphase zwischen 2 und 4 Sekunden angesetzt. Manche Trainer empfehlen auch 2 Sekunden für die überwindende und 4 Sekunden für die nachgebende Arbeit. Eine einzige vollständige Wiederholung nimmt demnach 4 bis 8 Sekunden in Anspruch. Bei der Methode der langsamen Wiederholungen wird die Zeit für eine Bewegungsphase auf 20 bis 30 Sekunden ausgedehnt. Sie benötigen demnach bis zu einer ganzen Minute für einen kompletten Bewegungsablauf, was einer Wiederholung entspricht. In diesem Zeitlupentempo macht man 4 bis 8 Wiederholungen in vollem Bewegungsumfang (also keine Teilbewegungen!). Es ist sehr wichtig, das Zeitmuster von der ersten bis zur letzten Wiederholung einzuhalten. Dies kann Ihnen einiges an Motivation abverlangen und bedeutet absolute Konzentration, da man gerne in Versuchung gerät, mit der Zeit schneller zu werden. Insgesamt ist es verständlich, dass man das sonst übliche Gewicht bei dieser Bewegungsgeschwindigkeit erheblich reduzieren muss. Das Gewichtestemmen nach der Slow-Motion-Methode eignet sich aufgrund der niedrigeren Muskelspannung weniger gut für den Aufbau von Muskelmasse. Steigert man jedoch das Gewicht und macht nur 2 bis 4 Wiederholungen, könnte man sich vorstellen, dass sie sich zur Verbesserung der intramuskulären Koordination (siehe »Maximalkrafttraining«, S. 41) eignet.

Superspeed-Reps-Methode

Das Ziel der »schnellen Wiederholungen« ist es, in einem Satz so viele Wiederholungen wie möglich in einem bestimmten Zeitraum zu bewältigen. Gewöhnlich gelten 60 Sekunden als Zeitspanne. Man trainiert mit einem Gewicht, das etwa 60 % der maximalen Kraftfähigkeit für eine bestimmte Übung beträgt. Als Beispiel nehme ich die Übung »Schrägbankdrücken«. Angenommen, Ihre F_{max} für eine Wiederholung liegt bei 80 Kilogramm – dann führen Sie die Superspeed-Reps mit 48 Kilogramm durch. Ein Partner oder Ihr Trainer muss natürlich die Zeit stoppen. Die Bewegungen müssen sauber und fehlerfrei durchgeführt werden. Ein Abfedern auf der Brust verfälscht diese Technik und ist wenig wirksam. Man könnte vereinbaren, dass derartige Wiederholungen aus der Gesamtsumme gestrichen werden. Versuchen Sie zu Beginn, 20 oder sogar 25 Wiederholungen als Ziel anzusehen. Die ersten Wiederholungen werden Ihnen »locker von der Hand gehen«, aber warten Sie ab – 48 Kilogramm können schwer werden. Noch dazu sind Pausen bei dieser Methode verpönt. Teilen Sie sich Ihre Kraft also sehr gut ein, sodass Sie am Ende noch genügend Energie haben. Mit der Zeit werden Sie mehr und mehr Wiederholungen in dieser Zeit und mit gleichem Gewicht bewältigen können. Bechten Sie bitte: Die »schnellen Wiederholungen« sind nur für fortgeschrittene Kraftsportler geeignet,

Beispiel einer Mischung von Isolationsübungen und Grundübungen für die Brustmuskulatur innerhalb einer Trainingseinheit

Übungsbezeichnung	Grund-/Isolationsübung	Muskulaturschwerpunkt	in »Der neue Muskel-Guide«
1. Übung/2 Sätze: **Butterfly**	Isolationsübung	gesamter Brustmuskel	Seite 62
2. Übung/2 Sätze: **Bankdrücken auf schräg gestellter Bank (negativ)**	Grundübung	untere Fasern des Brustmuskels + Trizeps	Seite 55
3. Übung/2 Sätze: **Bankdrücken auf der Schrägbank**	Grundübung	obere Fasern des Brustmuskels + Trizeps	Seite 50
4. Übung/2 Sätze: **Butterfly**	Isolationsübung	gesamter Brustmuskel	Seite 62

die schon eine gut trainierte Muskulatur besitzen und die durchgeführten Übungen quasi auch im Schlaf beherrschen.

Wie ich bereits zu Beginn dieses Buches erwähnt habe, geht es im Kraftsport allgemein keineswegs darum, Gewichte mit höchstmöglicher Geschwindigkeit zu bewegen. Die Superspeed-Reps-Methode dient einzig und allein dazu, dem Muskel im Vergleich zur üblichen Bewegungsgeschwindigkeit neue Belastungsreize zu geben. Beschränken Sie deshalb diese Art des Trainings auf sehr wenige Einheiten im Jahr oder auf nur 1 oder 2 Sätze einer Übung pro Trainingstag.

Isolationsmethode

Die Isolationsmethode hat zum Zweck, einem ganz bestimmten Muskel vollste Aufmerksamkeit zu widmen, einen Muskel also ausschließlich bzw. isoliert zu »bearbeiten«. Isolationsübungen ermöglichen es, den Zielmuskel genau zu treffen. Bei den Grundübungen dagegen arbeiten meist mehrere Muskeln (Muskelschlingen, Muskelgruppen) im Verbund zusammen.

Beim Training nach der Isolationsmethode ist nicht das Gewicht der entscheidende Faktor, sondern die optimale und gezielte Belastung eines Muskels das vorrangige Ziel. Dies verlangt Ihre volle Aufmerksamkeit und Konzentration. Sie müssen praktisch eins werden mit dem Muskel, der gerade belastet wird – nichts darf Sie stören, nichts ablenken.

Sie können das Isolationsprinzip auf unterschiedliche Art und Weise in Ihr Training integrieren. Entweder Sie absolvieren an einem bestimmten Trainingstag für einen bestimmten Muskel ausschließlich Isolationsübungen oder Sie mischen die Isolationsübungen mit Grundübungen, in denen der zu trainierende Muskel erheblich mitarbeiten muss.

Methode der Vorermüdung

Diese Methode (auch Vorerschöpfungsmethode, Pre-Exhaust genannt) ist eine Art Agonisten-Superserie, d. h., es werden zwei aufeinanderfolgende Übungen für den gleichen Muskel ohne Pause durchgeführt. Bei der »Vorermüdung« verfolgt man jedoch speziellere Bedürfnisse. Es geht hierbei gezielt darum, die

Funktion der Hilfsmuskeln mit einzubeziehen bzw. auszunutzen und den Zielmuskel vollkommen auszulasten. Grundsätzlich folgt auf eine Isolationsübung eine Grundübung. Das Prinzip wird an folgendem Beispiel deutlich: Sie wählen den Bereich der Brustmuskulatur und wollen diese mit zwei Übungen belasten. Als Erstes führen Sie die Isolationsübung »Butterfly« durch. Sie können diese Übung selektiv mit der Brustmuskulatur durchführen, also ohne Hinzunahme von weiteren Hilfsmuskeln. Sie führen so viele Wiederholungen durch, wie es Ihnen möglich ist. Anschließend wechseln Sie ohne Pause zu einer

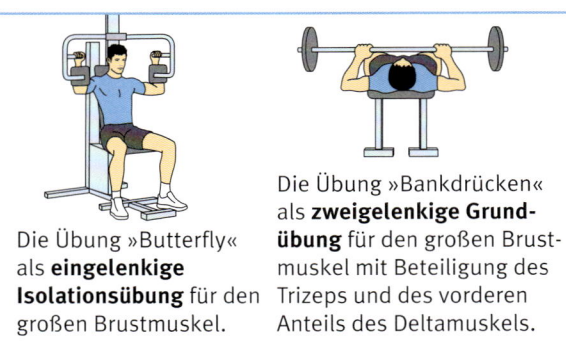

Die Übung »Butterfly« als **eingelenkige Isolationsübung** für den großen Brustmuskel.

Die Übung »Bankdrücken« als **zweigelenkige Grundübung** für den großen Brustmuskel mit Beteiligung des Trizeps und des vorderen Anteils des Deltamuskels.

Das Prinzip der Vorermüdung am Beispiel des großen Brustmuskels.

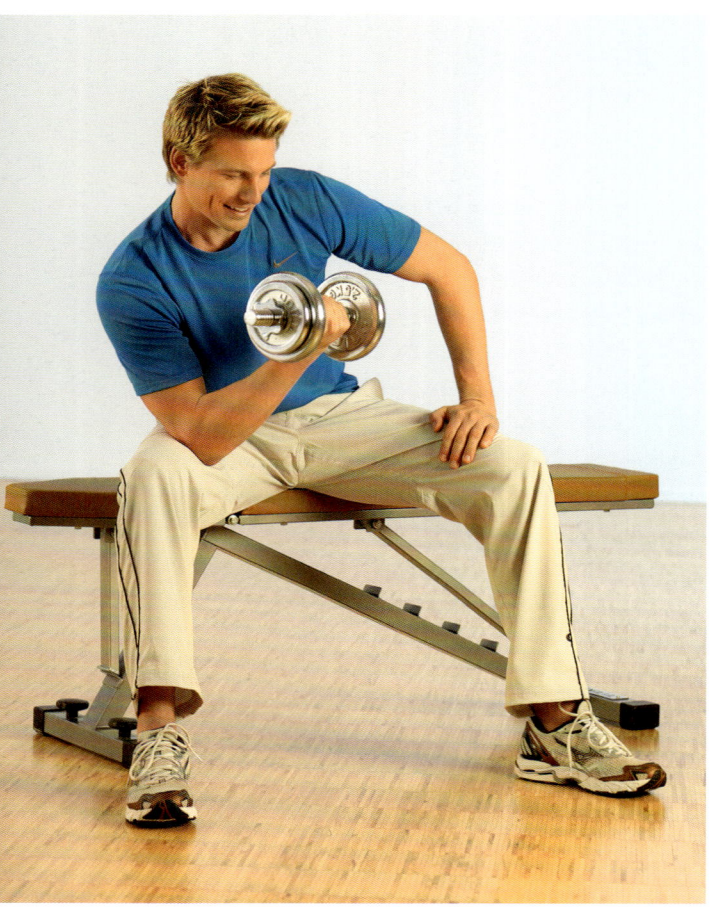

Der »sitzende Konzentrationscurl« ist eine klassische Isolationsübung für den Bizeps.

Grundübung. In meinem Beispiel ist dies die Übung »Bankdrücken«. Beim Bankdrücken ist der Trizeps des Oberarms als wesentlicher Hilfsmuskel mit beteiligt, der gesamte Brustmuskel leistet jedoch immer noch so viel Arbeit, wie es ihm nach der Vorermüdung möglich ist, demnach bis zur völligen Ausschöpfung seiner Energiereserven. Bei den ersten Wiederholungen arbeiten also beide Muskeln, Brust und Trizeps, mit. Weitere Wiederholungen schöpfen den Brustmuskel voll aus. Da der Trizeps das aufgelegte Gewicht gewöhnlich nicht alleine bewältigen kann, sind nur so viele Wiederholungen möglich, wie der Brustmuskel noch mitarbeiten kann. Ein Abbruch der Übung geschieht demnach zu genau dem Zeitpunkt, an dem der Brustmuskel keine Kraft mehr hat. Er ist zielgenau ermüdet, vollkommen ausgereizt.

Methode der Nachermüdung

Die Methode der Nachermüdung (After-Exhaust) verfolgt dasselbe Ziel wie die Vorermüdung, nämlich die völlige Ausreizung der Energiereserven eines bestimmten Muskels. Hier wird die Übungsfolge jedoch umgekehrt. Das bedeutet, dass ein bestimmter Muskel zuerst durch eine Grundübung, auch Komplexübung genannt – sie beinhaltet die Mitwirkung verschiedener anderer Muskeln –, trainiert und danach durch eine Isolationsübung völlig ausbelastet wird. Anhand des vorherigen Übungsbeispiels wird das Prinzip klar: Als Erstes absolvieren Sie die Grundübung »Bankdrücken« für die Brustmuskulatur mit maximaler Wiederholungszahl. Ohne Pause wechseln Sie zur zweiten Übung, dem »Butterfly«, und holen den Rest aus Ihren Brustmuskeln heraus. Dies geschieht dann isoliert, kein anderer Muskel kann dabei helfen.

Maximal auslasten

Die Methode der Vor- bzw. Nachermüdung belastet den Zielmuskel innerhalb zweier Sätze maximal und eignet sich nicht für Einsteiger. Fortgeschrittene Kraftsportler müssen einiges an Motivation aufbringen, damit sie von diesen Trainingsmethoden maximal profitieren. Je nach Wiederholungszahl dienen beide der Muskelquerschnittsvergrößerung (8 bis 12 WH) bzw. der Verbesserung der intramuskulären Koordination (2 bis 4 WH). Einsteiger und Geübte, die sich an diese Methoden herantasten wollen, wählen eine abgemilderte Form, indem sie z. B. bei der Methode der Vorermüdung zuerst 3 oder 4 Sätze einer Isolationsübung mit den üblichen Pausen zwischen den Sätzen und anschließend 2 oder 3 Serien einer Grundübung durchführen. Mit der Zeit kann man die Sätze reduzieren. Ist man bei einer Satzzahl pro Isolations- bzw. Grundübung angelangt, beginnt man die Pause zwischen diesen beiden Serien schrittweise zu verkürzen. Nach diesem Prinzip tastet man sich quasi langsam an diese sehr belastenden Methoden, die auch den Supersätzen gleichkommen, heran.

Konzentrische Reinformmethode

Die rein konzentrische Trainingsmethode trainiert beim Athleten hauptsächlich die Fähigkeit der maximalen willkürlichen Innervation des entspre-

Mein Tipp

Bedenken Sie, dass die Methode der Vorermüdung wie auch die der Nachermüdung den Muskel bis zum Abbruch seiner Leistung beansprucht. Die Fähigkeit zur Muskelkontraktion kann sich sehr plötzlich und unerwartet verringern, d. h. dass man häufig meint, noch eine Wiederholung zu schaffen, jedoch an diesem Versuch scheitert. Beim Trainieren mit freien Gewichten sollten deshalb stets mindestens ein, besser zwei Trainingspartner Hilfestellung leisten. Ein plötzlicher Kraftverlust, beispielsweise beim Bankdrücken oder bei der klassischen Kniebeuge, könnte sonst sehr unangenehme Folgen haben.

chenden Muskels und eignet sich als Vorbereitung auf die Negativmethode, aber auch einige Wochen vor einem anstehenden Wettkampf. Wie Sie bereits wissen, setzt sich eine Übung stets aus einer konzentrischen (ein Gewicht oder Widerstand wird überwunden) und einer exzentrischen (einem Gewicht oder Widerstand wird nachgegeben) Bewegungsphase zusammen. Bei der konzentrischen Reinformmethode sollten Sie sich ausschließlich auf die überwindende Phase konzentrieren. Dazu muss allerdings der nachlassende Teil einer Bewegung, bei der der Muskel ebenso unter Spannung steht, ausgeschaltet werden. Dies funktioniert allerdings nur, wenn zwei Trainingspartner Sie unterstützen, indem sie das Gewicht in der exzentrischen Phase voll tragen. Beim Bankdrücken z. B. steht an jedem Ende der Langhantel eine Person, die das Gewicht sicher herablassen kann. Andere Übungen wiederum lassen sich mit nur einem Partner absolvieren.
Achten Sie bei dieser Trainingsmethode stets auf Sicherheit! Alle Beteiligten müssen die Übung selbst beherrschen, um einen gefahrlosen Übungsablauf zu garantieren.

Negativmethode

Die Negativmethode, auch exzentrische Trainingsmethode genannt, konzentriert sich auf die nachlassende Bewegungsphase einer Übung. Aus vielen sportwissenschaftlichen Untersuchungen geht hervor, dass ein Muskel exzentrisch bis zu 140 % seiner Maximalkraft bewältigen kann – nachgebend ist er also wesentlich kräftiger. Solche nachgebenden Wiederholungen werden sehr gerne unmittelbar nach Intensivwiederholungen bzw. »erzwungenen Serien« eingebaut, nachdem der Muskel konzentrisch schon erschöpft ist, aber noch über ein exzentrisches Kraftpotenzial verfügt. Ein Praxisbeispiel macht die Methode deutlich: Bleiben Sie bei der Übung »Bankdrücken«. Sie benötigen zwei Trainingspartner als Helfer, die mit dieser Übung genauso vertraut sind wie Sie. Natürlich sollten Ihre Helfer auch die Methode selbst kennen. Ihre Hantel ist mit einem Gewicht bestückt, das Sie aus Erfahrung etwa 8-mal selbstständig drücken können.

Anschließend folgen 2 bis 3 »erzwungene« Wiederholungen, also mit Unterstützung der Trainingspart-

ner. Bezüglich der konzentrischen Bewegungsphase ist Ihr Muskel nun ausgereizt, kraftlos. Unmittelbar daran knüpfen die exzentrischen Wiederholungen an, indem Ihre Helfer die Hantel nach oben heben und Sie sich ausschließlich auf die nachlassende Bewegung konzentrieren können. Dies wird voraussichtlich noch 3- bis maximal 4-mal möglich sein. Alle Beteiligten müssen sehr aufmerksam sein, denn auch hier kann ein plötzlicher Kraftverlust eintreten. Wenn Ihrerseits auch die exzentrische Kraft ausgereizt ist, wird die Hantel durch die Helfer in die Ablage zurückgelegt.

Die Durchführung von negativen Wiederholungen im Anschluss an Intensivwiederholungen ist nur eine Möglichkeit, nach dieser Methode zu trainieren. Es gibt noch weitere interessante, die ich im Folgenden erkläre.

Die erste Möglichkeit habe ich bereits erläutert. Hier noch einmal die Reihenfolge:
1. Eigenständige konzentrisch-exzentrische Bewegungsausführung (etwa 8 Wiederholungen),
2. weitere »erzwungene« Wiederholungen mit Partner (etwa 2 bis 3 Wiederholungen),
3. dann folgen »exzentrische« Wiederholungen alleine mit Sicherung durch 2 Trainingspartner (etwa 3 bis 4 Wiederholungen).
4. Ist auch das exzentrische Kraftpotenzial erschöpft, legen beide Trainingspartner die Hantelstange in die Ablage zurück.

Die zweite Möglichkeit besteht darin, bereits ab der ersten Wiederholung nur nachlassende Wiederholungen zu absolvieren. Dazu legen Sie ein Gewicht auf, das etwa 30 bis 40 % über dem Ihres normalen Trainingsgewichts liegt. Für die Übung »Bankdrücken« benötigen Sie 2 Trainingspartner, die dann die Hantelstange so weit nach oben heben, bis Ihre Arme gestreckt sind. Ihre Aufgabe ist es nun, sich ausschließlich auf die exzentrische Bewegung zu

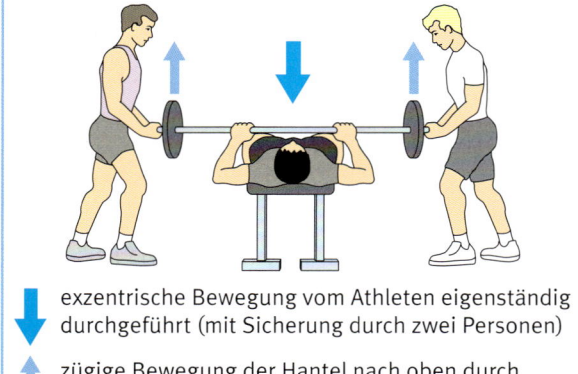

⬇ exzentrische Bewegung vom Athleten eigenständig durchgeführt (mit Sicherung durch zwei Personen)

⬆ zügige Bewegung der Hantel nach oben durch zwei Trainingspartner, Athlet bleibt passiv

Die Negativmethode im Anschluss an die völlig konzentrische Ausreizung der Muskulatur durch Intensivwiederholungen mithilfe zweier Trainingspartner am Beispiel der Übung »Bankdrücken«.

konzentrieren, Sie lassen das Gewicht also langsam und kontrolliert bis zur Brust herab. Anschließend heben die Trainingspartner die Stange wieder nach oben, während Sie Ihre Hände locker an der Stange lassen und die Arme nur führend (ohne Krafteinsatz!) mit nach oben bewegen. Auf diese Weise absolvieren Sie 6 bis 8 Wiederholungen. Hier die Reihenfolge in der Übersicht:

1. Ihre Trainingspartner heben das Gewicht aus der Ablage und übergeben die Hantelstange an Sie,
2. »exzentrische« Wiederholung alleine mit Sicherung durch 2 Trainingspartner,
3. die Trainingspartner heben das Gewicht in die Ausgangsstellung zurück (insgesamt 6- bis 8-mal wiederholen),
4. die Trainingspartner legen die Hantelstange in die Ablage zurück.

Die dritte Möglichkeit, mit Negativwiederholungen zu trainieren, besteht darin, dass Ihr Partner gegen das aufgelegte Gewicht drückt, während Sie nachlassen, sich also in der exzentrischen Bewegungsphase befinden. Dies funktioniert auch an Maschinen sehr gut. Dabei hat der Trainingspartner zwei unterschiedliche Möglichkeiten. Entweder er drückt auf den aufgelegten Gewichtsblock (sofern dieser nicht durch eine Schutzverkleidung verdeckt ist) oder er drückt gegen den Hebel oder einen Körperteil von Ihnen, der diesen Hebel bewegt. Hierfür ist z. B. die Übung »Beinstrecken am Gerät« (in »Der neue Muskel-Guide« auf S. 102, im »Muskel-Guide speziell für Frauen« auf S. 64) gut geeignet, wobei der Trainingspartner durch Druck gegen das Fußpolster für zusätzlichen Widerstand sorgen kann. Innerhalb dieser dritten Variante kann man den zusätzlichen Druck von der ersten Wiederholung an geben – oder man erschwert die Übung nur während der letzten 3 oder 4 Wiederholungen.

Manche Übungen oder Geräte eignen sich auch für das selbstständige Negativtraining. Zwei Beispiele

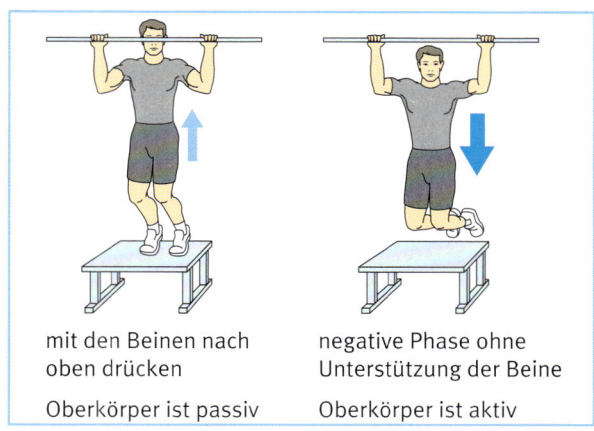

mit den Beinen nach oben drücken

Oberkörper ist passiv

negative Phase ohne Unterstützung der Beine

Oberkörper ist aktiv

Selbstständige Negativwiederholungen am Beispiel der Übung »Klimmzüge«.

sollen dies deutlich machen. Mit etwas Fantasie fallen Ihnen sicherlich noch viele weitere Möglichkeiten dazu ein.

Klimmzüge gelten unter Männern als eine der beliebtesten Kraftübungen. Probieren Sie sie doch einmal exzentrisch: Stellen Sie eine Trainingsbank unter die Klimmzugstange. Begeben Sie sich in die Ausgangsposition und winkeln Sie die Beine nach hinten hin ab. Machen Sie anschließend so viele Wiederholungen, wie Sie schaffen. Sobald die Kraft nachlässt und Sie keine korrekte Wiederholung mehr schaffen, drücken Sie sich mit den Beinen, die jetzt auf der Trainingsbank stehen, ganz nach oben. Anschließend winkeln Sie die Beine wieder an und führen die nachlassende, senkende Bewegung ohne Unterstützung durch. Machen Sie auf diese Weise weitere 4 bis 5 Wiederholungen.

Auch »Beinpressen in Schräglage« (in »Der neue Muskel-Guide« auf S. 100, im »Muskel-Guide speziell für Frauen« auf S. 62) eignen sich sehr gut für das eigenständige Negativtraining. Legen Sie ein Gewicht auf, das etwa 60 bis 70 % des normalen Trainingsgewichts beträgt. Begeben Sie sich in die Startposition und drücken Sie das Gewicht mit beiden Beinen nach

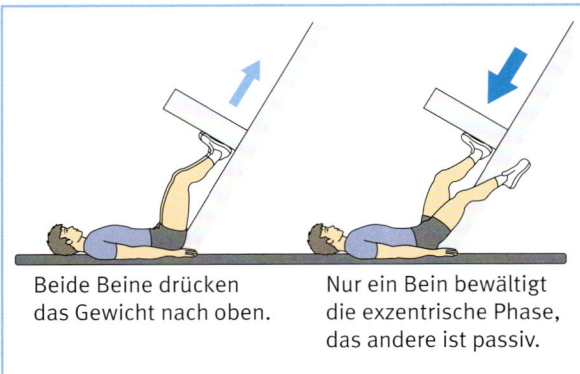

Beide Beine drücken das Gewicht nach oben.

Nur ein Bein bewältigt die exzentrische Phase, das andere ist passiv.

Selbstständiges Negativtraining am Beispiel der Übung »Beinpresse in Schräglage«.

oben. Entlasten Sie nun ein Bein von der Fußplatte. Das andere Bein trägt jetzt das volle Gewicht und führt die exzentrische Bewegungsphase alleine durch. Danach drücken Sie das Gewicht mit beiden Beinen wieder nach oben. Führen Sie auf diese Weise einige Wiederholungen durch und trainieren Sie anschließend das andere Bein. Für das selbstständige Negativtraining eignen sich alle Maschinen, bei denen man mit beiden Armen oder beiden Beinen einen Hebel bewegen muss, so z. B. die Maschinen Beinstrecker, Beinbeuger im Liegen oder Sitzen, die Hack

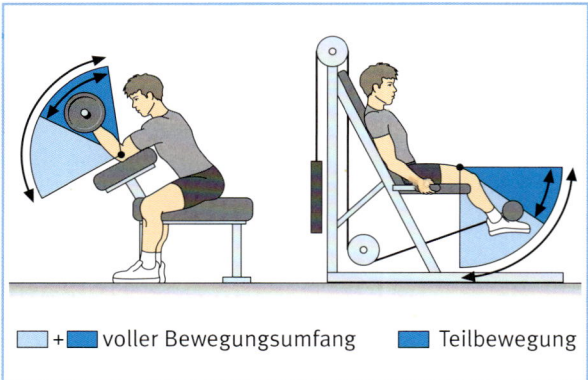

☐ + ■ voller Bewegungsumfang   ■ Teilbewegung

Teilwiederholungen am Beispiel der Übungen »Armbeugen an der Larry-Scott-Bank« und »Beinstrecken am Gerät«.

Squat, Fersenheben oder für die Arme die Übungen Larry-Scott-Armbeugen sowie sämtliche Übungen an der Multipresse.

Insgesamt sollten nur fortgeschrittene Sportler das exzentrische Training in Betracht ziehen. Auch von einem regelmäßigen Einsatz dieser Methode wird abgeraten, da man hauptsächlich mit konzentrischem Training eine Ausschöpfung der Muskulatur erreichen soll. Generell empfiehlt es sich, die verwendeten Gewichte stets langsam, kontrolliert und ruckfrei herabzulassen.

Teilwiederholungen

Einige Autoren nennen diese Methode auch »brennende Serien«. Wenn Sie sie ausprobieren, werden Sie wissen, weshalb sie diesen Beinamen trägt. Teilwiederholungen sind die beste Möglichkeit, die Trainingsintensität ohne Hilfe durch einen Partner zu erhöhen. Sie eignen sich sehr gut in einer Trainingsphase zur Muskelhypertrophie. Dazu legen Sie ein Gewicht auf, das Sie aus Erfahrung etwa 8-mal in vollem Bewegungsumfang bewältigen können. Ab der letzten vollständigen Wiederholung spüren Sie, dass eine weitere nicht mehr möglich wäre. Jetzt folgen noch 3 bis 4 Teilwiederholungen, also Wiederholungen, die nur noch durch den letzten Abschnitt einer Bewegung zur maximalen Kontraktion gekennzeichnet sind. Dazu senken Sie das Gewicht nach der achten Wiederholung nicht mehr vollständig, sondern nur bis etwa zur Hälfte ab. Eventuell müssen Sie den Bewegungsradius ab der zweiten Teilwiederholung weiter reduzieren.

Die Methode der Teilwiederholungen eignet sich sehr gut für alleine trainierende und fortgeschrittene Kraftsportler, die das Maximale aus ihrem Muskel herausholen möchten.

Vorsichtiges Dehnen unmittelbar nach der Übung mindert das brennende Gefühl.

Intensivwiederholungen

Für Intensivwiederholungen – auch »erzwungene Serien« genannt – benötigen Sie bei den meisten Übungen einen kompetenten Trainingspartner. Da sie in besonderem Maß einer Muskelhypertrophie dienen, wählt man ein Gewicht, das man aus Erfahrung etwa 8- bis 10-mal in korrekter Technik bewältigen kann. Für weitere 2 bis 4 Wiederholungen wird man von einem Trainingspartner gerade so weit unterstützt, dass man die Übung in vollem Bewegungsumfang absolvieren kann. Der Partner darf dabei nur wirklich helfen, wenn die Bewegung in einer bestimmten Phase vollkommen ins Stocken geraten ist. Solange sich das Gewicht auch nur noch ein bisschen bewegt, sollte er lediglich als sichere, aber passive Hilfestellung fungieren.

Abfälschungsmethode

Eine ständig mahnende Grundregel im Kraft- bzw. Muskeltraining lautet »Trainiere sicher und effektiv durch eine korrekte Übungstechnik!«. Mit einem sauber durchgeführten Training minimieren Sie das Verletzungsrisiko und können gezielte Trainingsreize für die Muskulatur setzen. Dennoch kann ein legerer Trainingsstil, der nicht mit einem schlampigen verwechselt werden darf, zu sehr guten Trainingserfolgen führen. Bei der Abfälschungsmethode, die gerne auch Schummelserie genannt wird, trainieren Sie mit einer etwas veränderten Technik, indem Sie der Startbewegung durch eine bestimmte Zusatzbewegung einen entsprechenden Impuls geben. Mit diesem kleinen »Kick« können Sie häufig Lasten bewältigen, die Sie ansonsten nicht schaffen würden. In einem Fitnessclub kann man häufig Sportler beobachten, die nach dem Abfälschungsprinzip trainieren, ohne sich dessen bewusst zu sein. Vielleicht ist es Ihnen auch schon einmal so ergangen. Das beste

Mein Tipp

Intensivwiederholungen dienen dazu, das Training noch intensiver zu gestalten. Der Trainingspartner darf dem Ausführenden deshalb nur so viel Unterstützung zukommen lassen, wie er benötigt, um den Satz unter größter Anstrengung zu Ende zu führen. Es ist zu vermeiden, dass die Intensivwiederholungen leichter fallen als die vorangegangenen selbstständig ausgeführten.

Trainingsbeispiel gibt Ihnen sicher die Übung »Armbeugen mit der Langhantel« (in »Der neue Muskel-Guide«, S. 11). Der schwerste Teil dieser Übung besteht darin, die Arme aus der unteren Position (Anfangs- bzw. Startposition) bis in die Waagrechte zu heben (Armbeuge 90°). Nach einigen korrekten und sauberen Wiederholungen wäre Ihre Kraft bald ausgeschöpft, Sie müssten die Übung abbrechen. Die Abfälschungsmethode – bei dieser Übung durch ein impulsartiges leichtes Rückschwingen des Oberkörpers gekennzeichnet – ermöglicht es Ihnen, dieses schwerste Stück der Bewegung weiterhin zu bewältigen und noch einige Wiederholungen zu absolvieren.

Wer wahllos mit Abfälschungsbewegungen umgeht, riskiert natürlich seine Gesundheit! Bei Athleten mit großer Trainingserfahrung und sehr guter Körperkontrolle kann man jedoch davon ausgehen, dass sie mit diesem Prinzip sinnvoll umgehen werden. Es ist daher ein großer Unterschied, ob einfach nur schlampig und unsauber trainiert wird oder ob Zusatzbewegungen kompetenten und bewussten Einsatz finden.

Die Abfälschungsmethode eignet sich nur für erfahrene und gut trainierte Kraftsportler, vor allem wenn sie alleine trainieren und ohne Partnerunterstützung die Intensität erhöhen wollen. Entscheiden Sie sich

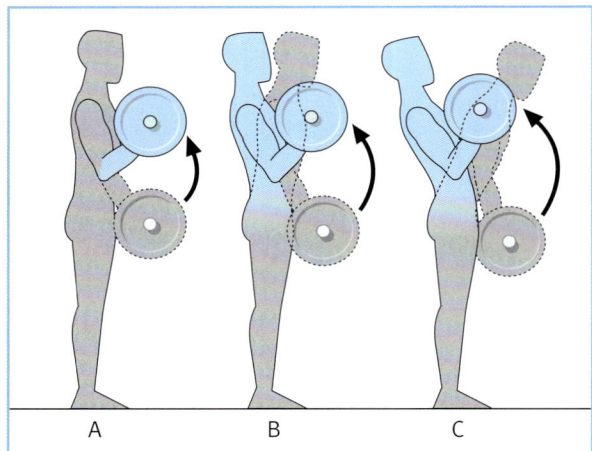

A ohne Abfälschung, B richtige, kontrollierte Abfälschung, C zu starke Abfälschung – sie belastet den Rücken.

nicht bei jedem Satz für diese Methode! Einige korrekte Übungen und Serien für den entsprechenden Muskel sollten stets vorausgehen. Denken Sie daran, dass sich nicht jede Übung für dieses Prinzip eignet, und machen Sie diesbezüglich keine unnötigen Experimente!

Symmetriemethode

Bei der Symmetriemethode geht es einerseits um das optische Gleichgewicht des gesamten Körpers und andererseits um die gleichmäßige Entwicklung

Mein Tipp

Achten Sie bei der Abfälschungsmethode darauf, dass Sie als Sportler die Last kontrollieren, nicht umgekehrt! Unkontrollierte Bewegungen und übertriebenes Schwingen oder Reißen können der sichere Weg zu schweren Verletzungen sein.

der Kraft beider Körperhälften. Gerade im Sommer sieht man häufig Sportler, bei denen Erstgenanntes noch nicht so richtig umgesetzt wurde. Ein massiver bzw. gut trainierter Oberkörper wird von viel zu dünnen »Storchenbeinen« getragen. Ein kritischer Blick in den Spiegel oder eine ehrliche Bemerkung eines Freundes könnten hier für eine positive Änderung sorgen.

Links und rechts in Balance

Der zweite Schwerpunkt innerhalb der Symmetrie betrachtet die gleichmäßige Entwicklung beider Körperhälften, also beider Arme, beider Schultern, beider Beine usw. Natürlich gibt es keinen Menschen, bei dem sich beide Körperhälften wie ein Ei dem anderem gleichen. Bezüglich der muskulären Entwicklung kann sich das jedoch auch optisch stark bemerkbar machen. Häufig ist der rechte Bizeps stärker und hat einen größeren Umfang als der linke. Gleiches gilt für die Beine. Wenn Sie beispielsweise ausschließlich beidarmige Übungen absolvieren, kann es sein, dass Ihre stärkere Seite stets etwas mehr arbeitet als die schwächere. Nach einigen Monaten führt dies zu einer deutlichen Asymmetrie, die sich auf die Brust- und Rückenmuskulatur übertragen kann. Um dies zu vermeiden, sollten Sie schon zu Beginn Ihrer Krafttrainingskarriere Ihre eventuell schwächere Seite ausmachen und gelegentlich das sogenannte unilaterale Training einbauen. Ein einfacher Test, bei dem Sie eine Übung mit gleichem Gewicht zuerst mit der einen Seite und anschließend mit der anderen durchführen und anschließend Ihr Belastungsgefühl für beide Seiten subjektiv einschätzen, schafft oft Klarheit. Für den Oberarmbizeps eignen sich hierfür einfache Kurzhantelcurls. Bei den Beinen kann man sich für einseitig durchgeführte Beincurls entscheiden.

Statt der gefühlten Belastung dient auch die Wiederholungszahl als gutes Kriterium. Schaffen Sie mit dem rechten Arm gerade noch 10 Wiederholungen und macht der linke auch bei größter Anstrengung bereits nach 8 Wiederholungen schlapp, ist dies das beste Indiz dafür, dass die linke Seite weniger gut ausgebildet ist. Wenn Sie nun einbeinige bzw. einarmige Übungen in gleicher Intensität absolvieren, hat die schwächere Seite Gelegenheit, die stärkere einzuholen und mit ihr gleichzuziehen.

Kommen Sie jedoch nicht in Versuchung, ausschließlich unilaterale Übungen zu absolvieren. Die Mischung macht's! Jede Trainingseinheit beinhaltet stets eine Kombination aus beidseitigen Grund- und unilateralen Isolationsübungen (Isolation betreffend der Körperhälfte, nicht zu vergleichen mit Isolationstraining für einen bestimmten Muskel). Mit dieser Methode sind Sie demnach auf der sicheren Seite, was die Rechts-Links-Balance betrifft (siehe auch »Muskelbalance«, S. 133). Einbeinige bzw. einarmige Bewegungen zur gezielten Belastung einer Körperhälfte eignen sich für jedes Leistungsniveau.

Spieler und Gegenspieler in Balance

Innerhalb der Symmetriemethode muss auch die Agonisten-Antagonisten-Balance erwähnt werden. Denn welchen Vorteil bietet Ihnen eine harte, gut trainierte und wohlgeformte Brust, wenn die Gegenspieler – die Trapezmuskulatur – so schwach sind, dass Ihre Schultern nach vorne ziehen, als würden Sie gegen einen starken Sturm ankämpfen? Jeder Muskel hat einen Gegenspieler, der genauso intensiv bearbeitet werden sollte wie der Spieler. Lesen Sie hierzu auch den Abschnitt »Bewegung durch Muskeln« auf S. 131f.

Methode der Dauerspannung

Der Grundgedanke dieser Methode ist, den Muskel während der Übungsausführung unter ständiger Spannung zu halten, also ohne Haltepunkt, der den zu trainierenden Muskel entlastet, zu trainieren.

Haltepositionen haben den Nachteil, dass ein entsprechender Muskel die Spannung verliert und andere Strukturen Stütz- oder Haltearbeit übernehmen müssen. Besonders kritisch wird dieser Umstand bei hohen Gewichten und am Beispiel der Übung »Bankdrücken«. Werden in der höchsten Phase der Hantel die Arme durchgestreckt, erhält die Brustmuskulatur zwar eine kurze Verschnaufpause, aber das ganze Gewicht lastet auf den Ellbogen- und Schultergelenken. Hierbei können Druck- und Scherkräfte entstehen, die der Gesundheit beteiligter Gelenke nicht gerade dienlich sind. Wenn ein Athlet allerdings davon überzeugt ist, gesunde und ausgeprägte Gelenkstrukturen zu besitzen, ist dem nichts entgegenzusetzen. Manche Trainer aus dem Leistungsbereich empfehlen das auxotonische Krafttraining (siehe S. 31) sogar ausdrücklich. Dies widerspricht allerdings der Tatsache, dass – rein trainingswissenschaftlich betrachtet – ein Muskel eine ganz bestimmte zeitliche Dauer unter Spannung stehen muss, um ein bestimmtes Trainingsziel zu verfolgen. Beim muskelaufbauenden Maximalkrafttraining (Hypertrophie) wären dies etwa 30 Sekunden Dauerspannung. Innerhalb der Halte- bzw. Stützphasen verliert der Muskel allerdings für einige Sekunden seine Spannung. Die Dauerspannung wäre unterbrochen.

Mein Vorschlag

Die Methode der ständigen Spannung eignet sich sehr gut zur Entwicklung des Muskelgefühls. Dies ist insbesondere für Einsteiger von Bedeutung, die ohnehin nicht mit maximalen Gewichten respektive Belastungen trainieren.

Fortgeschrittene Sportler, die bereits mit sehr hohen Gewichten trainieren, entscheiden individuell und in Abhängigkeit vom allgemeinen Leistungs- und Gesundheitszustand der Gelenke, ob sie dem isotonischen oder dem auxotonischen Training den Vorzug geben.

Gibt es eine »beste« Methode?

Ja, die gibt es! Wahrscheinlich gibt es sogar nicht nur eine beste, sondern zusätzlich mehrere sehr gute. Doch welche dies sind, erfahren Sie erst dann, wenn Sie es beherrschen, auf Ihren Körper zu hören, auf seine Signale zu achten und diese richtig zu deuten wissen. Wer das kann, ist auf dem besten Weg, großartige Fortschritte zu feiern und seine Trainingsziele sicher und verletzungsfrei mit seinen persönlichen »besten« Methoden zu erreichen.

Erkennen Sie Ihren Trainingstyp

Es kann ein weiter Weg sein, die optimale Trainingsform zu finden. Man muss schon ein bisschen mit den hier vorgestellten Methoden experimentieren und diese in die unterschiedlichen Organisationsformen integrieren. Da der Körper nicht von heute auf morgen auf die eine oder andere Methode reagiert, sollten Sie ihm mindestens vier Wochen Zeit geben, um dann zu entscheiden, ob eine gewählte Trainingsform »anschlägt« oder nicht.

Dabei spielt die Genetik eine wesentliche Rolle. Ein Athlet mit einer größeren Anzahl an weißen Muskelfasern (schnell zuckende Muskelfasern, Fast-Twitch-Fasern) erzielt mit höherem Gewicht und weniger Wiederholungen bezüglich der Muskelhypertrophie bessere Erfolge als mit vielen Wiederholungen und weniger Gewicht. Sportler mit einem höheren Anteil an roten Fasern (langsam zuckende Muskelfasern, Slow-Twitch-Fasern) absolvieren für einen optimalen Muskelaufbau besser mehr Wiederholungen mit niedrigeren Lasten. Im Lauf der Trainingszeit werden Sie erkennen, zu welchem Typ Sie gehören.

Häufig ist es sogar der Fall, dass es Unterschiede innerhalb der einzelnen Muskelgruppen des Körpers gibt. Es kann also vorkommen, dass die Rückenmuskeln auf eine andere Art reagieren als der Bizeps oder die Muskeln der Beine. Wie schon erwähnt, kann man jedoch kein einheitliches Patentrezept darstellen. Jeder muss für sich selbst die »besten« Methoden, Organisationsformen, deren Kombinationen und zeitlichen Abstimmungen (Zyklen, Dauer der einzelnen Trainingsphasen) herausfinden. Jeder Athlet ist absolut einmalig! Wer also in einer Zeitschrift »das ultimative Erfolgskonzept« eines Sportlers erfährt, kann dieses detailgetreu ausprobieren. Vielleicht haben Sie Glück, und es führt Sie ähnlich schnell ans Ziel wie den Athleten, der es als »das Beste« bezeichnet. Es kann jedoch auch sein, dass Sie mit Ihrem Training keinen Schritt vorankommen oder sogar eine negative Leistungskurve erleben müssen. Dann war dieses Erfolgskonzept für Sie nicht das richtige.

Das optimale Übungsrepertoire

Was für die Trainingsmethoden und/oder Organisationsformen gilt, lässt sich auch auf das gesamte Übungsrepertoire im Krafttraining übertragen. Es kann sein, dass Sie die klassischste aller Übungen – das »Bankdrücken« – einfach nicht vertragen. Vielleicht haben Sie immer wieder Schmerzen in den Schultern, egal mit welchem Gewicht Sie trainieren und unabhängig von der Wiederholungszahl oder den Satzpausen. Sehen Sie das nur nicht als Problem an! Weichen Sie einfach auf eine andere Übung für die gleiche Muskelgruppe aus. Das sitzende Bankdrücken in der Maschine oder die Übung »Kurzhanteldrücken« könnte genau das Passende für Sie sein. Auch eine minimale Änderung des Neigungswinkels der Trainingsbank kann schon eine große Besserung nach sich ziehen.

Training des M. rectus abdominis
Der besondere Tipp

Flacher Bauch – schmale Taille, welcher Kraftsportler hätte nicht gerne einen flachen Waschbrettbauch mit sichtbaren Einschnitten des geraden Bauchmuskels (M. rectus abdominis)? Das »Sixpack« ist insbesondere in der Männerwelt ein heiß diskutiertes Thema, und jede Sport- und Lifestylezeitschrift gibt regelmäßig die »besten« Tipps für das Training. Oft gilt ein trainierter Bauch auch als Gradmesser der eigenen Fitness. Und schön anzusehen ist ein Sixpack allemal.
Bestimmt gibt Ihnen dieses Special einen weiteren heißen Hinweis, der Ihnen helfen wird, Ihrem Ziel noch ein Stückchen näher zu kommen.

Bauch und Rücken sind beste Freunde
Die »starke Mitte« erfüllt nicht nur ästhetische Zwecke. Die Bauchmuskulatur bildet zusammen mit den Rückenmuskeln das überlebensnotwendige Stützkorsett des menschlichen Körpers. Ein entsprechendes Training ist also nicht nur aus fitnessorientierten, sondern auch aus präventiven und gesundheitlichen Gründen oder in der Rehabilitation ein unverzichtbarer Bestandteil jedes erfolgreichen Trainingsprogramms. Sind Bauch- und Rückenmuskeln nicht in der Balance, entstehen meist unangenehme Rückenschmerzen. Dies zeigt sich darin, dass viele meiner Kunden mit Rückenschmerzen ein ausgewogenes Bauch-Rücken-Trainingsprogramm von mir erhalten und nicht selten nach der ersten Trainingseinheit eine deutliche Besserung ihrer Beschwerden erfahren. Gerade als Kraftsportler ist es besonders wichtig, eine gut trainierte Bauch- und untere Rückenmuskulatur zu haben, da eine starke Körpermitte als »Zentrum der Stabilität« bei vielen Übungen unabdingbar ist und den Athleten vor Verletzungen schützt.

Die Funktion des Rectus
Betreffend der Anatomie des geraden Bauchmuskels erfahren Sie alles Notwendige in »Der neue Muskel-Guide« ab S. 128 und im »Muskel-Guide

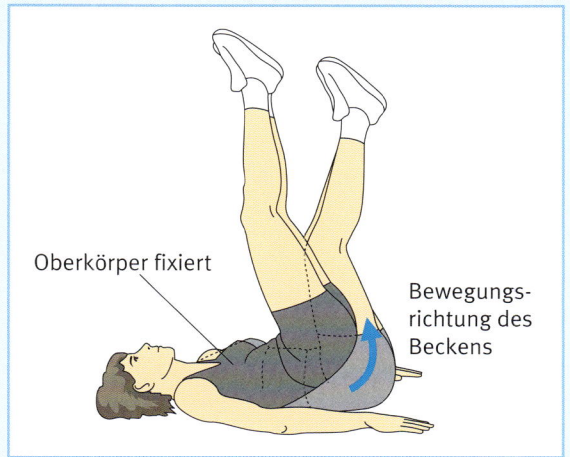

Oberkörper fixiert

Bewegungsrichtung des Beckens

Der Rectus hebt das Becken bei fixiertem Oberkörper während der Übung »Bein- und Hüftheben auf dem schräg gestellten Brett« (in »Der neue Muskel-Guide« auf S. 138, im »Muskel-Guide speziell für Frauen« auf S. 105).

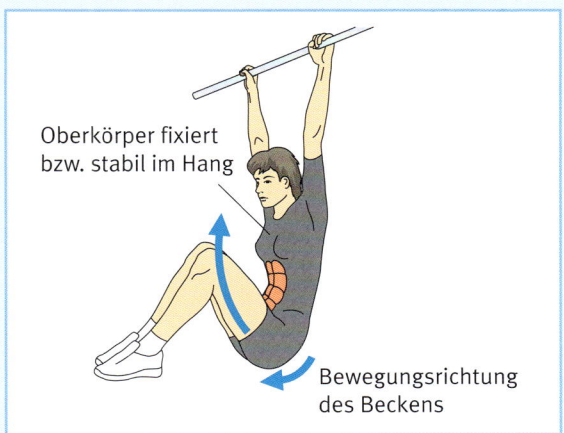

Oberkörper fixiert bzw. stabil im Hang

Bewegungsrichtung des Beckens

Der Rectus hebt das Becken bei quasi fixiertem Oberkörper während der Übung »Knie- bzw. Beckenheben an der Stange« (in »Der neue Muskel-Guide« auf S. 140, im »Muskel-Guide speziell für Frauen« auf S. 104).

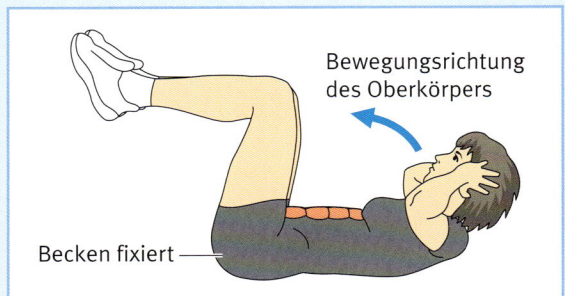

Bewegungsrichtung des Oberkörpers

Becken fixiert

Der Rectus hebt den Oberkörper bei fixiertem Becken während der Übung »Crunch« (in »Der Neue Muskel-Guide« auf S. 130, im »Muskel-Guide speziell für Frauen« auf S. 89).

speziell für Frauen« ab S. 87. Deshalb soll hier lediglich die Funktion des Rectus nochmals dargestellt werden. Generell wird zwischen Bewegungen mit fixiertem Becken bzw. fixiertem Oberkörper unterschieden. Die Grafiken geben dazu einige Beispiele aus der Praxis.

Der M. rectus abdominis besteht aus mehreren Muskelbäuchen, die hintereinanderliegen (nicht nebeneinander wie z. B. beim »zweiköpfigen« Bizeps des Oberarms!) und durch drei, manchmal auch vier quer liegende Sehnenstreifen verbunden sind. Diese Sehnenstreifen trennen den gesamten Muskel in vier bis fünf einzelne Abschnitte (Kompartimente), wobei – und das ist wichtig zu wissen – jeder einzelne Abschnitt einzeln verkürzen bzw. kontrahieren kann.

Das Geheimnis des »Sixpacks«

Sicher kennt jeder von uns mindestens eine Handvoll Bauchmuskelübungen, die er vielleicht auch regelmäßig absolviert. Aber irgendwie wollen die Bauchmuskeln nicht immer so wie wir. Meist bleibt es bei einem »Fourpack« und im schlimmsten Fall, wenn die Schicht des Unterhautfettgewebes zu dick ist, bei einem »Onepack« (ich gehe hierbei davon aus, dass die Fettschicht über Ihren Bauchmuskeln so gering ist, dass man sämtliche Sehneneinschnitte und jeden Muskelbauch des geraden Bauchmuskels gut sehen müsste).

Woran liegt es also, dass es uns oft nicht gelingt, unseren geraden Bauchmuskel so zu trainieren, dass man sämtliche Muskelbäuche gut erkennen kann? Zwei Gründe kommen infrage. Erstens: Das Training ist nicht umfassend genug, bzw. es werden zu wenig unterschiedliche Bauchmuskelübungen absolviert. Zweitens – und das ist der Grund für dieses Special: Die einzelnen Abschnitte werden nicht isoliert belastet, sondern immer nur in ihrer Gesamtheit.

In Beziehung zur Wirbelsäule

In der Praxis wird der Rectus meist mit dem geraden »Crunch« trainiert. Eigentlich müsste dies bei entsprechender Intensität doch genügen? Üblicherweise entsteht hierbei jedoch ein Problem: Jeder (beliebige) Muskel zieht immer über mindestens ein Gelenk. Bei Aktivierung des entsprechenden Muskels können Sie dieses Gelenk bzw. die gelenkbildenden Knochen aufeinander zu bewegen. Wie ist dies jedoch beim geraden Bauchmuskel? Mit welchem Gelenk geht er eine funktionelle Beziehung ein? Die Antwort: mit den Gelenken der Wirbelsäule. Dies sind allerdings sehr viele – im Bereich des geraden Bauchmuskels etwa sieben. Um nun jeden Muskelbauch des Rectus einzeln zu trainieren, müssen Sie sich das jeweils richtige Wirbelsäulengelenk als Bezugsgelenk zum jeweiligen Muskelbauch heraussuchen. Gewöhnlich machen Sie »Crunches« – wie sie in der linken Zeichnung abgebildet sind –, jedoch in immer der gleichen Ausführungsweise bzw. mit immer der gleichen Bewegungsamplitude. Sie heben Ihren Oberkörper, senken ihn, heben ihn usw. Je nachdem, wie weit Sie Ihren Oberkörper heben (und meist macht man dies aus Gewohnheit in immer der gleichen Höhe), erreichen Sie dabei nur einen Muskelbauch dynamisch (= Muskel verkürzt sich). Alle anderen Bäuche sind lediglich statisch aktiv (= Muskel hat zwar Spannung, jedoch ohne sich zu verkürzen) und bilden so die nötige Zugspannung zwischen Brustkorb und Becken. Aus diesem Grund sind meist nur die über einen längeren Trainingszeitraum dynamisch aktivierten Muskelbäuche sichtbar ausgeprägt. Oft handelt es sich dabei um die oberen zwei Kompartimente. Die unteren zwei bis drei sind weniger gut sichtbar.

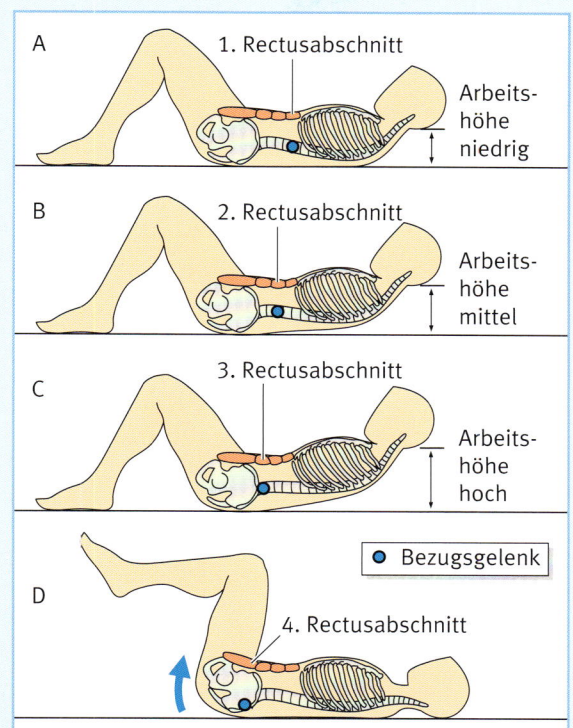

A   1. Rectusabschnitt
Arbeits-
höhe
niedrig

B   2. Rectusabschnitt
Arbeits-
höhe
mittel

C   3. Rectusabschnitt
Arbeits-
höhe
hoch

D
4. Rectusabschnitt
● Bezugsgelenk

Der 1. Rectusabschnitt mit dem Bezugsgelenk aus Th 11/Th 12 (Th = Thorax, Brustwirbel)
Der 2. Rectusabschnitt mit dem Bezugsgelenk aus L 1/L 2 (L = Lumbus, Lendenwirbel)
Der 3. Rectusabschnitt mit dem Bezugsgelenk aus L 3/L 4
Der 4. bzw. unterste Rectusabschnitt findet sein Bezugsgelenk im untersten Abschnitt der Wirbelsäule

Muskelbäuche einzeln trainieren

Ziel muss es also sein, jeden Bauch des Rectus einzeln und intensiv genug zu stimulieren, und zwar dynamisch mit konzentrischer und exzentrischer Arbeitsphase. Um dies in die Praxis umzusetzen, muss z. B. der »Crunch« einmal niedriger, im nächsten Satz mit mittlerer Höhe des Oberkörpers und in einem dritten Satz noch höher ausgeführt werden, sodass nacheinander jedes Kompartiment mindestens 1-mal (besser 2-mal) dynamisch belastet wird, während die

restlichen Bäuche die Zugspannung statisch aufrechterhalten. Die Grafik zeigt Ihnen das jeweilige Wirbelsäulengelenk, das für einen entsprechenden Muskelbauch bewegt werden muss, bzw. welches Gelenk mit welchem Kompartiment korreliert.
Die oberen drei Abschnitte des geraden Bauchmuskels erreichen Sie demnach einzeln am besten mit unterschiedlicher Ausführungshöhe. Den dritten und vierten Abschnitt trainieren Sie idealerweise bei fixiertem Oberkörper mit der Übung »Bein- bzw. Hüftheben« oder auch mit Übungen, die bei fixiertem Becken den gesamten Oberkörper weit nach oben heben (alle echten »Sit-up«-Variationen).

Spezielle Pilates-Trainingstechnik

Im Zuge dieser Spezialinformationen über die Bauchmuskeln möchte ich Ihnen noch einen Tipp aus der Trainingstechnik näher bringen, die von Joseph H. Pilates entwickelt wurde. Sicher haben Sie vom sogenannten Pilatestraining schon gehört.
Im Zentrum dieser Trainingsmethode steht das Powerhouse. Das Powerhouse ist bei jeder Pilatesübung aktiv. Als Kraftsportler können Sie es ganz speziell für Ihr Bauchmuskeltraining einsetzen.
Hierzu wird der quere Bauchmuskel aktiviert, der generell eine stützende Funktion hat und im klassischen Krafttraining gewöhnlich nicht speziell trainiert wird. Machen Sie Folgendes: In der konzentrischen Phase einer Bauchmuskelübung (immer beim Ausatmen) ziehen Sie den Bauchnabel nach hinten zur Wirbelsäule bzw. aktiv nach innen. Dieses Nach-hinten-ziehen des Bauchnabels macht den Bauch flach, anstatt ihn, wie beim Bauchtraining üblich, hervorzupressen. Dies hat zur Folge, dass der quere Bauchmuskel effektiv mittrainiert wird. Es entsteht sozusagen ein »Zusammenschnür-Effekt« anstatt einer »Herauspress-Aktivität« mit der Folge, dass der quere Bauchmuskel seiner Aufgabe entsprechend aktiviert und trainiert wird.
Wenn Sie dies in Zukunft bei allen oder bei einem Teil Ihrer Bauchmuskelübungen tun, dann wirkt der quere Bauchmuskel mehr und mehr wie ein Korsett, das Sie aktiv stützt und Ihre Bauch-Taille-Region schmaler werden lässt.

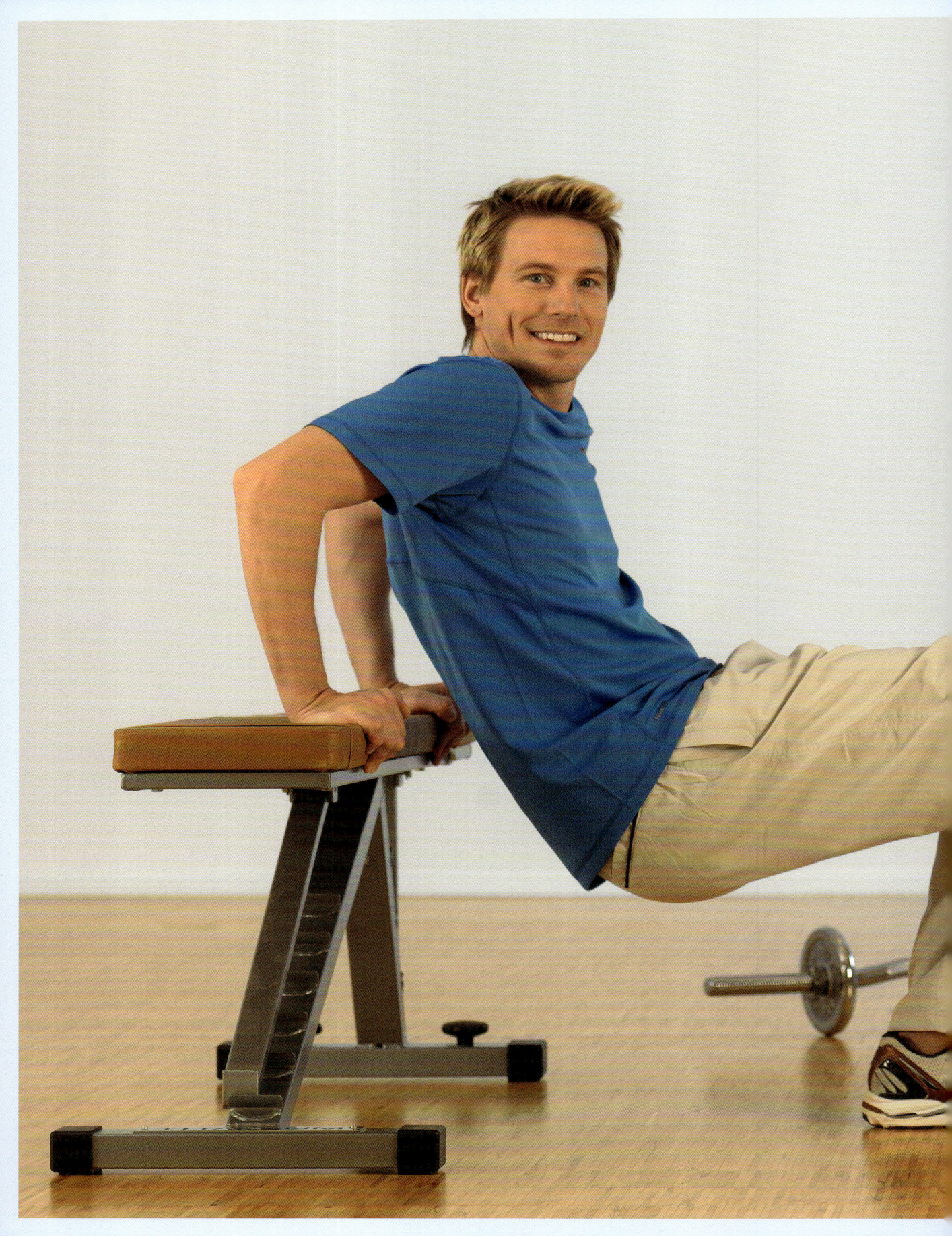

Prinzipien im Krafttraining

Die in diesem Kapitel vorgestellten Trainingsprinzipien beruhen auf eigenen praxistauglichen Erfahrungen und geben lediglich einen Querschnitt der kompletten Sammlung wieder. Die Auswahl wurde hinsichtlich der Verwendbarkeit für den Kraftsportler getroffen und soll Ihnen als nützliche Basis und konzeptioneller Leitfaden für Ihre eigene Trainingsplanung dienen.

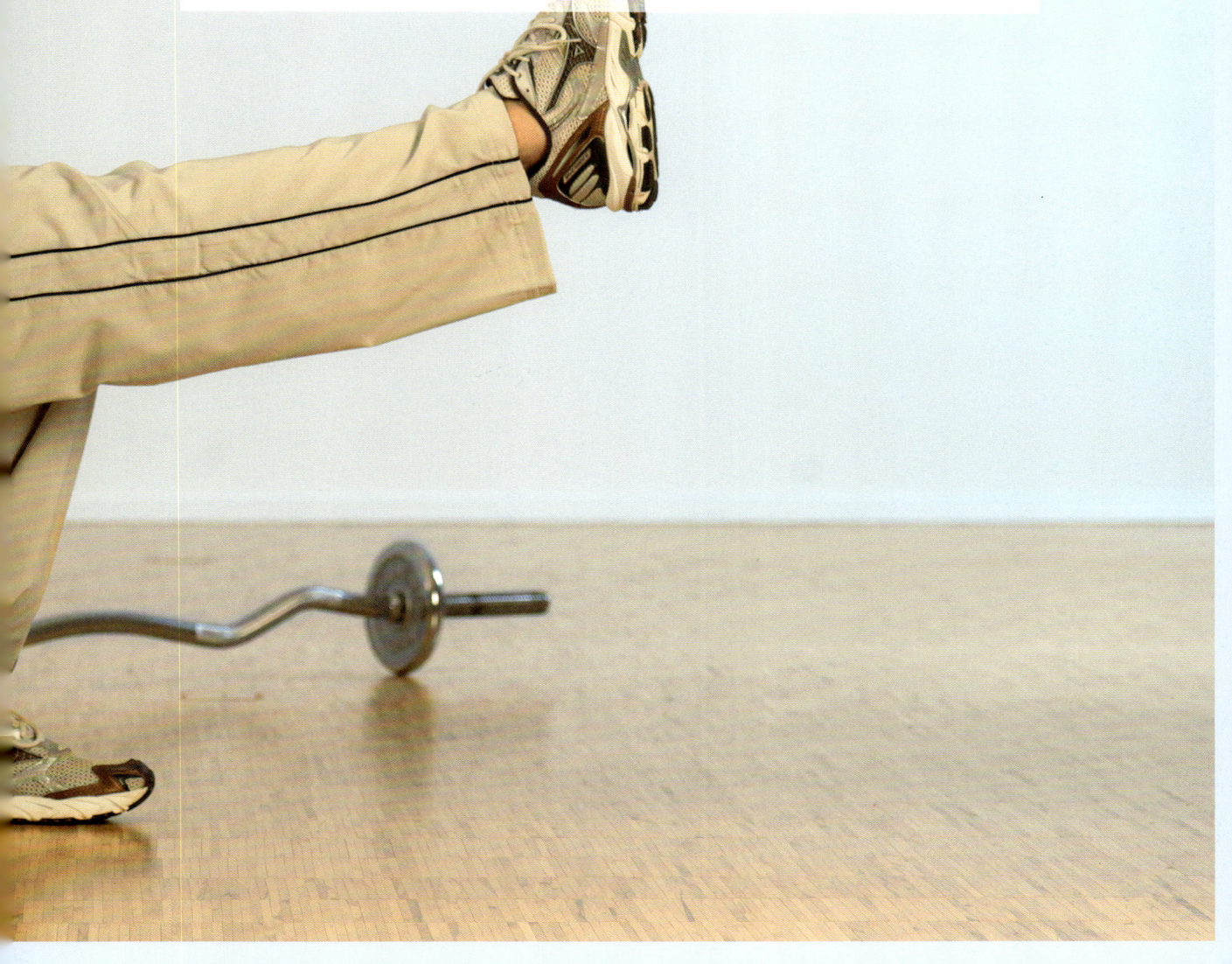

Prinzipien – Kern der Trainingslehre

Trainingsprinzipien gelten allgemein als Kern der Trainingslehre. Ausgehend von ihnen, werden von Trainern und Trainierenden die unterschiedlichsten Handlungen zur optimalen Trainingsplanung und -durchführung vollzogen. Die Prinzipien gelten im Grunde genommen für jede Art der sportlichen Betätigung wie beispielsweise im Ausdauer- und Kraftsportbereich, im Gesundheits- und Leistungssportbereich und im Einsteiger- und Profibereich. Obwohl auf sportwissenschaftlichen Erkenntnissen beruhend, werden sie »nur« als Handlungsorientierung bzw. -empfehlung verstanden, was bedeutet, dass sie genügend Ermessensspielraum lassen und nicht als feste Vorschriften gelten, obwohl sie Gesetzmäßigkeiten mit hoher trainingspraktischer Allgemeingültigkeit besitzen. Für eine konkrete Trainings-

entscheidung geben Trainingsprinzipien also keine Hinweise, was jedoch keinesfalls bedeutet, dass man sie im Trainingsprozess unbeachtet lassen darf.

Prinzip des Lernens

Manchmal wäre es wirklich sehr praktisch, wenn wir etwas Neues ausprobieren und es auf Anhieb fehlerfrei und absolut perfekt beherrschen würden. Aber mal ehrlich – welche Herausforderungen würde uns das Leben dann noch geben? Keine! Denn alles beruht auf einem Prozess des Lernens. Selbst Dinge, die wir im Erwachsenenalter als selbstverständlich ansehen, haben wir zu ihrer Zeit erlernen müssen – sei es das sichere Gehen auf zwei Beinen, das Schnürsenkelbinden oder der Umgang mit Messer und Gabel. Jedes Lernen – und sei es eine noch so einfache Handlung oder ein noch so einfacher Denkprozess – folgt feststehenden Prinzipien, und zwar:
1. vom Bekannten zum Unbekannten,
2. vom Leichten zum Schweren,
3. vom Einfachen zum Komplexen.
Die Einhaltung dieser Prinzipien des Lernens ist auch im Krafttrainingsprozess unabdingbar. Kein Einsteiger beherrscht zu Beginn seiner Trainingskarriere sämtliche zur Verfügung stehenden Übungen. Vor allem Trainer sollten sich dies immer wieder vor Augen führen, um ihren Kunden nicht nur bezüglich der Effekte des Trainings, sondern auch bezüglich der korrekten Bewegungsausführung und Trainingstechnik (Fertigkeitserwerb) Erfolge zu ermöglichen. Der Erfolg des Fertigkeitserwerbs hängt von Faktoren ab wie z. B. Anordnung der Übungseinheiten, Art und Schwierigkeitsniveau der Aufgabe oder Alter des Lernenden. Leistungsfördernde Faktoren sind beispielsweise die Art der Vermittlung (Vormachen,

Gut zu wissen

Trainingsprinzipien erfahren in den letzten Jahren eine regelrechte Inflation, da sich viele Sportwissenschaftler und Praktiker darum bemühen, ein allgemeineres System zu erarbeiten. Aufgrund dieser Situation können Sie in der fachspezifischen Literatur ein wahres Sammelsurium an unterschiedlichen Prinzipien finden. Zusätzlich bringen viele Autoren unterschiedliche Betrachtungsweisen und Systematisierungsvorschläge mit ein. Eine trainingswissenschaftliche Absicherung bezüglich einer einheitlichen und endgültigen Ordnung bleibt noch abzuwarten.
Folgende Auflistung von Trainingsprinzipien beruht auf eigenen praxistauglichen Erfahrungen. Die Auswahl wurde hinsichtlich der Verwendbarkeit für den Kraftsportler getätigt und soll als nützliche Basis und konzeptioneller Leitfaden für Ihre eigene Trainingspraxis gelten.

Nachmachen, Erklärungen, erleben bzw. erfühlen lassen), das allgemeine Lehrverhalten (geduldig, deutlich, kompetent, verständlich, einfühlsam, sinnvolle taktile Maßnahmen) und das äußere Umfeld (z. B. gute Geräteausstattung). Leistungsmindernde Faktoren ergeben sich entsprechend aus den Gegenteilen.

Als Trainer oder Trainingspartner muss man berücksichtigen, dass es auch sogenannte Langsam- und Schnelllerner gibt. Ebenso kann das Alter eine Einflussgröße im Lernprozess darstellen.

Kinder und Jugendliche lernen in den verschiedenen Entwicklungsphasen wesentlich schneller als Erwachsene oder ältere Personen.

Grundsätzlich gilt, dass das, was gut vermittelt wird, auch gut nachgemacht werden kann. Das Lehren muss stets sensibel auf den Lernenden ausgerichtet sein. Ebenso muss sich der Lernende – hier also der Trainingseinsteiger – genügend Zeit geben, um sich bestimmte Bewegungsabläufe schrittweise anzueignen. Das »Selbsttun« ist hierbei der wichtigste Faktor.

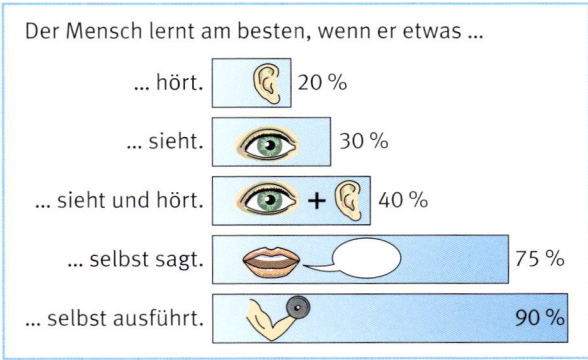

Der Mensch lernt am besten, wenn er etwas …	
… hört.	20 %
… sieht.	30 %
… sieht und hört.	40 %
… selbst sagt.	75 %
… selbst ausführt.	90 %

Die Aufnahmefähigkeit und somit die Lernleistung bzw. der Lernerfolg sind von unterschiedlichen Lehrverfahren und deren Kombinationen abhängig.

Prinzip des wirksamen Reizes

Das Prinzip des wirksamen Reizes bezüglich einer gewünschten Leistungsverbesserung besagt nichts anderes, als dass die auf den Organismus eingehende Belastung eine gewisse Schwelle überschreiten muss, um eine Anpassung zu erwirken. Ein Reiz kann jedoch auch als wirksam bezeichnet werden, wenn lediglich ein bestimmtes Leistungsniveau gehalten und nicht zwingend erhöht werden soll. Dieses Prinzip klingt sehr einfach, obwohl es eines der wichtigsten darstellt. Die notwendige Höhe des Reizes, angegeben in Kilogramm (kg) oder Prozent der maximalen Kraftleistung (% F_{max}) und Wiederholungen (WH), hängt im Wesentlichen vom Leistungszustand des Sportlers und, wie eben erwähnt, von den Trainingszielen ab. In diesem Zusammenhang spricht

man auch von unterschwelligen, überschwelligen oder zu starken Reizen.

- Unterschwellige Reize haben keine Wirkung. Die Leistungsfähigkeit wird negativ beeinflusst, bestehende Funktionen der Organe verschlechtern sich.
- Überschwellig schwache Reize dienen lediglich dem Erhalt des Funktionszustands, führen beim Einsteiger jedoch schon zu einer gewissen Adaptation des Organismus. Bei Geübten oder Fortgeschrittenen wird das Stoffwechselgleichgewicht allerdings nicht mehr in dem Maß positiv gestört, dass sich der Körper anpassen muss. Reize dieser Kategorie liegen im Kraft- bzw. Muskelaufbautraining bei etwa 30 bis 40 % der F_{max}.
- Überschwellig starke Reize ziehen physiologische und anatomische Anpassungen nach sich. Im fitnessorientierten Krafttraining mit dem erklärten Ziel der Verbesserung der Maximalkraft kann man behaupten, dass Belastungsreize zur Verbesserung der Leistungsfähigkeit zwischen 50 und 90 % der maximalen Leistungsfähigkeit liegen müssen.
- Zu starke Reize schädigen den Organismus und führen zu Übertraining, es kommt zur Beeinträchtigung der Körperfunktionen und zur Reduzierung der Leistungsfähigkeit.

Gut zu wissen

Unter Super- bzw. Überkompensation versteht man die Phase der Wiederherstellung verbrauchter Energiequellen über das Ausgangsniveau hinaus. Die Superkompensation ist somit Grundlage für die Funktions- und Leistungssteigerung eines jeden Sportlers.

Prinzip der optimalen Relation von Belastung und Erholung

Das Prinzip der optimalen Relation von Belastung und Erholung lässt sich am besten anhand der Superkompensation erläutern, wobei der Grundsatz gilt, dass nach einer überschwelligen Trainingsbelastung eine gewisse Zeit der Wiederherstellung notwendig ist, um eine erneute gleichartige oder erhöhte Belastung unter gleichen Bedingungen oder Voraussetzungen durchführen zu können. Diese Wiederherstellungsphase (Regeneration, Erholung) dient der notwendigen Zeit, die der Körper benötigt, um verschiedene Um- und Aufbauprozesse zu vollziehen und anschließend ein höheres Leistungsniveau herauszubilden.

Belastung und Erholung bilden hierbei gewissermaßen eine Einheit. Ist die Erholungsphase nach einer im Grunde genommenen erfolgreichen (überschwelligen) Trainingseinheit zu lang, pendelt sich das erhöhte Leistungsniveau (in der Grafik auf dieser Seite blau) wieder auf das Ausgangsniveau ein oder sinkt bei einer längeren Trainingspause sogar darunter.

Besonders die Wiedereinsteiger können bestimmt ein Lied davon singen und müssen dies bei Wiederaufnahme des Krafttrainings berücksichtigen, indem sie nicht umgehend an alte Leistungen anschließen wollen. Ein optimaler Leistungszuwachs wird nur dann erreicht, wenn die neue Belastung im Höhepunkt der Superkompensationsphase (Phase 3) erfolgt. Werden neue Trainingsreize wiederholt zu früh gesetzt, also in der Phase der »Erholung bis zum Ausgangsniveau« (Phase 2, siehe Grafik), sinkt die Leistung ebenfalls.

In der Trainingspraxis erweist es sich als relativ schwierig, diesen Höhepunkt genau zu definieren. Schließlich passt sich jeder Trainierende individuell und unterschiedlich schnell an ein Training an. Entsprechend ist auch die Erholungsfähigkeit zwischen den einzelnen Trainingseinheiten unterschiedlich ausgeprägt. Es ist bekannt, dass sich bei Trainingsanfängern, die neue Übungen absolvieren und/oder durch das Krafttraining ungewohnten Belastungen unterliegen, die Superkompensation sehr schnell in ein höheres Leistungsniveau umschlägt. Dies ist vor allem in den ersten sechs Trainingsmonaten der Fall. Voraussetzung ist natürlich eine Trainingsgestaltung, die nicht durch Überlastung gekennzeichnet ist.

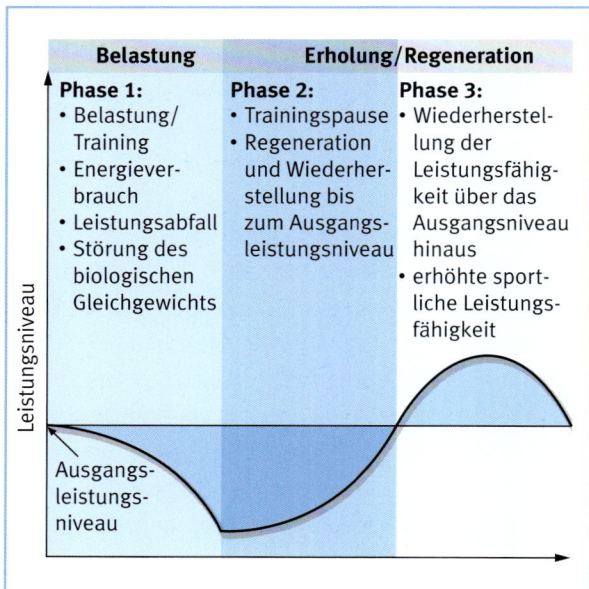

Das Prinzip der Superkompensation in seinen drei Phasen.

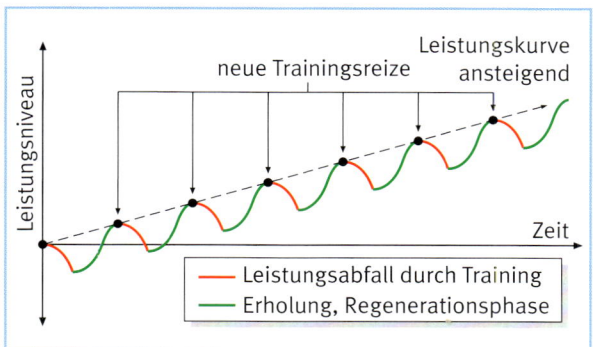

Leistungssteigerung bei zeitlich optimaler neuer Belastung.

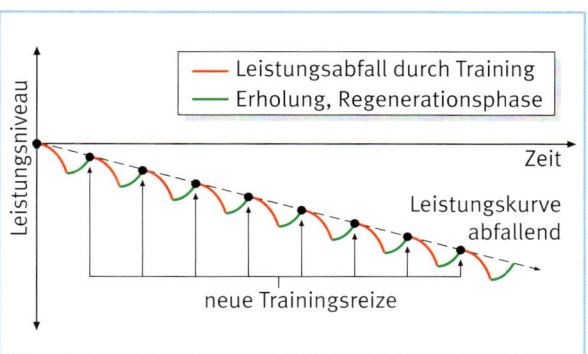

Abfallendes Leistungsniveau bei wiederholt zu früh gesetzten neuen Trainingsreizen.

Geübte und Fortgeschrittene haben es mit der Leistungsanpassung etwas schwerer. Sie müssen ihr Krafttraining bereits variieren und entsprechend mit der großen Anzahl an zur Verfügung stehenden Übungen, Methoden und/oder Organisationsformen »spielen«, sind also mehr gefordert als ein Trainingseinsteiger. Die Erholungsphase gewinnt erheblich mehr an Bedeutung. Bei Leistungstrainierenden, die bereits seit Monaten oder Jahren hart trainieren, kann es sogar Wochen oder Monate dauern, bis sich eine erhöhte Leistungsfähigkeit bemerkbar macht. Die Gesamtgestaltung der Erholungsphase unterliegt dem Einfluss persönlicher Beobachtungen. Bei leichten bis mittelintensiven Trainingseinheiten gelten ein bis zwei Tage Trainingspause als optimal. Diese Angabe ist allerdings sehr oberflächlich und muss je nach Erholungsfähigkeit bzw. Trainingszustand individuell modifiziert werden. Neben der Intensität im Training nehmen auch die Ernährung und sonstige begleitende Erholungsmaßnahmen (sorgfältiges Cool-down, Stretching, Sauna, Massagen usw.; siehe auch S. 107 ff.) Einfluss auf die Erfolgskurve. Setzen Sie den Begriff »Erholung« innerhalb dieses Prinzips jedoch nicht grundsätzlich und stets mit »nichts tun« gleich. Die Erholungsphase kann durchaus auch aktiv gestaltet werden. Ein lockeres Tennisspiel, eine gemütliche Radtour mit Freunden oder ein unterhaltsamer Bowlingabend können eine willkommene Abwechslung im Trainingsprozess sein. Letztendlich führt neben dem theoretischen Wissen über die Regeneration nur die professionelle Erfahrung eines Trainers oder die sensible Eigenbeobachtung des Trainierenden zu den gewünschten Zielen und Ergebnissen.

Prinzip der Belastungssteigerung

Da der Organismus die Fähigkeit besitzt, sich anzupassen, werden Trainingsbelastungen, die über einen gewissen Zeitraum konstant bleiben (gleiches Gewicht, gleiche Wiederholungen, gleiche Satzpausen, auch gleiche Übungen), trainingsunwirksam. Ehemals überschwellige Reize werden also irgendwann unterschwellig und fordern den Körper nicht mehr heraus, da sich der Organismus bereits auf ein höheres Niveau eingependelt hat. Als Konsequenz daraus ergibt sich die Notwendigkeit einer individuell und kontinuierlich angepassten Belastungssteigerung. Die Trainingsanforderungen müssen also immer dem aktuellen Leistungszustand des Athleten angepasst werden. Man spricht deshalb auch vom

»Prinzip der progressiven Belastung«. Die Erhöhung der Trainingsbelastung muss »allmählich« erfolgen und darf keine zu großen Sprünge auf Kosten der Gesundheit des Sportlers aufweisen. Es gilt, gefühlvoll, differenziert und dem Trainingsziel entsprechend zu handeln.

Bei einer Steigerung der Belastung ist Folgendes zu berücksichtigen:

- das biologische Alter des Sportlers,
- das Trainingsalter des Sportlers (wie lange trainiert er schon?),
- das Entwicklungs- bzw. vorhandene Leistungsniveau des Sportlers,
- das Trainingsziel.

Eine progressiv und langsam ansteigende Belastung ist in erster Linie über die Änderung der verschiedenen Belastungskomponenten möglich. Im Krafttraining kann man zusätzlich die koordinativen Ansprüche durch schwierigere Übungen erhöhen, die folglich durch einen komplexeren Bewegungsumfang gekennzeichnet sind (z. B. einfach = Beinstrecken, komplex = Kniebeugen). Langfristig gesehen, ist folgende Reihenfolge zur Änderung der Belastungskomponenten sinnvoll:

1. **Erhöhung der Trainingshäufigkeit,** z. B. statt einmal pro Woche nun zweimal trainieren,
2. **Erhöhung der Belastungsdauer,** z. B. durch höhere Wiederholungszahlen,
3. **Erhöhung des Trainingsumfangs,** z. B. durch mehr Serien für einen entsprechenden Muskel,
4. **Erhöhung der Belastungsintensität,** z. B. durch die Erhöhung des Gewichts,
5. **Erhöhung der Belastungsdichte,** z. B. durch Verkürzung der Satzpausen.

Da sich der Körper mit zunehmender Trainingsdauer (man sagt auch: Das »Trainingsalter« steigt) den immer höher werdenden Belastungen anpasst, dieser Steigerung biologisch und genetisch jedoch irgendwann Grenzen gesetzt sind, wird es immer schwieriger, weitere Leistungszuwächse zu erreichen. Zu

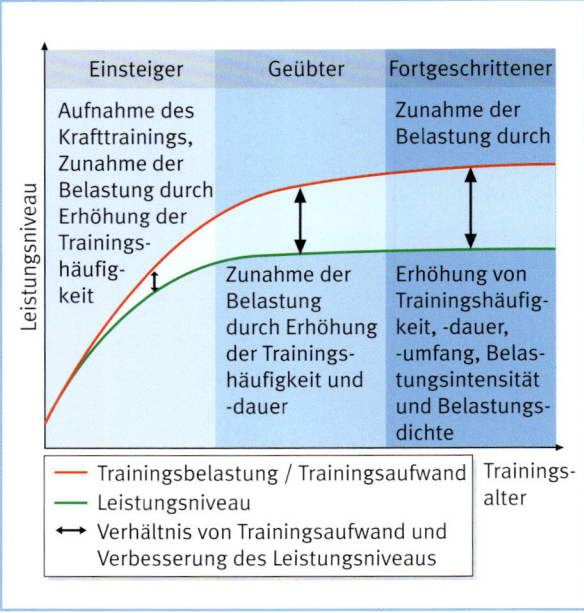

Notwendigkeit der intensiven Belastung bei zunehmendem Trainingsalter als Voraussetzung eines weiterhin ansteigenden Leistungsniveaus.

Beginn der Trainingskarriere ist also ein stark anwachsendes Trainingsniveau bei vergleichsweise geringem Trainingsaufwand erkennbar. Je länger man trainiert, desto flacher wird die Erfolgskurve, und es muss eine größere Belastungssteigerung erfolgen, um weitere Anpassungsvorgänge zu erzwingen. Die Erholungspausen gewinnen zunehmend an Bedeutung.

Prinzip der Variation

Gleichbleibendes Training führt zu Belastungsmonotonie, infolgedessen zu einer Abnahme der leistungssteigernden Trainingsreize und somit zu einer Stagnation des Trainingsgewinns bzw. zum Stillstand einer sonst möglichen Leistungsverbesserung. Es ist eine erneute und veränderte Stimulation nötig, die sich im

Trainingsgeschehen verschieden äußern kann. Die erforderliche Variation bezieht sich nicht nur auf eine Steigerung der Intensität (Prinzip der Belastungssteigerung), sondern vor allem auch auf den Wechsel
- von Trainingsinhalten bzw. Übungen,
- der Trainingsmethoden und
- der Organisationsformen.

Diese Variationen sorgen für eine Unterbrechung der Trainingsmonotonie und verursachen als neue ungewohnte Belastungsreize weitere, positiv zu betrachtende Störungen der Homöostase (biologisches Gleichgewicht des menschlichen Organismus) mit nachfolgenden Anpassungen des Körpers.

Prinzip der Regelmäßigkeit und Langfristigkeit

Dieses Prinzip (auch Prinzip der Wiederholung oder Prinzip der Dauerhaftigkeit genannt) besagt, dass eine bestimmte Belastung mehrfach, kontinuierlich und über einen längeren Zeitraum erfolgen muss, um eine stabile, dauerhafte oder erhöhte Anpassung des Organismus nach sich zu ziehen. Verschiedene Untersuchungen ergaben, dass man schnell aufgebaute Leistungen bei einer Trainingsunterbrechung auch schnell wieder verliert, wohingegen ein langsam und gleichmäßig antrainiertes Leistungsniveau bei Trainingspausen auch länger anhält. Dies gilt vor allem für Kraftleistungen, die den Muskel betreffen, und weniger für die trainingstechnischen bzw. -koordinativen Fähigkeiten, die vom zentralen Nervensystem gesteuert werden.

Prinzip der Periodisierung

Setzt man sich als Sportler zum Ziel, sein Leistungsniveau stetig zu erhöhen, was überwiegend im ambitionierten bzw. leistungsorientierten Krafttraining

Gut zu wissen

Es ist zu berücksichtigen, dass die Stabilität der Leistungsfähigkeit nur so groß ist, wie sämtliche Funktionssysteme des Organismus adaptiert sind.

der Fall ist, befindet man sich quasi permanent im Grenzbereich seiner individuellen Belastbarkeit. Auf Dauer ist dies nicht möglich. Man kann sich nicht ständig in Höchstform befinden. Wer dies trotzdem versucht, läuft Gefahr, dass sich die anabolen Prozesse im Körper (Aufbau, Verbesserung der Leistungsfähigkeit) schlagartig in katabole umdrehen (Abbau, Verschlechterung der Leistungsfähigkeit). Aus diesem Grund muss man sein Training in verschiedene Phasen einteilen, man muss es »periodisieren«. Diese Phaseneinteilung des Trainings besagt, dass sich – über ein Trainingsjahr gesehen – unterschiedliche Belastungskriterien im regelmäßigen Wandel befinden. Ein derartiger Wechsel minimiert die Gefahren eines Übertrainings. Gleichzeitig wird das Prinzip der Regelmäßigkeit eingehalten. Näheres zur Planung bzw. Periodisierung des Krafttrainings finden Sie im entsprechenden Kapitel ab S. 89.

Prinzip der Individualität

Jeder Mensch ist ein einzigartiges Individuum, was sich nicht nur im äußeren Erscheinungsbild widerspiegelt. Niemand hat gleiche Voraussetzungen oder identische körperliche bzw. genetische Bedingungen. Zur optimalen Leistungsentwicklung muss man diese Unterschiede berücksichtigen. Beim Prinzip der Individualität handelt es sich vor allem um anlagebedingte Fähigkeiten, wie beispielsweise Begabung, Konstitution und Trainierbarkeit, aber auch um Faktoren wie Motivation oder Emotion. Biologisch gesehen ist dieses Prinzip der »individuellen Anpassungsfähigkeit an Belastungen« zu verdanken, die besagt, dass ein qualitativ und quantitativ gleicher Belastungsreiz bei jedem Trainierenden eine unterschiedliche Reizverarbeitung und folglich eine einzigartige Trainingsanpassung zur Folge hat. Ich habe bereits das »ultimative Erfolgskonzept« angesprochen, das genau aufgrund der Individualität keine Garantie ist, dass jeder, der dieses Konzept identisch kopiert, auch die gleichen Erfolge feiern kann wie sein Urheber. Für eine erfolgreiche Trainingsplanung ist eine genaue Beobachtung des Sportlers sich selbst gegenüber und durch alle Beteiligten (Trainer, Trainingspartner, Physiotherapeut usw.) notwendig.

Zusammenwirken der Prinzipien

Alle genannten Trainingsprinzipien können natürlich nicht derart isoliert behandelt werden wie gerade geschehen. Manchmal können sie sich inhaltlich überschneiden, ergänzen oder gegenseitig ausschließen. Es sollte deshalb immer geprüft werden, inwieweit welches Prinzip oder welche Kombination von Prinzipien Anwendung findet, finden muss oder finden kann. Machen Sie sich bezüglich der sofortigen strikten Einhaltung der Trainingsprinzipien keinen unnötigen Stress! Nehmen Sie sich vielmehr dieses Kapitel regelmäßig vor, erinnern Sie sich an die Informationen und lassen Sie gewonnene Erfahrungen in alle Überlegungen und Planungen mit einfließen. Ein Tipp: Handeln Sie auch nach dem »Prinzip des eigenen Instinkts«.

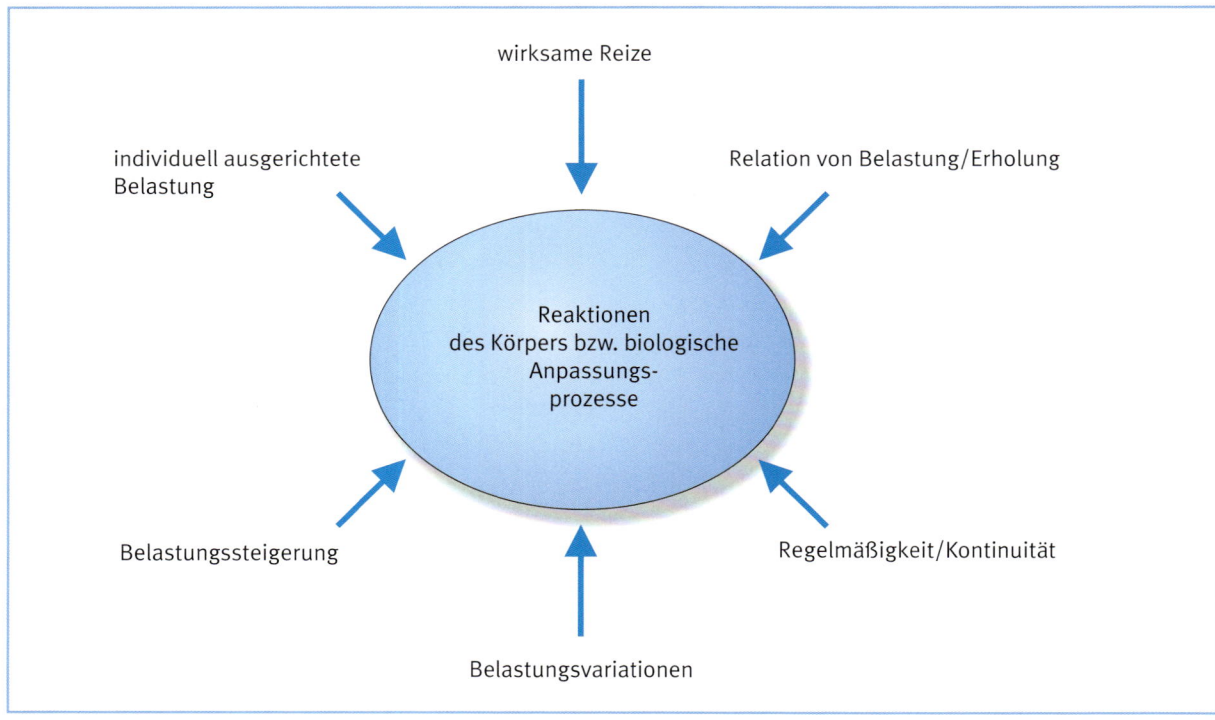

Positive, aber auch negative körperliche Reaktionen bzw. biologische Anpassungserscheinungen werden durch die Trainingsprinzipien beeinflusst bzw. hängen von ihnen ab.

Prinzipien – ein Resümee

- Sämtliche Trainingsprinzipien sind im Sinne einer Leistungsverbesserung definiert.
- Nur gezielt überschwellige Trainingsreize, die auf den menschlichen Organismus einwirken, bringen das biologische Gleichgewicht aus der Balance und sorgen für eine entsprechende Anpassung.
- Ein Reiz ist dann als überschwellig anzusehen, wenn er über das bestehende Funktionsniveau hinausreicht und sich kontinuierlich an das jeweils ansteigende Leistungsniveau anpasst. Ist der Reiz auf lange Dauer zu hoch gesetzt, besteht die Gefahr, dass katabole (abbauende) Prozesse überwiegen, dass das Leistungsniveau sinkt (Übertraining; siehe S. 23).
- Mit zunehmendem Trainingsalter (im Sinne eines stetig gestiegenen Leistungsniveaus) ist der Trainingsaufwand ungleich höher als die daraus resultierenden Trainingseffekte.
- Positive Trainingseffekte bzw. Anpassungs- oder Aufbauprozesse vollziehen sich niemals während, sondern stets nach einem individuell angepassten Training, also innerhalb der Erholungsphase.
- Eine Stabilisierung oder weitere Anhebung der körperlichen Leistungsfähigkeit beruht auf einer individuellen, langfristigen und kontinuierlich angepassten Trainingsplanung.

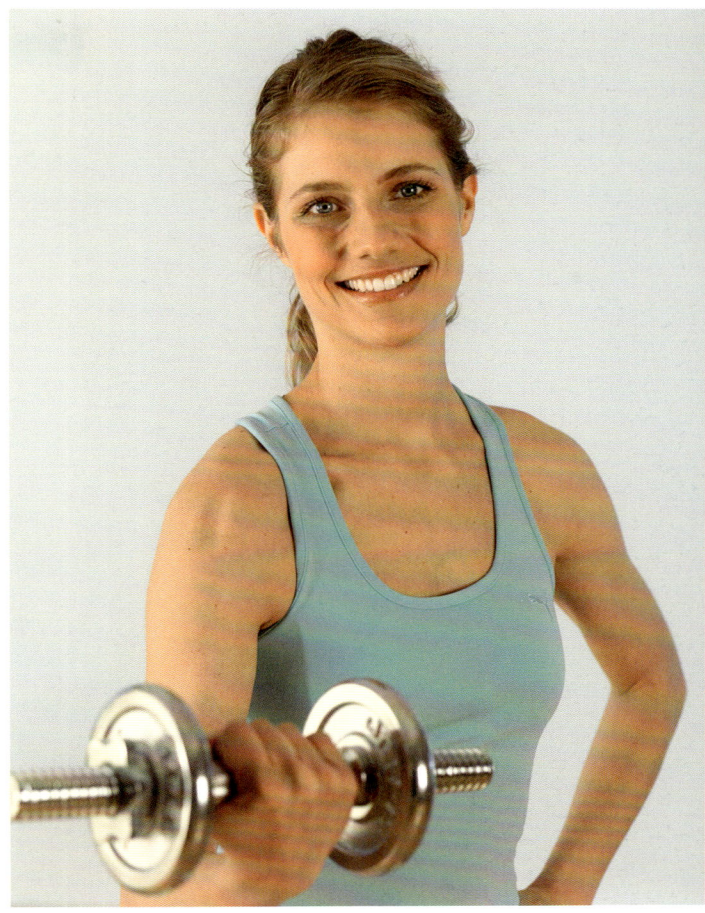

Vor allem die regelmäßig stattfindende Belastung in Abstimmung mit individueller Erholung ist der Schlüssel zum Erfolg.

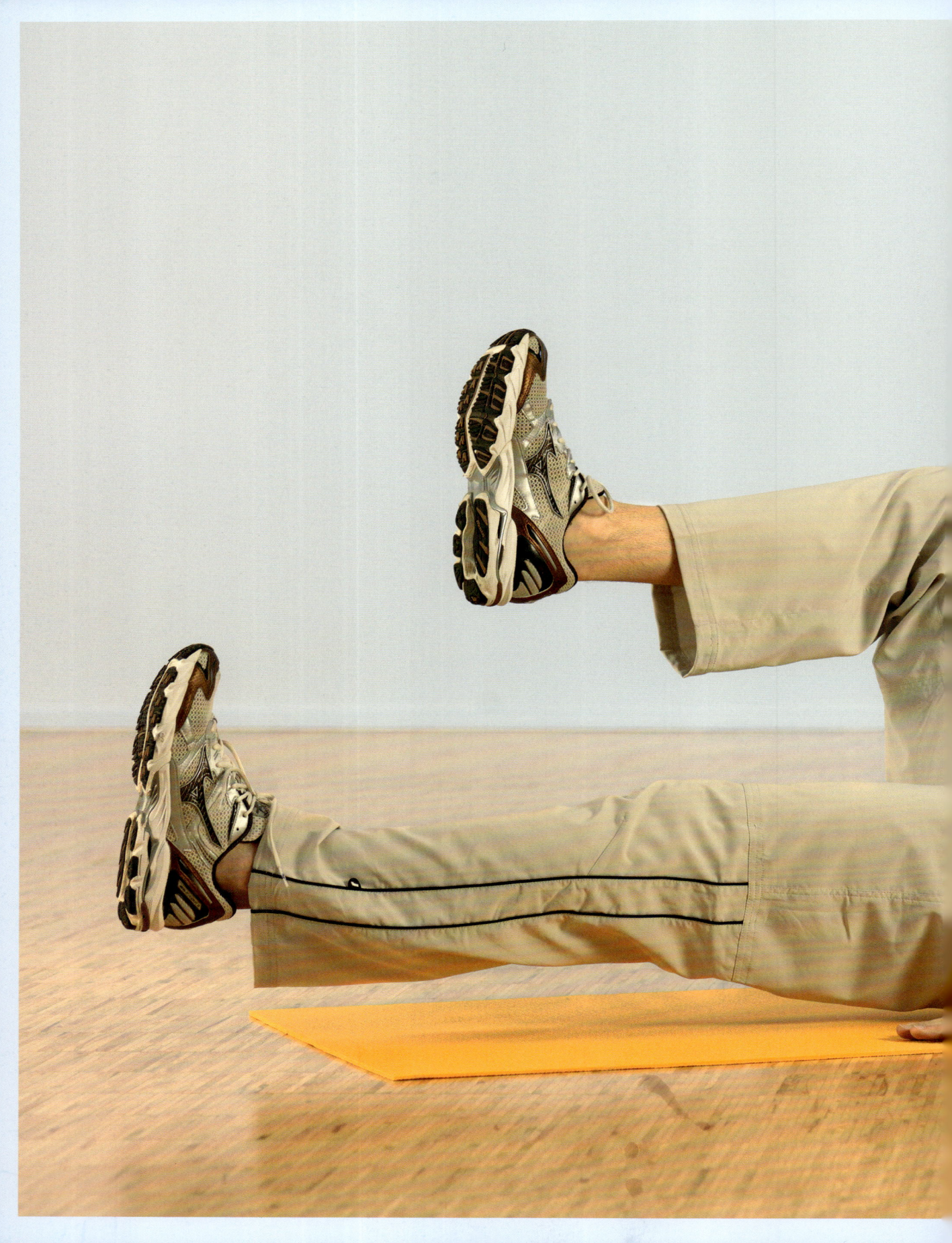

Training planen und steuern

Erfolgreiches Training gleicht einer gut organisierten Urlaubsreise durch ein neues und unbekanntes Land. Jeder kann diese Reise nach seinen individuellen Wünschen planen und steuern. Etliche, trainingswissenschaftlich feststehende Grundregeln können das persönliche Training, die individuelle Reise optimieren, lassen aber dennoch genügend Freiraum, nach seinen persönlichen Gefühlen zu handeln. Die richtige Planung und Steuerung ist ein weiteres Element in diesem Prozess.

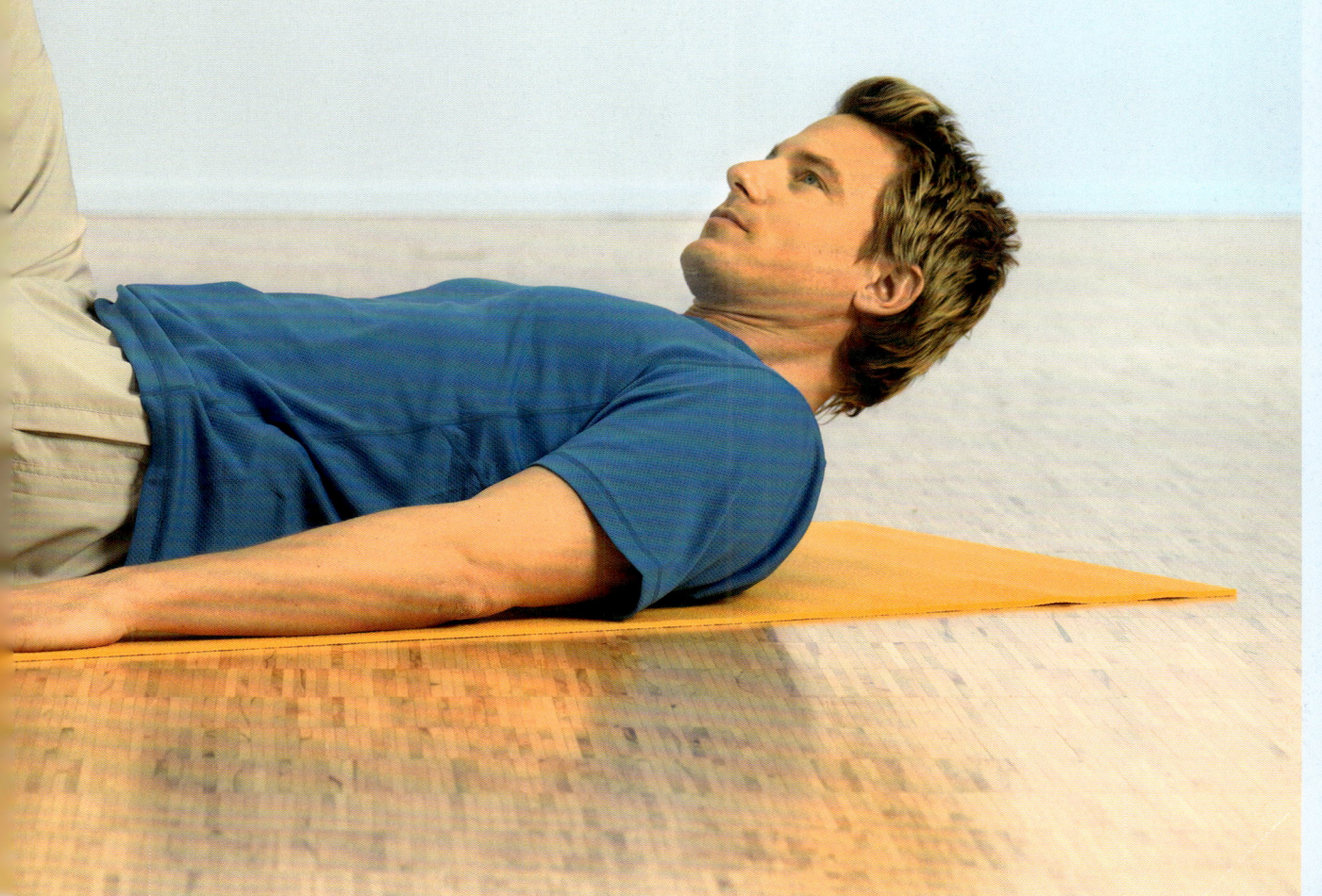

Grundlagen zur Thematik

Um einen Trainingsprozess sinnvoll und zielorientiert zu planen, sollten Sie Vorüberlegungen anstellen. Folgende Fragen sind hilfreich:

- Warum trainiere ich? Was will ich mit dem Training erreichen?
- Wann will ich mein Trainingsziel erreichen?
- Wie will ich mein Trainingsziel erreichen?
- Welche Mittel stehen mir dafür zur Verfügung?
- Wer kann mich dabei unterstützen?

So schnell, wie man diese Fragen formuliert, so schnell könnte man sie auch beantworten:

- Warum? – Ich will kräftiger werden.
- Wann? – Kommenden Sommer.
- Wie? – Durch regelmäßiges Krafttraining.
- Mit welchen Mitteln? – Mit Hanteln und Trainingsmaschinen.
- Wer unterstützt mich? – Mein Trainingspartner.

Damit wäre dieses Kapitel abgehandelt, alle Fragen geklärt, und Sie hätten die Garantie, dass Ihr Training maximal erfolgreich wäre. Leider ist es nicht so einfach. Deshalb beschäftigen wir uns etwas eingehender mit dieser Thematik.

Wer mit dem Krafttraining beginnt, hat in der Regel auch einen bestimmten Grund dafür. Gründe bzw.

Motive, die uns zum Sport bewegen, können äußerst vielfältig sein. Ob im Studio, im Verein oder zu Hause – erfolgreiches Training im Sinne von regelmäßig ausgeführtem Sport einer bestimmten Art verlangt eine komplexe Organisation und Durchführung, die sich in erster Instanz am Motiv orientieren. »Körperlich fit werden«, »leistungsfähiger werden«, »Gewicht reduzieren« könnten solche Gründe sein. Diese persönlichen Beweggründe hängen sehr eng mit den eigenen Zielen zusammen. In den meisten Fällen will man also etwas ganz Bestimmtes erreichen. Möglichkeiten sind in der Tabelle aufgeführt. Bei jeder Form des Krafttrainings steht also der Erhalt oder die Verbesserung der Leistungsfähigkeit der Skelettmuskulatur im Vordergrund. Das lässt sich langfristig nur mithilfe eines durchdachten und vorher geplanten Prozesses erreichen.

Ziele setzen

Es gibt meist einen bestimmten Beweggrund, warum mit dem Training begonnen wird. Über dieses Motiv bestimmen Sie Ihr persönliches Ziel. Das Motiv

Gründe für das Training

Kategorie	Ziel bzw. Zweck des Trainings
Prävention	Erhalt bzw. Verbesserung der muskulären Leistungsfähigkeit im Hinblick auf das Alter, als Verletzungsprophylaxe usw.
Rehabilitation	Wiederherstellung der muskulären Leistungsfähigkeit nach Verletzung oder Krankheit
Gesundheit/Fitness	Kräftigung der Muskulatur zur Beseitigung (auch Vorbeugung) von Haltungsschwächen bzw. muskulären Dysbalancen; Rückentraining, Figurtraining (Formung und Straffung), Muskelaufbau, Training zum Stressausgleich usw.
Leistung	Leistungssportbezogene bzw. sportartspezifische Kräftigung und Aufbau der Muskulatur, Ausgleich zu einer anderen überwiegend durchgeführten Sportart

Zeitliche Planung von Zielen

Ziel	Zeitraum	Definition des Ziels
Langfristiges Ziel (Hauptziel, Grobziel)	drei Monate bis ein Jahr	ausgewogene/symmetrische Ausprägung der gesamten Körpermuskulatur
Mittelfristiges Ziel (Teilziel, nahes Ziel)	eine Woche bis ein Monat	Verbesserung der maximalen Kraftfähigkeit im Hinblick auf ein intensiveres Hypertrophietraining
Kurzfristiges Ziel (Feinziel, unmittelbares Ziel)	täglich bis morgen	»Heute trainiere ich verstärkt meine Rückenpartie«

könnten demnach Rückenschmerzen sein, das Ziel deren Beseitigung. Sind die Rückenschmerzen beseitigt, hatten Sie Erfolg. Motiv, Ziel und Erfolg sind also voneinander abhängig. Wer sich kein Ziel setzt, kann eigentlich auch keinen Erfolg haben.

In kleinen Schritten zum Ziel
Wer mit einem Trainingsprogramm beginnt, sollte sein Ziel bzw. seine Ziele stets vor Augen behalten. Doch kann es sein, dass manche Trainingsziele so weit entfernt liegen, dass einen die Motivation verlässt und man aus diesem Grund das Training vorzeitig abbricht. Um das zu vermeiden, sollte ein Hauptziel oder Langzeitziel festgelegt und der Weg dorthin in kleinere Abschnitte unterteilt werden. Teilziele (nah, mittelfristig) oder Miniziele (unmittelbar, kurzfristig) erleichtern das Erreichen des großen Ziels. In der Praxis könnte dies wie in der Tabelle auf dieser Seite gezeigt aussehen.

Es bleibt Ihnen selbst überlassen, wie Sie Ihre persönlichen Ziele definieren und was Sie in einem bestimmten Zeitraum erreichen wollen. Bleiben Sie aber realistisch und flexibel. Wenn Sie ein festgelegtes Teilziel nicht erreichen, ist dies kein Grund aufzugeben. Suchen Sie nach der Ursache dafür und bestimmen Sie gegebenenfalls Ihre Ziele neu. Seien Sie nicht zu streng mit sich selbst und hören Sie immer auf die Signale Ihres Körpers.

Änderung der Ziele
Trainingsziele können sich im Lauf einer sportlichen Karriere auch verändern, oder es können neue hinzukommen. Eine weitere Veränderung kann eintreten, wenn aufgrund der Trainingserfahrung die Fähigkeit wächst, Ziele genauer bzw. differenzierter zu formulieren. Steht am Anfang vielleicht nur der Wunsch nach besserem Wohlbefinden, ist es möglich, dass nach einigen Jahren ganz gezielt auf die erste regionale Meisterschaft hin trainiert wird.

Über Tests Ziele definieren
Die Planung eines Trainingsziels hängt oft auch vom momentanen Zustand des Sportlers ab. »Ist« und »Soll« sind hier als Schlagworte zu nennen. Oder: »Das bin ich momentan und dies will ich werden.« Die Bestimmung des Istwerts funktioniert mit einem oder mehreren Tests. Jedes gut ausgestattete Studio hat hierfür unterschiedliche Möglichkeiten. Wer seinen Beinumfang vergrößern will, für den eignen sich Umfangmessungen mit einem Maßband. Wer sein Körperfett reduzieren will, kann Unterhautfettmessungen mittels Caliper-Methode oder Körperfettmessungen nach der BIA-Methode durchführen. Wer seine Maximalkraft verbessern will, absolviert entsprechende Krafttests. Wer beweglicher werden will, sollte sich Flexibilitätstests unterziehen. Fragen Sie Ihren Trainer vor Ort nach den verschiedenen Möglichkeiten.

Das Training planen

Sind Ihr Ausgangszustand und Ihre Ziele klar und eindeutig definiert, geht es an die Planung des Trainings. Geplant werden Trainingsort, Übungen, Trainingsmethoden, Trainingsintensität, eventuell die zeitliche Festlegung von Wiederholungstests (Feststellung des neuen »Istzustands«, Erfolg/Misserfolg), Trainingsperioden usw.

Das Trainingsjournal

Das Trainingsjournal (Trainingsplan) stellt mit die wichtigste Grundlage eines jeden Trainingsprozesses dar. Er ist eine gute Hilfe, sich selbst gegenüber ehrlich und vor allem motiviert zu bleiben. Durch den Plan bzw. mit ihm werden sämtliche quantitativen Ausprägungen eines Trainings dokumentiert. Er bezieht sich immer auf die kleinste Einheit innerhalb einer mehr oder weniger langfristigen Trainingsplanung. Durch ihn und in Verbindung mit sich regelmäßig wiederholenden Re-Tests der eigenen Leistung wird Training sichtbar gemacht und auf Dauer nachvollziehbar. Anhand eines Trainingsplans, der sich natürlich kontinuierlich verändern kann, können jederzeit Erfolge nachvollzogen, Misserfolge erforscht und deren Ursachen gefunden werden. Je nach Motivation, Erfahrung, Trainingsziel oder persönlicher »Dokumentationsbereitschaft« kann er die

unterschiedlichsten Daten enthalten, wovon einige von ihnen zur Pflicht, andere wiederum zur Kür gehören. Die Minimalversion sollte auf jeden Fall die Übungen bzw. deren Bezeichnungen, die Satzzahl, die Wiederholungszahl und das Gewicht beinhalten. Außerdem sind der Trainingszeitraum (Gültigkeitszeitraum), die Trainingsmethode und die jeweiligen Trainingstage (Datum) sinnvolle Ergänzungen. Ebenso können weitere Angaben ihren Platz finden, wie z. B. aktuelles Körpergewicht, prozentualer Körperfettanteil, Umfangmessergebnisse, Teilziele/Zwischenziele oder die tägliche körperliche Befindlichkeit. Ihrer Kreativität sind keine Grenzen gesetzt – finden Sie für sich eine kategorische, systematische und vor allem sinnvolle Erfassung Ihrer Trainingsdaten.

Realistisch planen

Setzen Sie sich ein realistisches Ziel und teilen Sie dieses in Zwischenziele auf. Mit mehreren kleinen Zielen können Sie mehr Erfolge feiern, und die Motivation für das Training bleibt auf einem hohen Niveau. Teilerfolge spornen zum Weitermachen an. Auch eine Möglichkeit: Notieren Sie sich Ihre Ziele und hängen Sie sich diese Notiz an eine gut sichtbare Stelle. So wissen Sie auch in einer mentalen Schwächephase immer, weshalb es sich lohnt, momentane Schwierigkeiten zu überstehen.

Begriffe und zeitliche Einteilung verschiedener Zyklen

Makrozyklus (langfristiger Trainingszyklus)	3–12 Monate
Mesozyklus (mittelfristiger Trainingszyklus)	4–12 Wochen
Mikrozyklus (kurzfristiger Trainingszyklus)	1–3 Wochen
Tageszyklus	1–3 Trainingseinheiten
Trainingseinheit	1–2 Stunden

Die Periodisierung

Kein leistungsorientierter Athlet, egal aus welchem Bereich des Sports, kann während seiner gesamten aktiven Laufbahn auf höchstem Niveau trainieren. Biologisch gesehen ist daher ein regelmäßiger Wechsel der Trainingsformen und Belastungsintensitäten nötig. Da Sie bereits wissen, dass jeder Organismus individuell auf Training reagiert, kann in diesem Zusammenhang jedoch kein allgemeingültiger Vorschlag zur Periodisierung gegeben werden. Die unterschiedlichen Trainingsziele, die bekanntlich von jedem Sportler individuell definiert werden, würden für weitere Verwirrung sorgen.

Zyklen im Trainingsprozess

Gewöhnlich wird im Krafttraining für ein halbes Jahr im Voraus geplant. Im Hobby-, Freizeit- oder Rehabereich können es auch nur einige Wochen, im Profibereich durchaus auch ein ganzes Jahr sein. Die Tabelle auf S. 92 zeigt ein allgemeingültiges Schema von »groß« nach »klein«.

Eine derartige Strukturierung des Trainingsprozesses ist laut verschiedener Expertenaussagen nur nötig, wenn zum Zweck der stetigen Leistungssteigerung maximale Belastungsspitzen auftreten, also wenn phasenweise in Intensitätsbereichen von bis zu 100 % F_{max} (oder darüber) trainiert wird bzw. werden muss. Innerhalb dieser Zyklen können Sie die im Kapitel 2 besprochenen Trainingsmethoden (S. 58 ff.) je nach Wunsch, Bedarf und Leistungsniveau variieren. Um die Gefahr des Übertrainings durch zu lange intensive Belastungsperioden zu umgehen, wechseln Sie in bestimmten Abschnitten die Trainingsart. Hierzu haben Sie das Hypertrophietraining, das IK-Training und das Kraft- bzw. Muskelausdauertraining bereits kennengelernt. Sie unterscheiden sich speziell in den Intensitäten (Gewicht in % F_{max}) und Wiederholungszahlen und folglich in ihren Wirkungen auf den Körper.

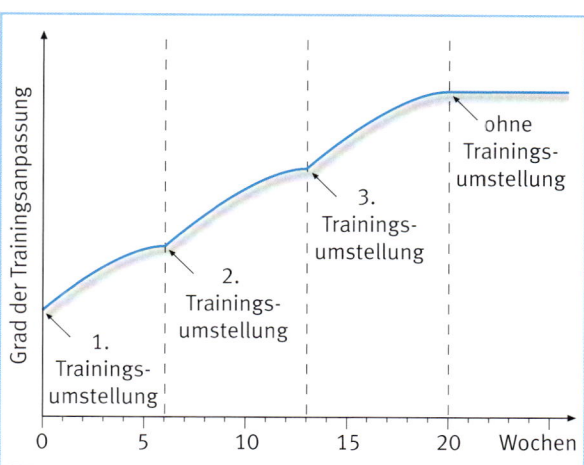

Regelmäßige Trainingsumstellungen führen zu regelmäßigen Trainingsanpassungen.

Mit Planung zum Erfolg

Entgegen der Meinung mancher Experten, dass eine Periodisierung des Trainingsprozesses nur für Leistungssportler notwendig ist, behaupte ich, dass auch ambitionierte und regelmäßig trainierende Breitensportler von Trainingszyklen profitieren. Meine langjährige Erfahrung als Trainer bestätigt immer wieder aufs Neue, dass man gerade diejenigen Sportler, die nicht speziell für einen Wettkampf trainieren, mit regelmäßigen Trainings-»Besprechungen« langfristig motivieren kann, das Training weiterzuführen. Vernachlässigt man als Trainer hingegen die Betreuung seiner Kunden, verlieren diese sehr häufig bereits nach einigen Wochen Ihre Lust, und sie existieren nur noch als Nummer in einem Karteikasten. Das gemeinsame Planen, die regelmäßigen Termine mit dem Kunden und das damit zusammenhängende Interesse des Trainers am Trainingsprozess des Trainierenden fördern in hohem Maße die Leistungsbereitschaft. Ein jedoch planloses Training nach dem »Lust-und-Laune-Prinzip« ist grundsätzlich zwar nicht schädlich, langfristig gesehen wird es aber niemals zu einem optimalen Verhältnis von Trainingsaufwand und -erfolg

93

Gut zu wissen

Im Sinne eines optimalen Trainingserfolgs ist es weder sinnvoll, die Trainingsmethoden und Belastungskomponenten ständig zu ändern – etwa von Trainingseinheit zu Trainingseinheit –, noch, mit deren Variationen zu lange zu warten.

führen. Viele Studien haben gezeigt, dass nach etwa sechs bis zwölf Wochen gleichartigen Trainings eine weitgehende Leistungsstagnation eintritt (Deckeneffekt), das Training also fast keine Leistungsverbesserung mehr bringt.

Bitte beachten Sie hierbei, dass bezüglich dieser Zeitangabe natürlich individuelle Abweichungen möglich sind. Viele Kunden wenden sich regelmäßig mit genau diesem Problem bekümmert an ihre Trainer. Wenn man sie dann fragt, wie lange sie denn schon nach welcher Methode trainieren, stellt sich in 99 % der Fälle heraus, dass das Training seit Monaten (manchmal auch seit Jahren) viel zu eintönig und nahezu ohne jegliche Variationen gestaltet wird. In solchen Fällen ist es dann höchste Zeit, die Organisationsform, die Trainingsmethode, das Belastungsgefüge und/oder die Übungen umzustellen, um dem Körper so neue Reize, d. h. neue Gründe zur Anpassung, zu verschaffen. Wer also zu lange nach dem gleichen Prinzip trainiert, dessen Leistungskurve flacht ab, stagniert oder fällt sogar ab.

Bei der Einteilung Ihres Trainingsprozesses in Zyklen können Sie langfristig festlegen, wie Sie das Training durchführen. Ein erfahrener Trainer kann hierbei sicher gute Ratschläge geben. Ein Beispiel, dessen Reihenfolge und zeitliche Ausdehnung der einzelnen Trainingsphasen individuell angepasst werden müsste, zeigt die unten stehende Tabelle.

Makrozyklus

Beispiel einer langfristigen Trainingsplanung für Fortgeschrittene mit dem Ziel des Muskelaufbaus (Hypertrophie)

Mesozyklus 1 – 9 Wochen – Hypertrophietraining			Mesozyklus 2 – 4 Wochen – IK-Training			Mesozyklus 3 – 4 Wochen – Kraftausdauertraining		
Mikrozyklus 1.1 – 3 Wochen – Trainingsplan 1	Mikrozyklus 1.2 – 3 Wochen – Trainingsplan 2	Mikrozyklus 1.3 – 3 Wochen – Trainingsplan 3	Mikrozyklus 2.1 – 1 Woche – Trainingsplan 4	Mikrozyklus 2.2 – 2 Wochen – Trainingsplan 5	Mikrozyklus 2.3 – 1 Woche – Trainingsplan 6	Mikrozyklus 3.1 – 1 Woche – Trainingsplan 7	Mikrozyklus 3.2 – 2 Wochen – Trainingsplan 8	Mikrozyklus 3.3 – 1 Woche – Trainingsplan 9
Mesozyklus 4 – 9 Wochen – Hypertrophietraining			Mesozyklus 5 – 4 Wochen – IK-Training			Mesozyklus 6 – 4 Wochen – Kraftausdauertraining		
Mikrozyklus 4.1 – 3 Wochen – Trainingsplan 10	Mikrozyklus 4.2 – 3 Wochen – Trainingsplan 11	Mikrozyklus 4.3 – 3 Wochen – Trainingsplan 12	Mikrozyklus 5.1 – 1 Woche – Trainingsplan 13	Mikrozyklus 5.2 – 2 Wochen – Trainingsplan 14	Mikrozyklus 5.3 – 1 Woche – Trainingsplan 15	Mikrozyklus 6.1 – 1 Woche – Trainingsplan 16	Mikrozyklus 6.2 – 2 Wochen – Trainingsplan 17	Mikrozyklus 6.3 – 1 Woche – Trainingsplan 18

Das Training kontrollieren

»Trainingskontrolle« ist im Sport ein fest definierter Begriff. Im Grunde genommen müsste er »Erfolgs-kontrolle« heißen, da Sie über standardisierte Wie-derholungstests (Re-Tests) kontrollieren, ob das Training eine dem Ziel entsprechende gewünschte Veränderung nach sich gezogen hat. Mit »standar-disierten Tests« sind Tests gemeint, die wiederhol-bar sind – und zwar in der Durchführungsweise und unter gleichen Bedingungen wie diejenigen Tests, die zu Beginn des Trainingsprozesses bzw. eines Trainingszyklus durchgeführt wurden. Wie schon er-wähnt, gibt es eine Reihe von Tests, die Sie im Kraft-sport je nach Trainingsziel und/oder Leistungsniveau verwenden können. Nur mit einigen von ihnen kann ich mich im Anschluss beschäftigen.
Trainingskontrollen sind für alle Beteiligten (Trainer, Athlet, Physiotherapeut usw.) ein hilfreiches Instru-ment. Die Ergebnisse geben Aufschluss darüber, ob Sie auf dem richtigen Weg sind.

Wesentlicher Bestandteil für die weitere Trainings-planung bzw. für -korrekturen sind die Trainings-journale. Sie geben Aufschluss darüber, auf welche Art und Weise trainiert wurde, und dienen als An-satz künftiger Neuplanungen. Kontrollen kann man alle sechs bis zwölf Wochen durchführen. Dabei er-gibt jeder Test mit den spezifischen Ergebnissen einen neuen Istzustand, von dem aus dann der nächste Sollzustand bzw. ein nächstes Teilziel defi-niert wird.

Krafttests

Mit drei verschiedenen Tests zur Bestimmung der Kraftfähigkeit haben Sie sich bereits im Kapitel 1 auf den Seiten 32 bis 35 beschäftigt. Heben Sie sich die Kontrollergebnisse immer gut auf. Die schriftlichen Aufzeichnungen können dann mit den neuen Werten verglichen werden.

Beweglichkeitstests

Die Beweglichkeit spielt auch im Krafttraining eine wichtige Rolle. Grundsätzlich ist sie dafür verant-wortlich, dass Übungen, bei denen eine erhöhte Bewegungsweite notwendig ist, überhaupt durch-geführt werden können. Zu nennen sind hier die Beispielübungen »Tiefe Kniebeuge« oder »Fliegende mit der Kurzhantel«. Nur wer mindestens »durch-schnittlich« beweglich ist, kann in der notwendigen Amplitude trainieren.
Mit regelmäßigem Stretching können Sie Ihren Mus-keln eine erhöhte Dehnfähigkeit verschaffen, aber auch insgesamt wesentlich beweglicher bleiben. Leider wird dem Dehntraining häufig zu wenig Auf-merksamkeit geschenkt, obwohl es etliche positive Effekte hat (siehe auch S. 107).
Die vier wichtigsten Beweglichkeitstests stelle ich Ihnen auf den folgenden Seiten vor.

Mein Tipp

Nur wenn lückenlose und genaue Daten über den vorangegangenen Trainingszyklus (Trainingsablauf) vorliegen, können mögliche Trainingsfehler oder Schwächen in der Planung bzw. Durchführung er-kannt werden und eine den Zielen entsprechende Korrektur erfolgen. Je exakter die absolvierten Trai-ningsleistungen dokumentiert wurden, desto einfa-cher können Sie mögliche Fehlerquellen (aber auch Erfolgsquellen!) auswerten.

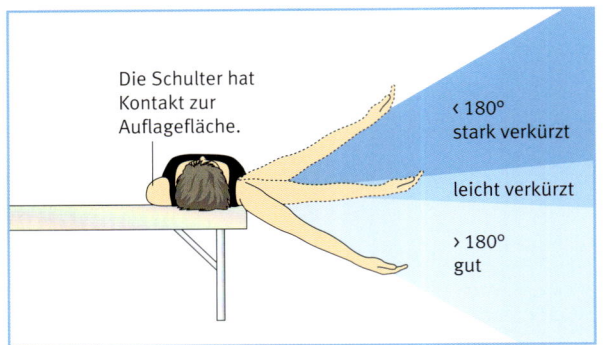

Beweglichkeitstest der Brustmuskulatur.

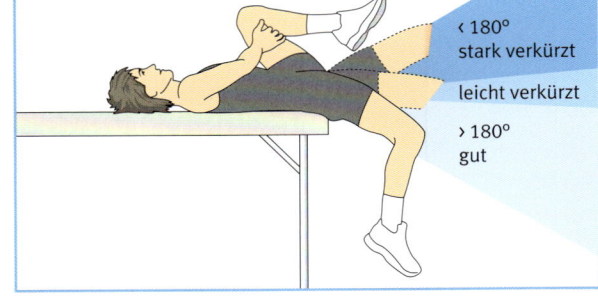

Beweglichkeitstest der Hüftbeugemuskulatur.

Brustmuskulatur

Die Testperson liegt mit dem Rücken nahe am Rand auf einer Liege. Das Schultergelenk der zu testenden Seite muss frei beweglich sein. Der Testarm wird nun mit der Handinnenseite nach oben auf die Seite gestreckt und locker abgesenkt. Dabei darf er sich im Schultergelenk nicht verdrehen! Der nun entstehende Winkel (Liegefläche – gestreckter Arm), gibt Auskunft über die Beweglichkeit der Brustmuskulatur. Testen Sie beide Seiten.

Hüftbeugemuskulatur

Die Testperson liegt rücklings so auf einer Liege, dass das Gesäß die Vorderkante berührt. Ein Bein wird angehoben, in der Kniekehle umfasst und angewinkelt zur Brust gezogen. Das Testbein hängt locker ohne Spannung und angewinkelt über das Ende der Liege. Der entstehende Winkel (Liegefläche – Oberschenkel des Testbeines) gibt Aufschluss über die Beweglichkeit der Hüftbeugemuskulatur. Testen Sie beide Seiten.

Bewertung der Brustmuskulatur

Der Oberarm sinkt unter die Horizontale, der sich ergebende Winkel ist deutlich größer als 180°.	gut bzw. überdurchschnittlich
Der Oberarm erreicht die Horizontale, der sich ergebende Winkel ist um 180°.	normal bzw. durchschnittlich
Der Oberarm erreicht die Horizontale nicht, der sich ergebende Winkel ist deutlich kleiner als 180°.	verkürzt bzw. unterdurchschnittlich

Bewertung der Hüftbeugemuskulatur

Der sich ergebende Winkel ist deutlich größer als 180°.	gut bzw. überdurchschnittlich
Der sich ergebende Winkel ist um 180°, bzw. der Oberschenkel befindet sich nahezu in einer Linie mit der Liegefläche.	normal bzw. durchschnittlich
Der sich ergebende Winkel ist deutlich kleiner als 180°.	verkürzt bzw. unterdurchschnittlich

Bewertung der rückwärtigen Oberschenkelmuskulatur

Der sich ergebende Winkel ist größer als 90°.	gut bzw. überdurchschnittlich
Der sich ergebende Winkel liegt zwischen 80 und 90°.	normal bzw. durchschnittlich
Der sich ergebende Winkel ist deutlich kleiner als 80°.	verkürzt bzw. unterdurchschnittlich

Bewertung der Wadenmuskulatur

Die Fersen behalten vollen Kontakt zum Boden, der Körperschwerpunkt liegt in der Mitte oder etwas davor, das Gleichgewicht kann gut gehalten werden.	gut bzw. überdurchschnittlich
Die Fersen behalten Kontakt zum Boden, der Körperschwerpunkt ist leicht nach hinten verlagert, das Gleichgewicht kann nur schwer gehalten werden.	normal bzw. durchschnittlich
Die Fersen können keinen Kontakt zum Boden erreichen. Beim Versuch, die Fersen auf dem Boden abzusetzen, kippt die Testperson nach hinten.	verkürzt bzw. unterdurchschnittlich

Hintere Oberschenkelmuskulatur

Die Testperson liegt gerade auf dem Rücken. Eine Hilfsperson führt das gestreckte Testbein so weit nach oben, wie es die Dehnfähigkeit zulässt. Das abgelegte Bein wird am Oberschenkel fixiert, sodass es nicht abheben kann. Testen Sie beide Seiten.

Wadenmuskulatur

Bei dieser vereinfachten Testversion für die Wadenmuskulatur begibt sich die Testperson aus dem Stand mit hüftbreiten und parallel gestellten Füßen in die tiefe Hockstellung hinein. Die Bewertung erfolgt über Augenschein.

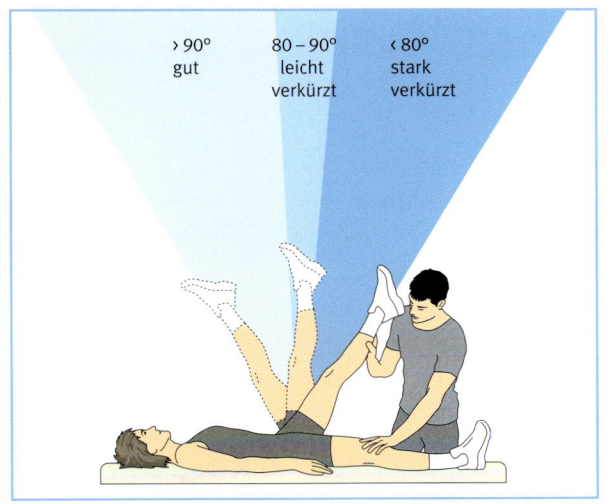

Beweglichkeitstest der rückwärtigen Oberschenkelmuskulatur (Beinbeuger).

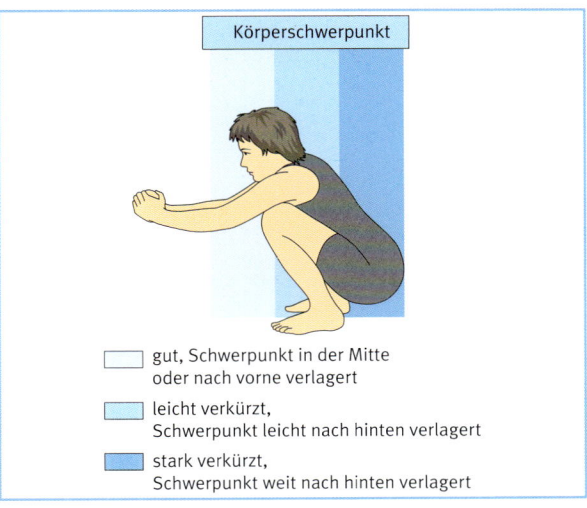

Beweglichkeitstest der Wadenmuskulatur mit Beurteilung nach Augenschein.

97

Messung des Körperfettanteils

Überschüssiges Fett zu verlieren ist für viele Fitness-treibende ein wesentlicher Faktor. Jeder weiß, dass dies am besten durch eine Kombination von Cardio-training und einer ausgewogenen bzw. angepassten Ernährung geschieht. Doch auch Krafttraining kann auf Dauer seinen Beitrag dazu leisten, da ein trai-nierter Muskel ein besserer Kalorienverwerter ist als ein untrainierter, schlaffer Muskel. Wer also gezielt an sein Fett will, der sollte regelmäßig Fettmessun-gen vornehmen, um festzustellen, ob sein Training auch diesbezüglich erfolgreich ist. Entsprechende Messungen sind auf unterschiedlichen Wegen mög-lich. Im Rahmen dieses Buches soll speziell auf die geschlechtneutrale Fat-Caliper-Messung eingegan-gen werden, da sie einerseits sehr einfach durchzu-führen ist und andererseits ohne die teilweise recht teuren elektronischen Gerätschaften auskommt. Sie ist eine der ältesten, aber immer noch aktuellen und in der Sportmedizin anerkannten Messmethoden. Zur Durchführung benötigen Sie lediglich eine Fett-messzange (Caliper), die Sie in gut sortierten Sport-fachgeschäften oder auch in Apotheken erhalten. Mit ihr wird an vier festgelegten Körperstellen die doppelte Dicke der jeweiligen Hautfalten durch An-heben der Haut mittels Daumen und Zeigefinger gemessen. Sie trägt deshalb auch den Beinamen »Vier-Punkte-Hautfaltenmessung«, zählt zu den kostengünstigsten Methoden und weist Messfehler von nur bis zu 3 % auf, was im Vergleich zu anderen (auch elektronischen) Messtechniken einen äußerst akzeptablen Wert darstellt.

> 1. Messstelle: subskapulare Hautfalte
> 2. Messstelle: Trizeps-Hautfalte
> 3. Messstelle: Bizeps-Hautfalte
> 4. Messstelle: suprailiakale Hautfalte

1. Messstelle

Die subskapulare Hautfalte befindet sich einen Dau-menbreit unter dem unteren Winkel des Schulter-blatts. Gemessen wird diagonal, wie die Linie in der Grafik verdeutlicht. Zur Messung sollen Schultern und Arme locker sein.

2. Messstelle

Die Hautfalte des Trizeps liegt in der Mitte des hinte-ren Oberarms genau über dem Muskelbauch des Arm-streckers (M. triceps brachii). Zur Messung muss der ganze Arm locker herabhängen. Es wird diagonal ge-messen.

3. Messstelle

Die Bizeps-Hautfalte befindet sich in der Mitte des vorderen Oberarms über dem Muskelbauch des zweiköpfigen Oberarmmuskels (M. biceps brachii). Auch hier muss der Arm bei der Messung locker herabhängen. Fassen Sie die Hautfalte senkrecht.

4. Messstelle

Die suprailiakale Hautfalte befindet sich in waag-rechter Linie einen Daumenbreit oberhalb des tast-baren Randes des Hüftknochens (Crista iliaca). Entspannen Sie während der Messung Ihre Bauch-muskulatur.

Hinweise zur Messmethode

Um wirklich korrekte Messergebnisse zu erhalten, müssen einige wichtige Richtlinien eingehalten werden:

- Halten Sie bei jeder Messung die beschriebenen Messpunkte genau ein!
- Fassen Sie die Haut etwa drei Daumenbreit mit Ihrem Daumen und Zeigefinger und ziehen Sie dann die Haut zusammen. Halten Sie die Hautfalte beim Messen fest! Frühzeitiges Loslassen kann die Messzange aufziehen und das Ergebnis verfäl-schen (siehe Grafik).

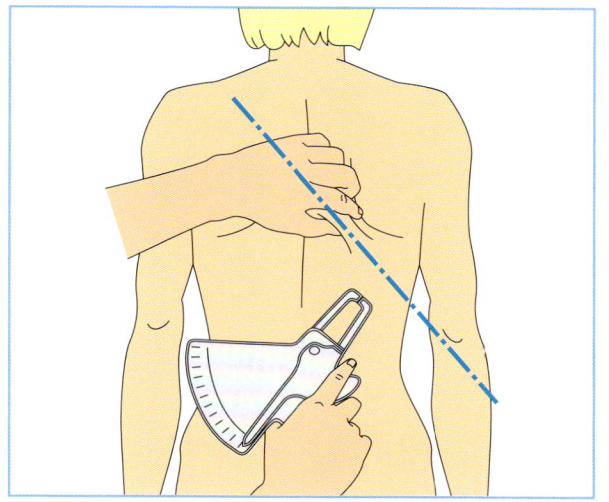

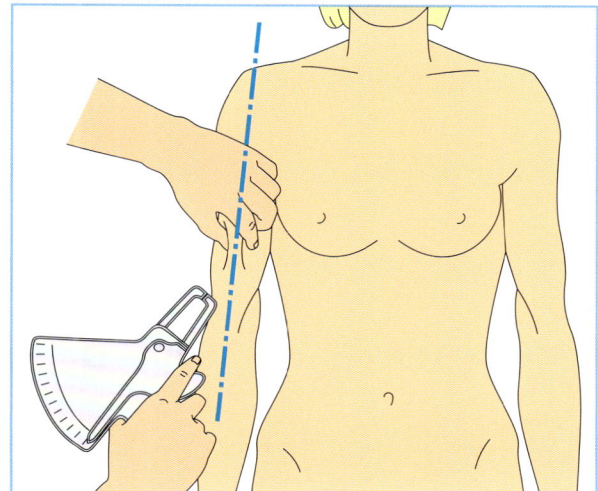

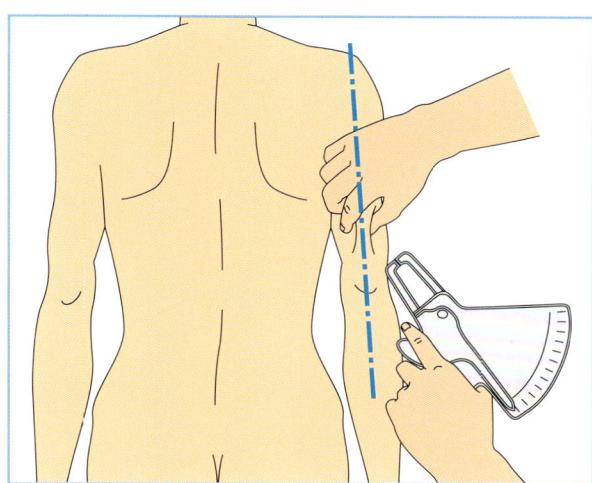

oben: Messung der subskapularen Hautfalte.
unten: Messung der Trizeps-Hautfalte.

oben: Messung der Bizeps-Hautfalte.
unten: Messung der suprailiakalen Hautfalte.

- Halten Sie die Faltenrichtung stets ein. Sie ist in den Grafiken jeweils mit einer blauen Linie gekennzeichnet.
- Legen Sie die Fettmesszange etwa einen Zentimeter neben Ihren Fingern an.
- Messen Sie nicht unmittelbar nach dem Training, da die Muskeln sonst zu hart sein könnten und die Falten schlechter messbar werden.

- Rechtshänder werden immer an der rechten Körperseite gemessen, Linkshänder an der linken.
- Die Messung sollte immer von derselben Person durchgeführt werden. Routine und Erfahrung garantieren optimale Messergebnisse.
- Allgemein sollten immer die gleichen Messmethoden für Tests und Re-Tests verwendet werden. Werden bei jedem Test unterschiedliche Metho-

Tabelle 1 – Frauen

Summe der Hautfalten in mm	Anteil des Körperfetts in %		
	16–29 Jahre	30–49 Jahre	› 50 Jahre
20	14,1	18,4	21,4
22	15,4	19,5	22,6
24	16,5	20,6	23,7
26	17,6	21,5	24,8
28	18,6	22,4	25,7
30	19,5	23,3	26,6
35	21,6	25,2	28,6
40	23,4	26,8	30,3
45	25,0	28,3	31,9
50	26,5	29,6	33,2
55	27,8	30,8	34,6
60	29,1	31,9	35,7
65	30,2	32,9	36,7
70	31,2	33,9	37,7
75	32,2	34,7	38,6
80	33,1	35,6	39,5
85	34,0	36,3	40,4
90	34,8	37,1	41,1
95	35,6	37,8	41,9
100	36,3	38,5	42,6

Tabelle 2 – Männer

Summe der Hautfalten in mm	Anteil des Körperfetts in %		
	16–29 Jahre	30–49 Jahre	› 50 Jahre
20	8,1	12,1	12,5
22	9,2	13,2	13,9
24	10,2	14,2	15,1
26	11,2	15,2	16,3
28	12,1	16,1	17,4
30	12,9	16,9	18,5
35	14,7	18,7	20,8
40	16,3	20,3	22,8
45	17,7	21,8	24,7
50	19,0	23,0	26,3
55	20,2	24,2	27,8
60	21,2	25,3	29,1
65	22,2	26,3	30,4
70	23,2	27,2	31,5
75	24,0	28,0	32,6
80	24,8	28,8	33,7
85	25,6	29,6	34,6
90	26,3	30,3	35,5
95	27,0	31,0	36,5
100	27,6	31,7	37,3

den angewandt, kann dies zu verfälschten Ergebnissen führen.

Nach der Messung wird das jeweilige Ergebnis notiert, und schließlich werden alle vier Ergebnisse addiert. Anhand der Summe können Sie in den Tabellen den prozentualen Körperfettanteil ablesen und mit späteren bzw. vorangegangenen Messungen vergleichen.

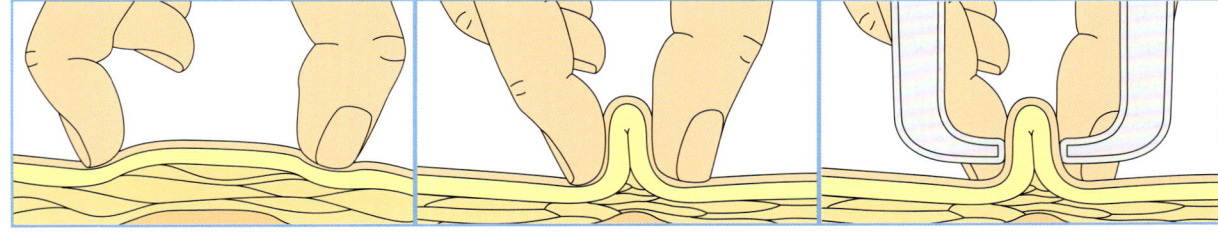

Greiftechnik mit Daumen und Zeigefinger für die Fat-Caliper-Messung.

Die optimale Trainingseinheit

Die Trainingseinheit stellt den kleinsten und zugleich wichtigsten Baustein innerhalb eines Trainingsprozesses dar. Ungeachtet der eigentlichen Trainingsdauer, der Trainingsintensität, der Trainingsziele, der Auswahl der Methoden und Organisationsformen und unabhängig davon, wie hoch das Trainingsalter ist, also wie lange man schon trainiert, sollten Sie der optimalen Trainingswirkung und Gesundheitsverträglichkeit zuliebe – auch wenn einmal wenig Zeit ist – auf keine der folgenden drei Hauptphasen verzichten:

> 1. Phase: Warm-up (Aufwärmen)
> 2. Phase: Hauptteil (Muskelbelastungsphase, Übungsprogramm Krafttraining)
> 3. Phase: Cool-down (Abkühlen)

Dieses Schema gilt praktisch für jede beliebige Sportart. Die zweite Phase ist immer Ihre eigentliche Sportart. In unserem Fall stellt das Krafttraining den Hauptteil dar. Nur wer alle drei Phasen kontinuierlich gleichberechtigt behandelt, wird langfristig erfolgreich trainieren. Und wahrscheinlich sogar erfolgreicher als viele Trainingskollegen oder -kameraden, die die Wichtigkeit dieser »Einheit« unterschätzen oder aus Unwissenheit vernachlässigen. Neben diesen drei Hauptphasen existiert noch eine vierte Phase oder »Nebenphase«, nämlich die der regenerativen Maßnahmen, die ebenfalls der körperlichen Erholung und dem Auffüllen der verbrauchten Energiespeicher dienen.

> 4. Phase: regenerative Maßnahmen

Regeneration findet immer zwischen den einzelnen Trainingseinheiten statt und gehört zwar nicht direkt zur Einheit Training, vervollständigt aber das Prinzip der optimalen Relation von Belastung und Erholung. Ich möchte sie deshalb hier erwähnen, um auch zu verdeutlichen, dass erfolgreiches Training nicht ausschließlich vom Gewichtestemmen abhängt, sondern genauso von den individuellen Maßnahmen der Regeneration. Alle vier Phasen schließen somit den Kreis des Trainingsprozesses optimal.

Warm-up

Das Warm-up – die Aufwärmphase – ist der Teil, der unmittelbar vor dem Hauptteil einer Trainingseinheit steht – und gleichzeitig derjenige ist, der am häufigsten nicht ausreichend durchgeführt wird. Ein aufmerksamer Blick in die Studios zeigt jedoch bereits ein Umdenken. Hat man vor 15 oder 20 Jahren vielerorts noch vergeblich nach entsprechenden Ausdauerzonen gesucht, findet man heute immer mehr große Areale mit den unterschiedlichsten Cardiogeräten. Nur müssten diese noch konsequenter für das Aufwärmen genutzt werden. Das Warm-up ist wie der Trailer zu einem guten Film. Es macht neugierig auf mehr und stimmt positiv auf das bevorstehende Ereignis ein.
Der Vergleich mit dem Verbrennungsmotor eines Autos, der erst behutsam auf Betriebstemperatur gebracht werden muss, bevor er ohne Schaden zu Höchstgeschwindigkeiten bereit ist, scheint ebenso passend. Auch der Körper kann nicht von 0 auf 100 die benötigte Leistung erbringen. Das Aufwärmtraining beansprucht verschiedene Organsysteme und Strukturen und bereitet diese auf bevorstehende höhere Belastungen vor.

Gut zu wissen

Die häufige Annahme, der Körper sei im Sommer und bei hohen Außentemperaturen automatisch ausreichend aufgewärmt, ist nicht richtig! Auch passive Aufwärmmaßnahmen wie beispielsweise durch Einreibungen mit Salben, Massagen, heiße Duschen, Sauna oder gar Solarium können das aktive Warm-up in keiner Weise ersetzen! Am Ende dieses Abschnitts werden Sie wissen, warum.

In der Hauptsache werden dem Warm-up folgende Wirkungen zugeschrieben:
- Verbesserung der physischen und psychischen Leistungsbereitschaft,
- Verbesserung der Bewegungskoordination,
- Verringerung des Verletzungsrisikos.

Optimal scheint diesbezüglich eine Einteilung in:
- allgemeines Warm-up,
- spezifisches Warm-up.

Das allgemeine Warm-up

Das allgemeine Aufwärmen ist durch eine geringe bis mittlere Ausdauerleistung auf einem der verschiedenen Cardiogeräte gekennzeichnet und sollte mindestens zehn Minuten in Anspruch nehmen. Wer zu Hause trainiert und keine entsprechenden Möglichkeiten hat, weicht auf einfache, ausdauernde aerobische Übungen aus, wie z. B. Gehen auf der Stelle (Marching), Step-touches oder Knee-lifts, alles unter Einbeziehung der Arme. Die Höhe des Pulses sollte beim allgemeinen Warm-up einen Wert von »160 minus Lebensalter« nicht überschreiten. Wer kein Pulsmessgerät zur Verfügung hat, steuert die Belastung so, dass eine Intensität gewählt wird, bei der noch problemlos ein zusammenhängendes Gespräch geführt werden könnte.

Diese Phase erfüllt folgende Hauptfunktionen:
- Erhöhung der Körperkerntemperatur,
- Verletzungsprophylaxe,
- Mobilisation der cardiopulmonalen Leistungsfähigkeit,
- psychische Einstimmung.

Erhöhung der Körperkerntemperatur

Sie steigt von ca. 37 °C auf 38,5 bis 39 °C an. Diese Temperatur gilt als optimal und sichert die erforderliche Geschwindigkeit der biochemischen Stoffwechselvorgänge. Die einhergehende erhöhte Durchblutung sorgt für die notwendige Sauerstoffversorgung des Organismus und verbessert die nervale Leitgeschwindigkeit (Nervenimpulsweitergabe) als Voraussetzung für eine hohe Kontraktionsgeschwindigkeit der Muskulatur. Schon eine Erhöhung der Körpertemperatur um 2 °C bewirkt diesbezüglich eine Verbesserung um mindestens 20 %! Durch die bessere Nervenimpulsweitergabe steigen zudem die Konzentrations- und Koordinationsfähigkeit. Aufmerksamkeit und Reaktionsfähigkeit werden intensiviert.

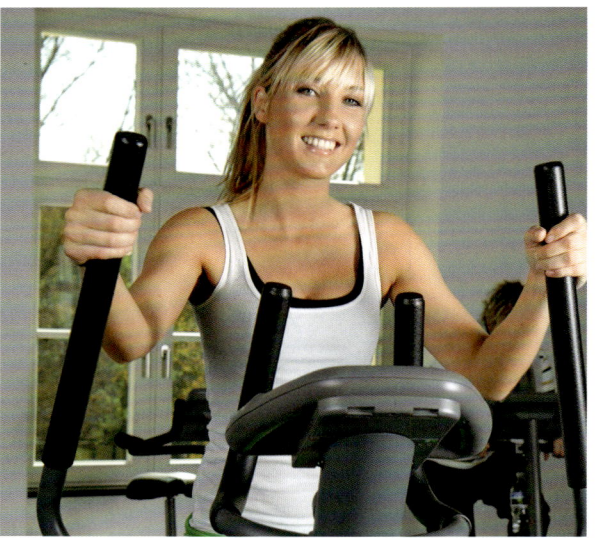

Lockeres Ausdauertraining dient der Erhöhung der Körpertemperatur.

Verletzungsprophylaxe

Durch den gleichmäßigen und behutsamen Wechsel von Druck und Entlastung auf die Gelenkknorpel wird dieser durch eine angeregte Produktion von Gelenkflüssigkeit besser »durchsaftet«, die vorübergehende, akute Knorpelhypertrophie (= Verdickung des Knorpels) sorgt somit für eine verbesserte Pufferfunktion bzw. -fähigkeit.
Durch die sanfte Ausdauerbewegung werden bestehende innere Reibungskräfte reduziert und Muskulatur, Sehnen und Bänder elastischer.

Mobilisation der cardiopulmonalen Leistungsfähigkeit

Dies bedeutet, dass das aktive Aufwärmen mittels sanfter Ausdauertrainingsformen die Leistungsfähigkeit des Herz-Kreislauf- und des Herz-Lungen-Systems anregt (= Steigerung der Herzfrequenz und Erhöhung der zirkulierenden Blutmenge in die entsprechenden Verbrauchsorgane; verbesserte Sauerstoffanreicherung des Blutes). Die dadurch verbesserte Energieversorgung der Muskeln bringt eine erhöhte Leistungsfähigkeit mit sich.

Psychische Einstimmung

Nicht ganz so wichtig wie die drei eben genannten Funktionen, aber dennoch nicht zu unterschätzen ist die psychische Einstimmung auf das Training. Gerade nach einem erlebnisreichen oder hektischen Tag ist die mentale Vorbereitung wichtig. Schließlich sollten die anstehenden Übungen mit vollster Konzentration und bestmöglicher Trainingstechnik ausgeführt werden. Eine anstrengende Trainingseinheit bedarf auch einer geistigen Willensstärke. Lockeres, aufwärmendes Ausdauertraining sorgt für eine positive Einstellung zum Training.

Das spezifische Warm-up

Im Anschluss an das allgemeine Aufwärmen steht das spezifische, häufig auch spezielles Warm-up genannt.

Mein Tipp

Bitte beachten Sie, dass die Erhöhung der Körperkerntemperatur nicht gleichzusetzen ist mit dem Temperaturanstieg der lokalen Muskelgruppen. Das Aufwärmen der in der Trainingseinheit beanspruchten Muskulatur soll daher im spezifischen Warm-up gesondert stattfinden.

Die »innere Betriebstemperatur« ist zwar schon erhöht, jedoch sind diejenigen Muskelgruppen und Gelenkstrukturen, die im anschließenden Hauptteil belastet werden, nur unzureichend erwärmt und entsprechend schlecht vorbereitet. Man stellt hier einen Bezug zur jeweiligen Zielübung her, indem man die in der Übung beanspruchten Gelenke vorab sorgfältig mobilisiert. Zusätzlich kann man die Muskeln behutsam vordehnen (Pre-Stretch), auch wenn dem sportwissenschaftlich keine fundierten Vorteile zugesprochen werden. Manche Athleten fühlen sich nach dem Vordehnen jedoch wohler und besser auf das Training vorbereitet. Probieren Sie es einfach selbst aus!
Als Anschluss daran eignen sich die sogenannten Aufwärmsätze. Dazu absolvieren Sie ein bis zwei Sätze der jeweiligen Zielübung mit deutlich geringerem als dem Trainingsgewicht und vielen Wieder-

Gut zu wissen

Pre-Stretch ist das Dehnen der Muskulatur vor Trainingsbelastungen. Es wird weniger intensiv durchgeführt als das Stretching nach dem Training. Die Haltephasen der Dehnstellungen sind wesentlich kürzer und betragen nur ca. 10 Sekunden gegenüber 30 bis 60 Sekunden beim Stretching in der Cool-down-Phase (siehe S. 107).

holungen. Mit dieser Vorgehensweise wärmen Sie speziell die Muskulatur auf und sorgen für eine bessere Einstellung auf den Belastungsatz bzw. die -sätze.

Manche Autoren geben hier den Ratschlag, sämtliche im Trainingsplan vorkommenden Übungen in einer kompletten Runde zu absolvieren. Wenn Sie jedoch die Beinmuskulatur in der »Aufwärmrunde« belasten und diese aber erst in beispielsweise 30 Minuten tatsächlich trainieren, dann hat sich der Effekt des Aufwärmsatzes bereits wieder aufgehoben. Beim klassischen Stationstraining ist es deshalb besser, wenn Sie einen spezifischen Aufwärmsatz dann machen, wenn auch die Zielübung an der Reihe ist, also kurz vorher.

Hauptteil

Der wesentliche Teil einer Trainingseinheit ist der Hauptteil – beim Krafttraining die tatsächliche Übungsauswahl, die im Trainingsplan vermerkt ist. Der Hauptteil orientiert sich an Ihren Zielen und Be-

dürfnissen. Entsprechende Übungsvorschläge mit und ohne Zusatzgewichte, an Maschinen oder mit Kurz- und Langhanteln finden Sie in reicher Auswahl in den beiden Bänden »Der neue Muskel-Guide« und »Muskel-Guide speziell für Frauen«. Suchen Sie sich anhand dieser Bücher Ihre persönlichen Übungen aus, vervollständigen Sie sie mit weiteren Übungen, die Ihnen bekannt sind, oder fragen Sie Ihren Trainer nach den vielen Variationen und Abwandlungen mit Hanteln, an Maschinen und an Seilzügen.

Zur inhaltlichen Gestaltung und zum methodischen Aufbau beachten Sie bitte Kapitel 2 ab S. 58 sowie den Abschnitt »Training planen und steuern« ab S. 88.

Hinweise zum Krafttraining

Body-Check Anfängern und Personen über 35 Jahren empfehle ich, vor Aufnahme des Sports einen Body-Check machen zu lassen. Das gilt auch für Menschen, die bereits diagnostizierte körperliche Beschwerden (anatomisch und physiologisch) haben. Insbesondere bei chronischen Beschwerden, Blutdruck- oder Herzproblemen und kurz nach Operationen ist eine Untersuchung auf Tauglichkeit für das Krafttraining indiziert. Übrigens: Eine sportmedizinische Untersuchung kann nie schaden, auch wenn man sich vermeintlich gesund fühlt.

Wo ein Ziel, da auch Erfolg Ein zuvor festgelegtes Trainingsziel ist mit der wichtigste Motivationsfaktor, wenn es um Langfristigkeit und Kontinuität bei sportlichen Aktivitäten geht. Teilen Sie Ihr großes Ziel in mehrere kleine auf. Es ist viel leichter, einen langen Weg in kleineren Etappen zurückzulegen, als eine endlos lange Strecke vor sich zu haben.

Aufwärmen Vernachlässigen Sie das gründliche Aufwärmen nicht, egal auf welchem Trainingsniveau Sie sich befinden. Bringen Sie mit einem etwa zehnminütigen lockeren Ausdauertraining Ihr Kreislaufsys-

Wichtig!

Das Aufwärmen mit all seinen Komponenten muss, die Intensität und die Gerätewahl betreffend, auf den Leistungszustand und das Alter des Einzelnen ausgerichtet werden. Einsteiger, die sich beim allgemeinen Warm-up zu intensiv belasten, ermüden bereits im Vorfeld zu stark. Dies gilt ebenso für die Aufwärmsätze im speziellen Warm-up.

Je besser ein Sportler trainiert ist, desto mehr Zeit muss er dem Aufwärmprogramm widmen. Gleiches gilt für ältere Sportler. Insgesamt sollte das gesamte Aufwärmprogramm seine Zwecke erfüllen, jedoch natürlich keinesfalls zu einer vorzeitigen Funktionsermüdung führen!

tem und die nötigen Stoffwechselprozesse in Gang. Sorgen Sie für ausreichende Mobilisation der Gelenke und sichern Sie die Aktionsbereitschaft der Muskeln mit weniger belastenden Aufwärmsätzen vor den eigentlichen Trainingsserien. Gehen Sie als gutes Vorbild voran!

Bewegung erlernen Jede neue Bewegung muss erst gelernt werden, auch wenn sie noch so einfach erscheint. Nehmen Sie quasi den neuen Bewegungsablauf im Kopf vorweg. Erst dann folgt der Körper mit der tatsächlichen Ausführung, und zwar zuerst ohne bzw. mit minimalem Gewicht. Unterschätzen Sie diesen Lernprozess nicht! Widmen Sie ihm genügend Aufmerksamkeit und schützen Sie sich so vor Bewegungsfehlern, Verletzungen und Trainingsrückschlägen.

Balance Achten Sie auf die richtige Balance! Zum einen betrifft sie die muskuläre Entwicklung Ihres gesamten Körpers. Wird er unausgewogen trainiert, ist es nur eine Frage der Zeit, wann muskuläre Dysbalancen zu gesundheitlichen Beschwerden führen. Sie können zwar jederzeit gewisse Schwerpunkte setzen, langfristig sollte jedoch die Muskulatur in ihrer Gesamtheit betrachtet werden. Der zweite Punkt bezüglich der Balance betrifft die Ausgewogenheit zwischen Trainingsbelastung und Erholung. Denken Sie daran: Der Körper passt sich nicht während, sondern immer nach dem Training an, also innerhalb der Erholungs- bzw. Regenerationsphase. Belastung und Erholung müssen deshalb aufeinander abgestimmt werden.

Signale beachten Lernen Sie, Ihren Körper zu verstehen. Hören Sie ihm zu, wenn er etwas zu sagen hat. Nehmen Sie Schmerzen oder Unwohlsein immer ernst! Lernen Sie auch, von Zeit zu Zeit etwas langsamer und behutsamer zu trainieren. Nur auf diese Weise werden Sie langfristig erfolgreich sein.

Immer schön atmen Bestimmte Anstrengungen verführen häufig dazu, den Atem anzuhalten. Tun Sie das nicht! Die Grundregel ist einfach: Atmen Sie aus, wenn Sie einen Widerstand überwinden bzw. bewältigen wollen (Gewicht heben, konzentrische Phase). Atmen Sie ein, wenn Sie dem Widerstand nachgeben (Gewicht senken, exzentrische Phase). Die richtige Atemtechnik garantiert einen gleichmäßigen und permanenten Sauerstofftransport und verhindert eine Mangelversorgung zu den leistungsbezogenen Organen des Körpers beim Training. Fortgeschrittene bzw. leistungsorientierte Kraftsportler oder Bodybuilder können individuelle Atemtechniken anwenden.

Der krönende Abschluss Wie das Warm-up eine wichtige Einleitung darstellt, so ist das Cool-down der krönende und notwendige Abschluss einer jeden Trainingseinheit. Damit leiten Sie wichtige Erholungsprozesse ein und sorgen dafür, dass Ihr Training letztendlich zum gewünschten Erfolg führt. Warm-up, Workout und Cool-down (einschließlich Stretching) ergeben insgesamt eine runde Sache.

Haltung beim Krafttraining
Die feste Grundposition
- Stellen Sie die Füße etwa schulterbreit und sicher auf den Boden.
- Die Fußspitzen können leicht nach außen zeigen.
- Spannen Sie die Beckenbodenmuskulatur an, halten Sie die Wirbelsäule in ihrer physiologischen Doppel-S-Krümmung und den Kopf in Verlängerung des Rumpfes.
- Das Becken liegt in der Mitte seines natürlichen Bewegungsradius, also nicht verstärkt kippen oder aufrichten. Dies garantiert eine physiologisch korrekte Stellung der Lendenwirbelsäule.
- Verwurzeln Sie die Füße mit dem Boden, belasten Sie beide Beine gleichmäßig und halten Sie sie leicht gebeugt.

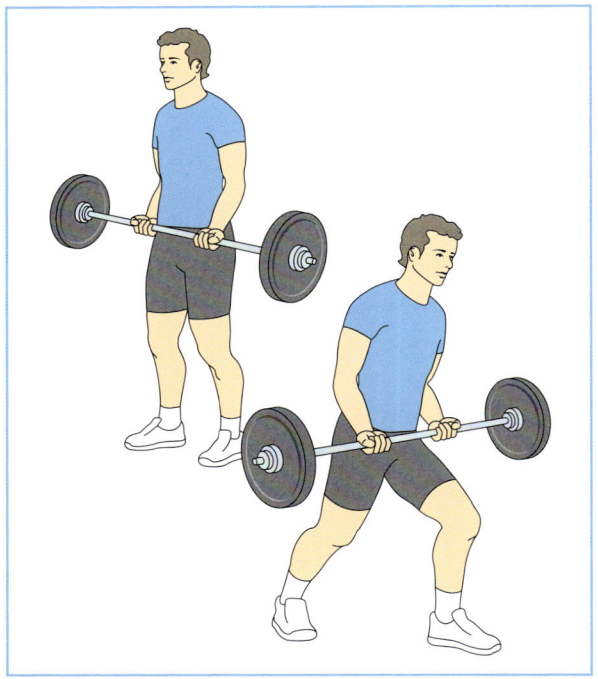

Korrekte Haltungen im Stehen (Grund- und Schrittposition) sorgen für sicheres Training.

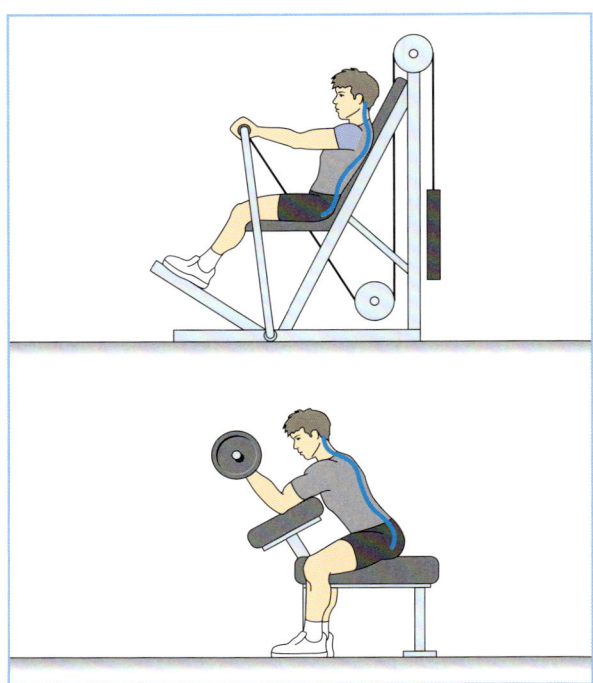

Bei einer korrekten Sitzhaltung bleibt die natürliche Krümmung der Wirbelsäule erhalten.

Die stabile Schrittposition

- Die Zehen des vorderen Fußes zeigen nach vorne, der hintere Fuß ist leicht ausgedreht.
- Die Kniespitzen liegen in einer Ebene mit den Füßen (keine X- oder O-Beine).
- Das Körpergewicht verteilen Sie auf beide Beine gleichmäßig.
- Das Becken bildet die Basis des Körperschwerpunkts.
- Der Beckenboden wird angespannt, der Rücken kann ganz leicht nach vorne geneigt werden, und die Wirbelsäule sollte ihre normale Krümmung beibehalten. Vermeiden Sie ein Hohlkreuz oder einen Rundrücken.
- Lassen Sie die Schultern nicht nach vorne hängen, strecken Sie ein wenig Ihren Brustkorb heraus.

Der richtige Sitz

- Stellen Sie die Sitzhöhe möglichst so ein, dass beide Füße fest auf den Boden bzw. auf der dafür vorgesehenen Plattform etwa hüft- bis schulterbreit aufgestellt werden.
- Optimal ist es, den Oberkörper aufrecht zu halten, sich – wenn nötig oder möglich – anzulehnen und dabei die normale Krümmung der Wirbelsäule beizubehalten. Dies ist besonders wichtig, wenn Gewichte nach oben über Schulter- bzw. Kopfniveau bewältigt werden müssen.
- Heben Sie das Brustbein etwas an, stabilisieren Sie den Rumpf mit den Bauchmuskeln und vermeiden Sie ein Hohlkreuz ebenso wie einen Rundrücken mit nach vorne gefallenen Schultern und Armen. Der Nacken bleibt in natürlicher Verlängerung des Rückens.

Cool-down

Während des Trainings mit Gewichten fallen Energie-abfallprodukte an, die der Körper nicht ohne Weiteres abbauen kann. Würden Sie es ihm selbst überlassen, diesen »Abfall« zu entsorgen, kann sich die Dauer der Wiederherstellung des Leistungsausgangsniveaus zeitlich um bis zu 100 % verzögern (siehe auch »Superkompensation«, S. 82). Unterstützen Sie dagegen Ihren Körper beim Abtransport der Abfallstoffe, bedeutet dies eine erhebliche Erleichterung für den Organismus und somit eine wesentlich schnellere Regeneration.

Das Cool-down (auch Abkühlen oder manchmal Abwärmen genannt) nimmt deshalb einen genauso wichtigen Stellenwert ein wie das Warm-up und sollte ebenso immer Bestandteil einer Trainingseinheit sein. Letztendlich ist die Abkühlphase für eine optimale Leistungsanpassung und -steigerung unentbehrlich.

Nach einer Krafttrainingseinheit wird sie aus zwei unterschiedlichen Phasen gebildet:

1. Phase: Sie ist durch lockeres Ausdauertraining in geringer Intensität gekennzeichnet. Der Begriff »Auslaufen« ist hier der gebräuchlichste. Verwenden Sie hierfür ein beliebiges Cardiogerät.
2. Phase: Hierbei werden die Muskeln, die im Hauptteil vorwiegend beansprucht wurden, gedehnt. Man nennt dies Stretching.

Auslaufen nach dem Krafttraining

Mit dem Auslaufen werden Herz-Kreislauf-Aktivität und Stoffwechsel erneut gesteigert (jedoch keineswegs auf Hochtouren gebracht), was den Abtransport von Stoffwechselendprodukten und somit die wichtige Regeneration fördert. Der Trainingspuls sollte dabei ungefähr den gleichen Wert wie beim Warm-up erreichen. Durch diese sanfte Anregung wird der Körper außerdem optimal auf die folgende Stretchingphase vorbereitet.

Hinweise zur Durchführung

- Lockeres Cardio-Training nach Wahl in geringer Intensität.
- Der Trainingspuls erreicht dabei Werte, die denen des Warm-up entsprechen (160 minus Lebensalter).
- Trainingsdauer etwa 10 bis 15 Minuten.

Stretching nach dem Krafttraining

Stretching, die zweite Phase des Cool-down, ist ein weiterer Schritt in Richtung Erholung. Durch die Übungen im Krafttraining wurde der Tonus (Spannungszustand) der belasteten Muskulatur automatisch erhöht. Bestimmt kennen Sie das Gefühl von »harten« Muskeln nach einer Trainingseinheit. Je intensiver ein Muskel trainiert wurde, desto höher ist dessen Ermüdungsgrad. Stretching ist hier der geeignete Weg, um möglichst schnell den Ausgangstonus wieder zu erreichen bzw. erhöhte Kontraktionsrückstände zu vermeiden. Ohne das bewusste Dehnen benötigt ein intensiv beanspruchter Muskel etwa 48 Stunden, um aus »eigener Kraft« in den Ausgangstonus zurückzugelangen. Durch Stretching geschieht dies in wesentlich kürzerer Zeit.

Das Dehnprogramm wird in ruhiger Gangart durchgeführt, es ist eine in den Bewegungen sehr langsame und behutsame Trainingsform. Es verhilft dem Muskel zu einer verbesserten Durchblutung, was wiederum für einen beschleunigten Abtransport von Stoffwechselendprodukten sorgt. Obwohl diese Tatsache der noch weitverbreiteten Ansicht widerspricht, dass Stretching dem Muskelaufbau entgegenwirke, ist sie wissenschaftlich fundiert. Alle Konstitutionstypen, aber insbesondere der athletische Körpertyp, müssen nach einem absolvierten Trainingsprogramm diesem Teil des Cool-down besondere Aufmerksamkeit schenken.

Ob als Abschluss oder als täglich durchgeführtes Entspannungsprogramm: Stretching erhält langfristig die Flexibilität und Geschmeidigkeit der Muskeln und infolgedessen des ganzen Körpers.

Stretching – die wichtigsten Übungen

Dehnung der seitlichen Nackenmuskulatur

1 Senken Sie aktiv beide Schultern nach unten und ziehen Sie den Kopf auf eine Seite. Dabei bleibt der Blick nach vorne gerichtet.

● Die Dehnung wird intensiver, wenn Sie – bei Dehnung der linken Seite – den linken Arm verstärkt in Richtung Boden ziehen und zusätzlich mit der freien rechten Hand die Neigung des Kopfes unterstützen.

● Die Dehnung der rechten Seite wird entsprechend spiegelverkehrt ausgeführt.

● Diese Übung können Sie stehend, sitzend oder kniend durchführen.

Dehnung der hinteren Nackenmuskulatur

2 Umfassen Sie den Kopf mit beiden Händen und ziehen Sie das Kinn möglichst nah an die Brust heran.

● Senken Sie dabei beide Schultern ganz bewusst nach unten.

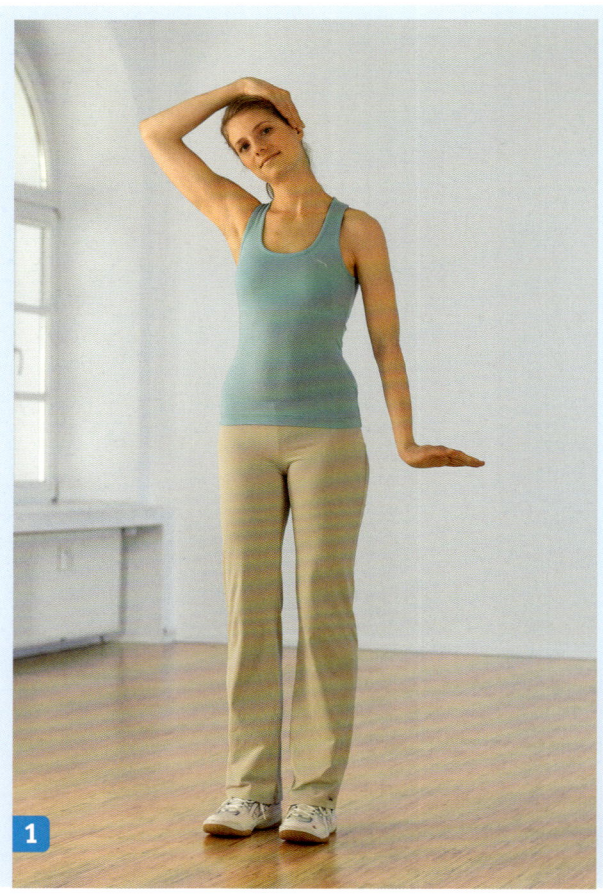
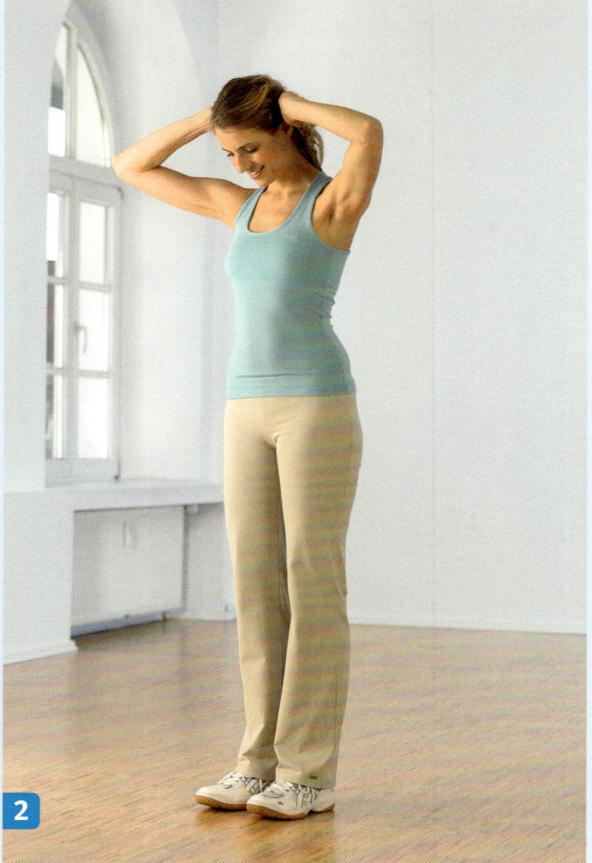

Dehnung der oberen Rückenmuskulatur

3 Überkreuzen Sie vor dem Oberkörper beide Arme und greifen Sie von hinten an Ihre Schulterblätter.

● Machen Sie den oberen Rücken rund und ziehen Sie die Schultern aktiv nach vorne.

● Hierbei entfernen sich auch die Schulterblätter voneinander.

● Wenn Sie den Kopf etwas nach unten senken, ist es angenehmer für den Nacken.

Dehnung der Schultermuskulatur

4 Führen Sie einen Arm vor die Brust und drücken Sie dessen Oberarm vorsichtig mit dem Unterarm der anderen Seite an den Körper.

● Senken Sie aktiv beide Schultern nach unten.

● Sie können zusätzlich den Kopf in Richtung der zu dehnenden Schulter drehen.

● Die Übung wird auf der anderen Seite entsprechend spiegelverkehrt ausgeführt.

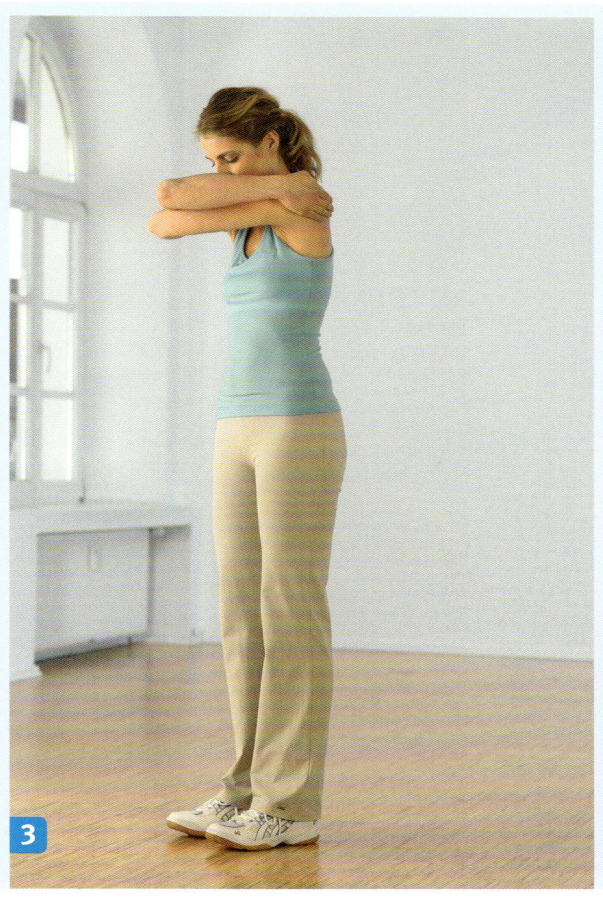

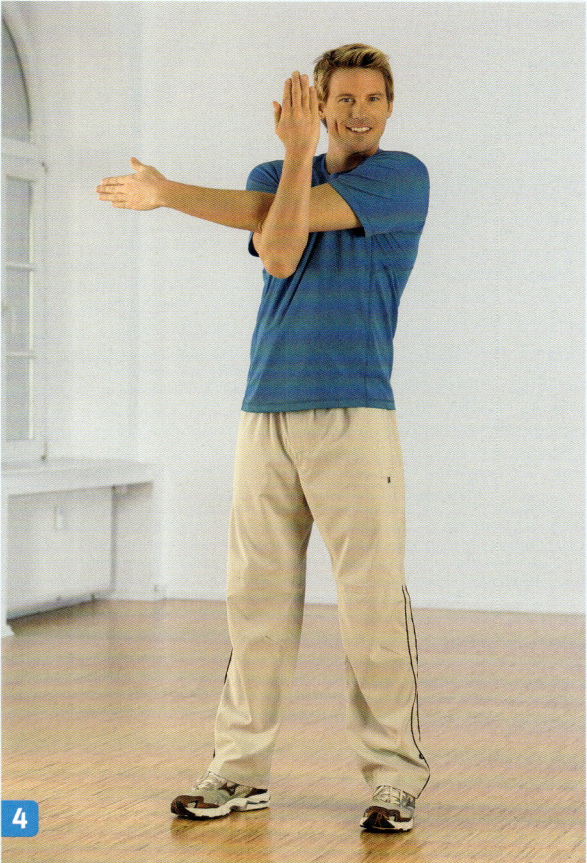

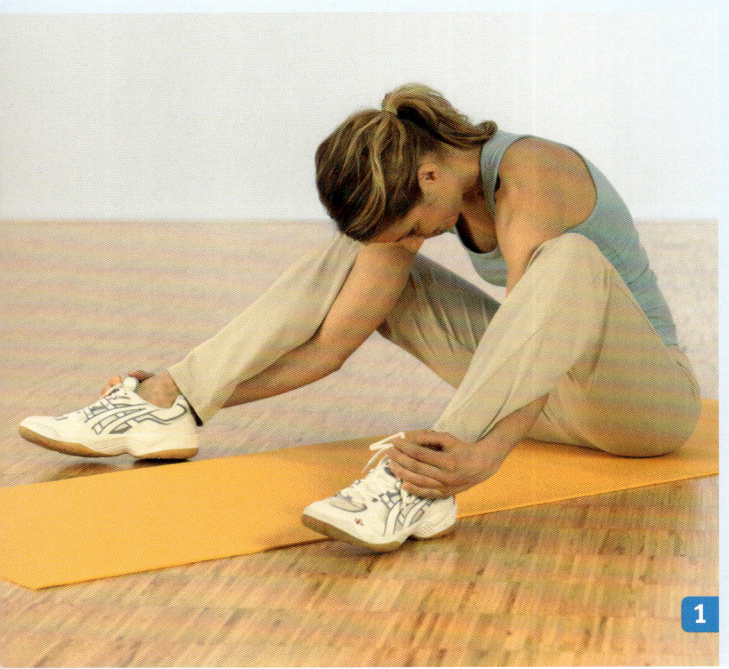
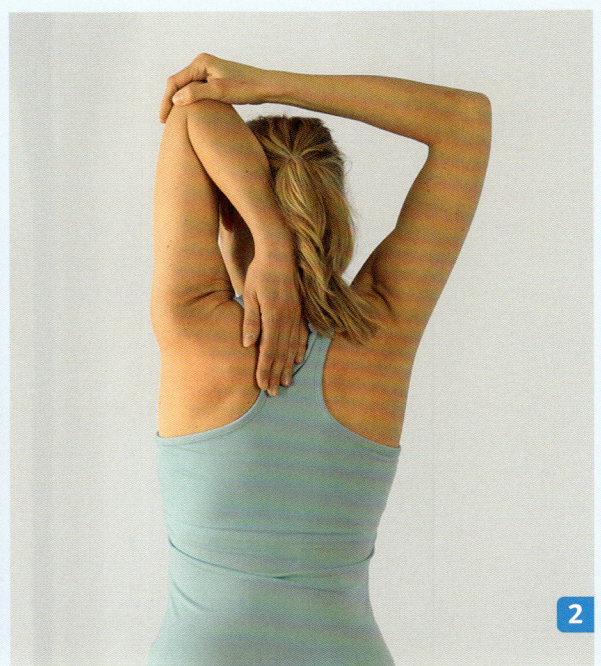

Dehnung der Rückenstreckmuskulatur

1 Im Grätschsitz mit gebeugten Beinen neigen Sie den Oberkörper mit rundem Rücken nach vorne.

● Versuchen Sie, die Fußgelenke unter den Unterschenkeln entlang von außen zu fassen, und ziehen Sie den Oberkörper dabei nach vorne.

● Der Kopf hängt locker in Richtung Boden.

Dehnung der Armstreckmuskulatur

2 Heben Sie einen Arm und legen Sie die Hand hinter dem Kopf auf der Gegenschulter oder der Halswirbelsäule ab, indem Sie das Ellbogengelenk maximal beugen.

● Mit der freien Hand fassen Sie den Ellbogen und verstärken durch Zug die Dehnung.

● Die Dehnung der Muskulatur des anderen Arms wird entsprechend spiegelverkehrt ausgeführt.

Dehnung der Armbeugemuskulatur

3 Heben Sie den Arm im Winkel von 90 Grad vom Körper ab und stützen Sie dessen Hand gegen eine Wand. Die Finger zeigen nach hinten und der gesamte Arm ist im Schultergelenk ausgedreht.

● Drehen Sie den Oberkörper vom Arm weg und drücken Sie behutsam die Schulter nach vorne. Sie spüren nun ein deutliches Ziehen im Bizeps.

● Verstärken Sie die Dehnung, indem Sie vorsichtig und kontrolliert das Ellbogengelenk bewusst durchstrecken.

● Wechseln Sie den Arm und führen Sie nun die Übung mit der anderen Seite aus.

Dehnung der Brustmuskulatur

4 Legen Sie die Vorderseite des Unterarms an eine Wand. Schulter- und Ellbogengelenk bilden jeweils einen 90-Grad-Winkel.

● Drehen Sie nun den Oberkörper vom Arm weg etwas nach vorne.

● Die Dehnung der Muskulatur der anderen Seite wird entsprechend spiegelverkehrt ausgeführt.

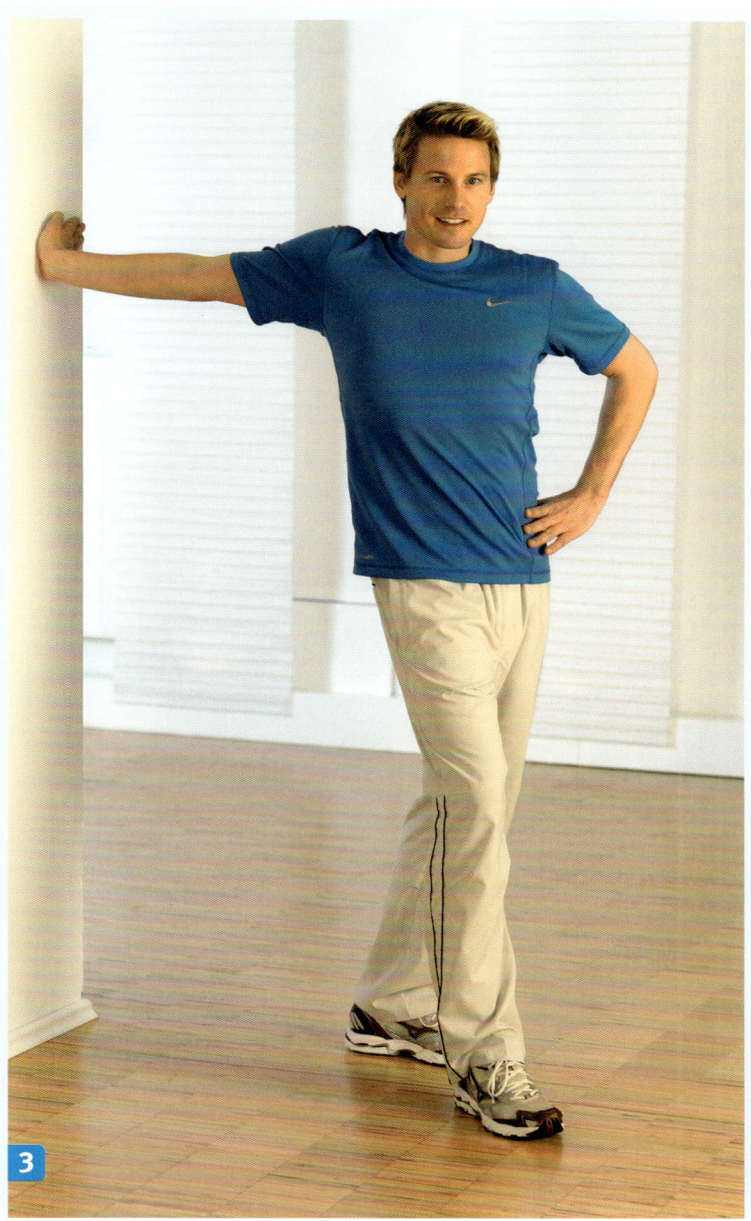

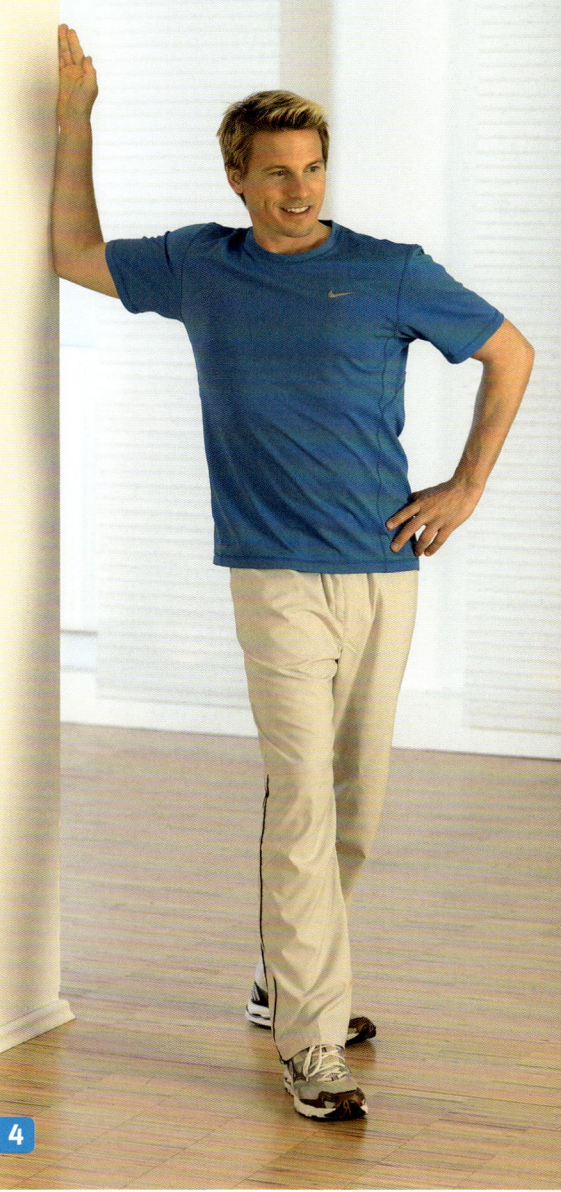

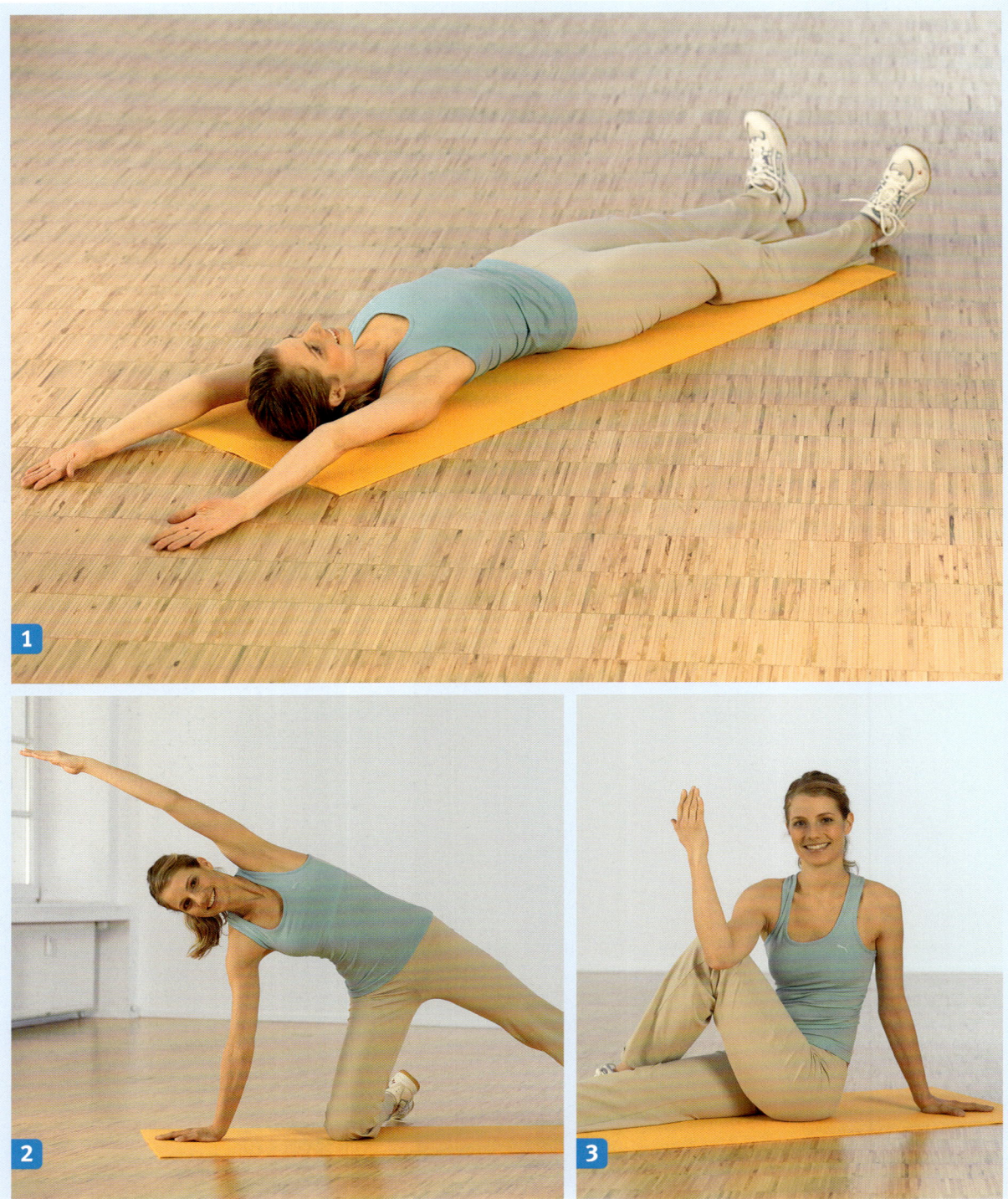

Dehnung der Rumpfvorderseite

1 Legen Sie sich auf den Rücken, strecken Sie locker die Beine nach vorne aus und bringen Sie die Arme über den Kopf nach hinten.

● Strecken Sie nun den ganzen Körper aktiv in die Länge.

Dehnung der seitlichen Rumpfmuskulatur

2 Im Einbeinkniestand stützen Sie den seitlich geneigten Oberkörper mit einem Arm am Boden ab. Drücken Sie sich etwas aus der Schulter heraus.

● Der andere Arm wird gestreckt nach oben geführt und bildet mit dem Oberkörper und dem seitengleichen Bein eine gerade Linie.

● Verlängern Sie Ihre offene Flanke, indem Sie den oberen Arm bewusst in die Diagonale ziehen.

● Die Dehnung der anderen Seite führen Sie spiegelverkehrt aus.

Dehnung der Gesäßmuskulatur/Abduktoren

3 Im Sitzen strecken Sie ein Bein, überschlagen das andere und stellen es angewinkelt in Höhe des Kniegelenks des gestreckten Beines auf.

● Drehen Sie den Oberkörper in Richtung des aufgestellten Beines und ziehen Sie dessen Oberschenkel in Richtung Brust.

● Drücken Sie dabei mit dem Ellbogen gegen die Außenseite des Knies.

● Die andere Seite wird entsprechend spiegelverkehrt gedehnt.

Dehnung der Beinstreckmuskulatur

4 Stützen Sie sich mit einer Hand gegen eine Wand.

● Heben Sie das gegengleiche Bein an.

● Umfassen Sie den Fußspann und ziehen Sie die Ferse zum Gesäß. Beide Knie bleiben nebeneinander. Strecken Sie das Hüftgelenk.

● Dehnen Sie nun das andere Bein.

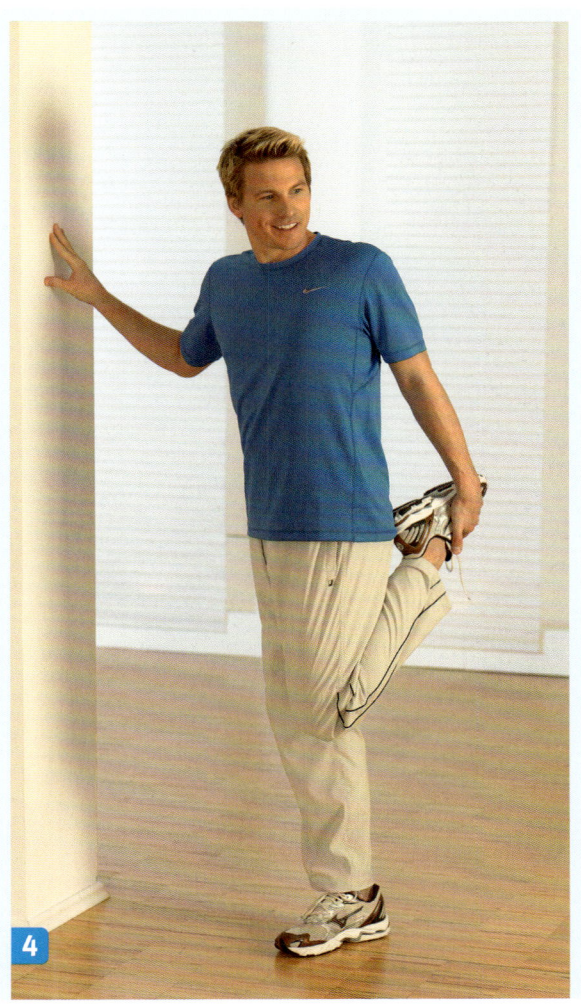

Dehnung der Beinbeugemuskulatur

1 Mit gebeugtem Standbein legen Sie die Ferse des fast gestreckten Spielbeins auf eine Bank ab. Ziehen Sie dessen Zehenspitzen fest an.

● Beugen Sie nun den Oberkörper mit geradem Rücken etwas nach vorne und kippen Sie das Becken (leichtes Hohlkreuz).

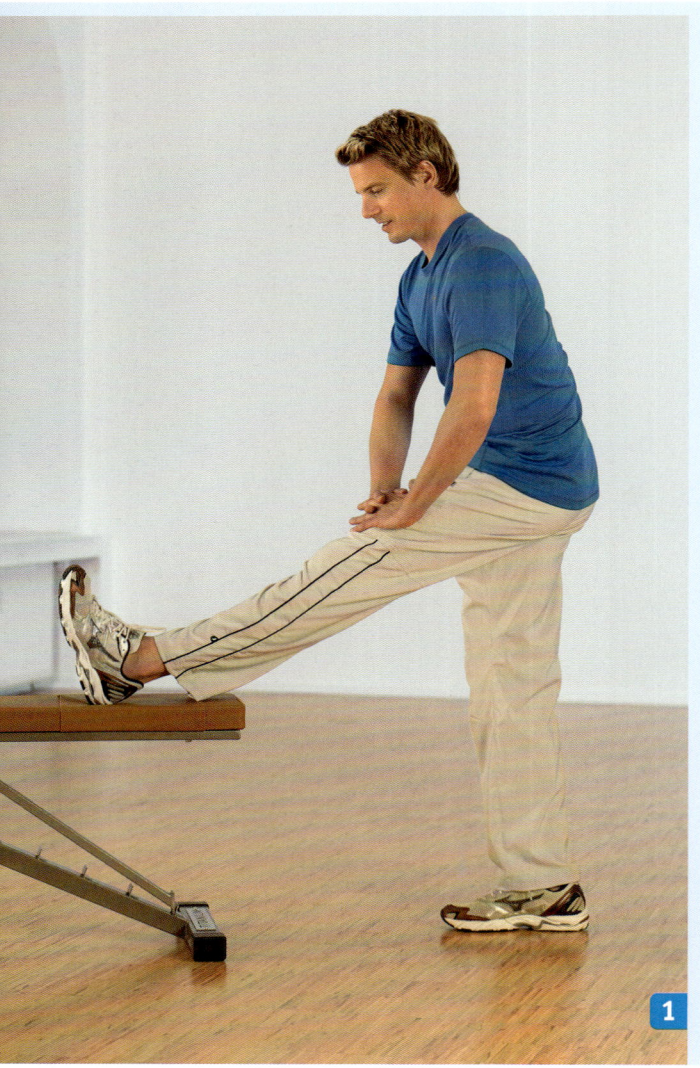

Dehnung der Adduktoren

● Die Dehnung des anderen Beins wird entsprechend spiegelverkehrt ausgeführt.

2 Auf dem Rücken liegend fassen Sie beide Fußgelenke und drehen die Oberschenkel im Hüftgelenk nach außen.

● Drücken Sie nun mit den Ellbogen gegen die Innenseite der Knie und verstärken Sie behutsam die Dehnung.

Dehnung der Hüftbeugemuskulatur

3 Im weiten Ausfallschritt legen Sie das hintere Knie auf dem Boden ab.

● Schieben Sie nun das Becken so weit nach vorne-unten, bis Sie eine Dehnung im Hüftgelenk verspüren. Das Knie des aufgestellten Beines soll nicht über die Zehenspitzen ragen.

● Die andere Seite wird entsprechend spiegelverkehrt gedehnt.

Dehnung der Wadenmuskulatur

4 In Schrittstellung beugen Sie das vordere Bein und strecken das hintere. Die Füße sind auf dem Boden seitlich etwas versetzt, jedoch parallel zueinander.

● Durch weiteres Beugen des vorderen Beines und bewusstes In-den-Boden-Drücken der hinteren Ferse entsteht die Dehnung in der Muskulatur der hinteren Wade.

● Dehnen Sie nun die Wadenmuskulatur des anderen Beins.

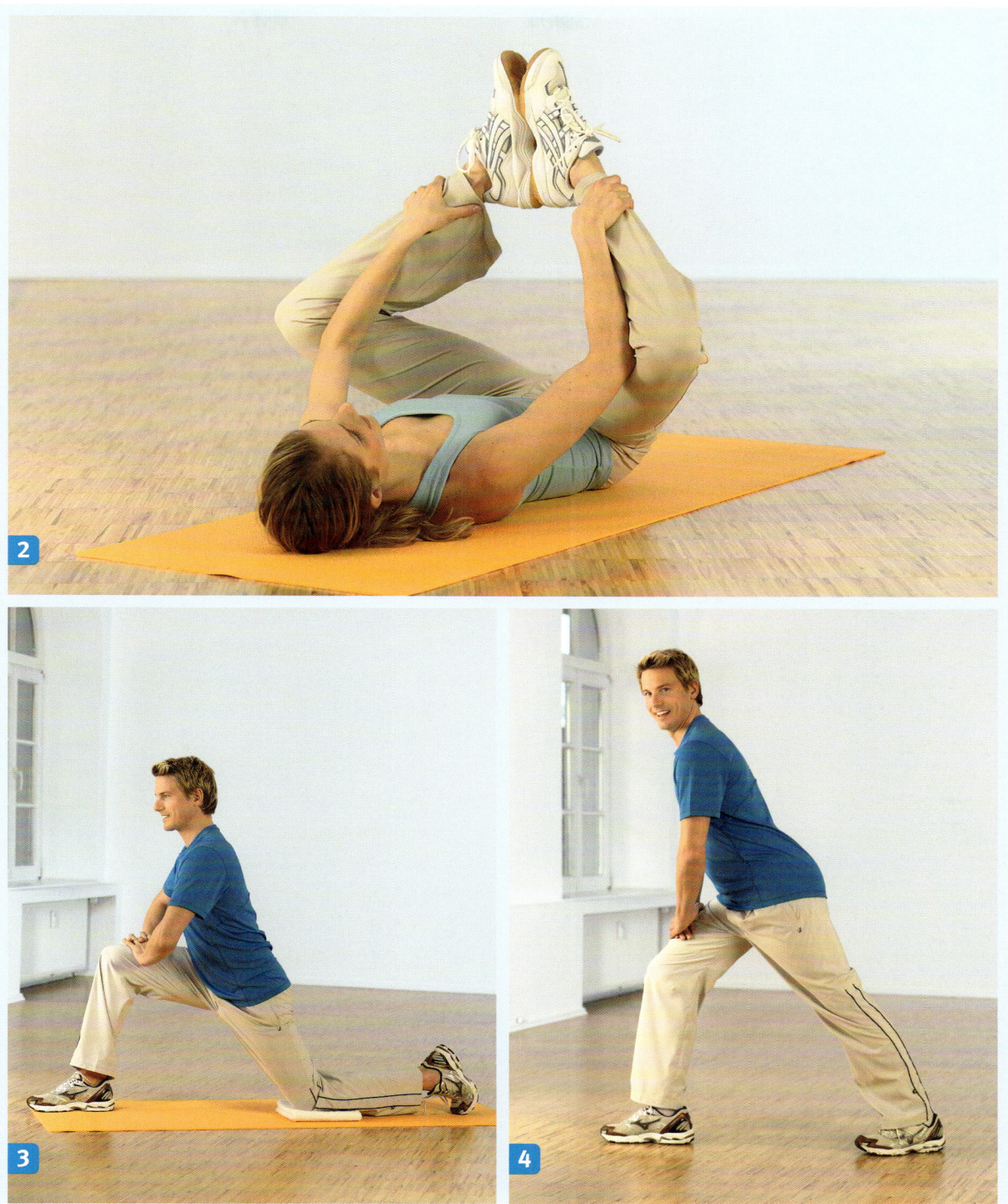

Hinweise zur Durchführung

- Verwenden Sie eine Matte oder Wolldecke als Unterlage. Wenn nötig, ziehen Sie sich einen Pullover über. Sie sollten nicht frieren oder im Luftzug liegen.
- Wenn Sie im Studio trainieren, suchen Sie sich am besten eine ruhige Trainingsecke. Manche Studiobesitzer haben sogar extra Stretching-Areale eingerichtet. Ein Walk- oder Discman mit ruhiger Musik kann die entspannende Wirkung des Dehnens fördern.
- Atmen Sie während der Übungen gleichmäßig, ruhig und bewusst, jedoch nicht gezwungen. Lassen Sie den Atem in seinem natürlichen Rhythmus fließen. Denken Sie sich mental in den Muskel hinein, schicken Sie jeden Atemzug in die zu dehnende Muskelpartie.
- Haben Sie keine Eile bei Ihrem Stetching-Programm. Begeben Sie sich immer langsam, behutsam und kontrolliert in die jeweilige Dehnposition, bis Sie eine leichte, noch angenehme Spannung im entsprechenden Muskel spüren. Seien Sie in Gedanken ganz bei ihm. Lösen Sie anschließend genauso langsam und bewusst die Dehnposition wieder auf.
- Wenn Sie als Einsteiger nicht auf Anhieb den der Übung entsprechenden Muskel spüren, versuchen Sie, durch kleine und sensible Änderungen die Dehnposition zu korrigieren.

Gut zu wissen

Anpassung an das Training geschieht nicht während, sondern erst in der Folge des Trainings, also immer danach bzw. zwischen den einzelnen Trainingseinheiten! Regenerative Maßnahmen bzw. Tage ohne Training sind deshalb besonders wichtig.

- Wippen oder federn Sie nicht, um Ihre Muskeln zu dehnen.
- Nach dem ersten Ziehen im Muskel verringert sich nach einigen Sekunden die Muskelspannung. Versuchen Sie dann, beim nächsten Ausatmen vorsichtig die Dehnung zu verstärken. Dehnen Sie immer ohne Schmerzen – ein leichtes Ziehen ist jedoch erlaubt und wünschenswert.
- Halten Sie jede Dehnposition für mindestens 30 Sekunden oder für vier bis sechs ruhige Atemzüge. Sie können die Haltedauer bis auf eine Minute erhöhen, wenn es Ihnen angenehm ist.
- Minimieren Sie das Verletzungsrisiko, indem Sie während des gesamten Übungsablaufs schnelle und abrupte Bewegungen vermeiden.

Regenerative Maßnahmen

Regenerative Maßnahmen wirken der Erschöpfung, die durch jedes Training entsteht, entgegen, dienen der Erholung und leiten die Vergrößerung der Energiespeicher ein. Sie legen den Grundstein für eine verbesserte Trainingsleistung und eine allgemein höhere Belastungstoleranz im Alltag.
Die Regeneration beginnt bereits mit dem Cool-down. Auslaufen und Stretching haben also eine ausgesprochen wichtige Bedeutung im Prozess der Erholung. Sie sind der perfekte Abschluss einer jeden Trainingseinheit und gelten gleichzeitig als erster Baustein der Regenerationsphase. In dieser Phase passt sich der Körper dem Training an, er reagiert auf vorher eingewirkte Belastungen. Die Regeneration ist demnach der Schlüssel zur Leistungssteigerung. Es stehen Ihnen etliche passive und aktive Maßnahmen zur Verfügung, mit denen Sie Ihren Körper wieder auftanken können. Wie weit Sie diese in Ihrer trainingsfreien Zeit durchführen können, muss natürlich auf die persönlichen Bedürfnisse und Gegebenheiten abgestimmt werden. Hier nur einige Ideen.

Sauna

Die Sauna ist wohl die am meisten genutzte Möglichkeit zur Entspannung und Erholung. Viele besuchen sie, damit – besonders im Winter – die Abwehrkräfte steigen. Für Athleten ist es ebenso sehr wichtig, sich vor Infekten zu schützen, damit der Trainingsprozess nicht wegen Krankheit unterbrochen wird.

Nach einem Saunabesuch fühlt man sich wohl und angenehm müde. Nach einem anstrengenden Krafttrainingsprogramm sollte der erste Saunagang frühestens 20 Minuten nach Beendigung des Haupttrainings erfolgen, damit der Kreislauf nicht zu sehr belastet wird. Diese Zeit haben Sie leicht nach einem ausgiebigen Dehnprogramm und einer gründlichen Dusche hinter sich.

Wer die Hitze und die trockene Luft der finnischen Sauna nicht verträgt, für den eignen sich auch Biosauna oder Dampfbad.

Massage

Massagen wirken sehr entspannend auf den Körper und seinen Organismus. Ob Wellness- oder Fitnessmassage, Partner- oder Selbstmassage, Shiatsu oder Fußreflexzonenmassage – alle Formen eignen sich bestens zur Erholung.

Im Zusammenhang mit der Regeneration interessiert hierbei vor allem ihre positive Einwirkung auf den Blut- und Lymphstrom und die Muskulatur. Eine sogenannte Wiederherstellungsmassage beschleunigt den Flüssigkeitsumlauf im Körper und den damit verbundenen schnelleren Abtransport von Stoffwechselschlacken. Sie kann Verspannungen lösen, von Schmerzzuständen befreien oder Steifheit und Müdigkeit entgegenwirken. Ein- bis zweimal im Monat sollten Sie sich diesen Luxus gönnen.

Regenerationsmaßnahmen zur Förderung des körperlichen Bewusstseins

Um diese Maßnahmen durchzuführen, müssen Sie sich nicht zwingend zu esoterischen Themen hinge-

Mein Tipp

Keine Sportmassagen bei Muskelkater! Die verletzten Strukturen der Muskulatur werden dadurch unnötigem Stress ausgesetzt, der Heilungsprozess wird verlangsamt.

zogen fühlen. Viele namhafte Politiker, Schauspieler und erfolgreiche Sportler wenden solche Methoden an, um sich fit zu halten und dem Alltags- oder Trainingsstress entgegenzuwirken. Einige Formen sind z. B. Tai-Chi, Qi Gong, Yoga, verschiedene Meditationstechniken oder einfache Atemübungen. Sie alle dienen auch der Schulung des eigenen körperlichen Bewusstseins, was sich wiederum positiv auf das aktive Training auswirkt. Ein ausgeprägtes Körpergefühl lässt Sie Übungen bewusster, gezielter und korrekter ausführen. Eine gute Trainingstechnik verbessert letztendlich auch Ihre Trainingsergebnisse. Viele Fitnessstudios bieten hierzu ein breitgefächertes Kursprogramm an.

Regenerationstraining

Das Regenerations- bzw. Kompensationstraining, auch als REKOM-Training bezeichnet, zählt zu den aktiven regenerativen Maßnahmen. Es bietet sich vor allem nach intensiven Trainingseinheiten oder bei einem Motivationstief an. Ein Tag Pause vom herkömmlichen Trainingsprozess und stattdessen ein entspanntes und lockeres Lauf- oder Radtraining, Schwimmen, Inlineskaten oder eine Bergwanderung wirken wahre Wunder und fördern trotz körperlicher Anstrengung die Erholung. Probieren Sie dies einmal aus! Sie werden erstaunt sein, was für einen Motivationsschub Sie dadurch erhalten.

Wenn Sie in einem Fitnessstudio trainieren, eignen sich auch die verschiedensten Gruppenkurse als REKOM-Training.

Trainingsplangestaltung

Am Ende dieses wichtigen Kapitels dürfen Empfehlungen zur Gestaltung eines Trainingsplans natürlich nicht fehlen. Dabei verzichte ich bewusst auf »fertige« Trainingspläne. Wieso eigentlich – in jedem Buch findet man doch solche?

Dies hängt mit dem bereits erwähnten »ultimativen Erfolgs-Trainingsplan« zusammen, der immer wieder in Zeitschriften vorgestellt wird.

Ein solcher Trainingsplan wird häufig unvoreingenommen genauso nachtrainiert, wie er abgedruckt wurde. Doch wie kann dieser Trainingsplan wissen, welche Ziele der Trainierende verfolgt? Sind dem Sportler alle genannten Übungen geläufig? Sind alle Übungen auf dessen Bedürfnisse ausgerichtet? Hat der Sportler genügend Zeit, um mit diesem Trainingsplan das zu erreichen, was er verspricht? Kennt dieser Plan seine Beschwerden im Kniegelenk? Auch diese Liste von Fragen kennt wahrscheinlich kein Ende.

Ihr Trainings-»Menü«

Deshalb an dieser Stelle ein wichtiger Hinweis: Verstehen Sie jeden Trainingsplan, der von einer Person – ob Experte oder nicht – aufgestellt wurde, als ein Rezept aus einem Kochbuch. Jedes Rezept – und deshalb vergleiche ich Trainingspläne sehr gerne mit ihnen – ist individuell veränderbar, flexibel, variabel. Sie vertragen kein Chili? Ersetzen Sie ihn durch Pfeffer. Sie essen kein Schweinefleisch? Kochen Sie das gleiche Rezept mit Putenfleisch nach. Trainingspläne haben mit Kochrezepten vieles gemeinsam. Es sind vorwiegend Ideen, mehr oder weniger durchdachte Kombinationen von Zutaten, die sich in der Basis gut vertragen. Doch der Koch, der dieses Rezept kreiert hat, weiß nichts über Ihren persönlichen Geschmack. Genauso verhält es sich mit fertigen Trainingsplänen – es sind nur durchdachte Zusammenstellungen, die je nach Geschmack einen individuellen Feinschliff benötigen. Nur so ist ein Trainingsziel wirklich erreichbar!

Die »Muskel-Guides«, in denen eine große Auswahl an Übungen vorgestellt werden, sind quasi das Büffet. Bedienen Sie sich. Mithilfe dieses Trainingsbuches werden Sie das richtige »Menü« zusammenstellen können.

Im Klartext bedeutet dies, dass ein »fertiger« Trainingsplan bei 1000 Lesern eventuell nur einen einzigen absolut zufriedenstellen könnte. Ich möchte Sie deshalb auffordern, sich Ihr eigenes Gericht zusammenzustellen. Nur so ist garantiert, dass ein Trainingsplan auch wirklich »schmeckt«. Mit den »Muskel-Guides« und diesem Trainingsbuch, das alle wichtigen Regeln und Hinweise für ein erfolgreiches Krafttraining zusammengetragen hat, wird Ihnen das garaniert gelingen.

Schrittweise vorgehen

Zusammenfassend die schrittweise Vorgehensweise zur Erstellung eines erfolgreichen Trainingsplans:

1. Legen Sie Ihr Ziel fest. Was will ich mit dem Training erreichen? Wann will ich dieses Ziel er-

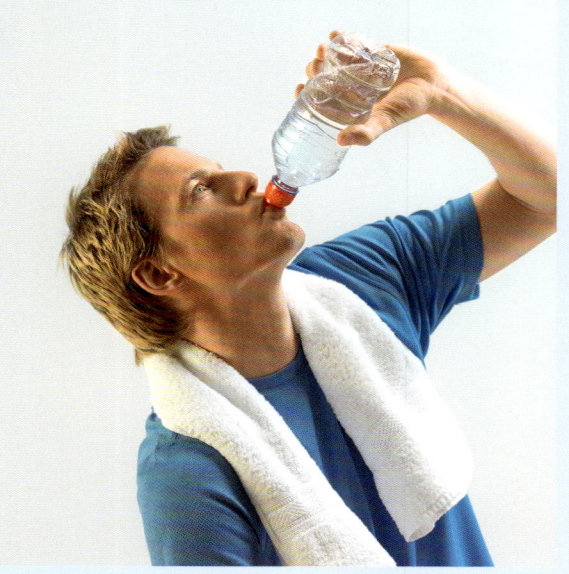

Regelmäßiges Trinken optimiert den Flüssigkeitshaushalt während des Trainingsprozesses.

reichen? Teilen Sie ein großes Ziel in mehrere kleine auf. Erstellen Sie, wenn nötig, verschiedene Trainingsabschnitte (Trainingszyklen in der Reihenfolge
a) Kraftausdauertraining,
b) Hypertrophietraining,
c) IK-Training).

2. Bei Bedarf analysieren Sie Ihren momentanen Istzustand (Gewicht, Körperfettanteil, Umfänge z. B. von Hüfte, Beinen, Armen usw.).

3. Haben Sie körperliche Beschwerden oder Einschränkungen (medizinischer Check!), die Sie daran hindern, in einer bestimmten Intensität zu trainieren oder manche Übungen auszuführen?

4. Welche Trainingmittel stehen Ihnen zur Verfügung (zu Hause, im Studio, im Verein) und welche Übungen können Sie mit diesen Mitteln durchführen? Trainieren Sie alleine oder mit Partner?

5. Achten Sie bei der Zusammenstellung der Übungen auf eine zielgerichtete Auswahl von Grund- und Isolationsübungen.

6. Wie häufig können oder wollen Sie pro Woche trainieren? Bestimmen Sie dahingehend die Organisationsform (Ganzkörper-, 2er-Split-, 3er-Split-Training).

7. Bestimmen Sie Ihre Maximalkraft (F_{max}) nach einer der vorgestellten Methoden (siehe S. 32 ff.) für die von Ihnen ausgewählten Übungen. Bestimmen Sie anschließend und in Abhängigkeit von Ihrer maximalen Kraftfähigkeit die jeweils übungsspezifischen Trainingsgewichte.

8. Legen Sie parallel dazu auch Ihre Trainingsmethoden fest.

9. Beachten Sie allgemein die verschiedenen Trainingsprinzipien.

10. Zur Trainingskontrolle sollten Sie regelmäßig Re-Tests durchführen, die sich an Ihren persönlichen Trainingszielen orientieren.

Ein Beispiel

Da die Erstellung des ersten Trainingsplans für den Einsteiger erfahrungsgemäß eine anspruchsvolle Aufgabe darstellt, soll das unten stehende Beispiel eine Hilfestellung bieten. Er eignet sich für die ersten Trainingswochen in der Orientierungsphase und berücksichtigt alle großen Muskelgruppen. Wie Sie bereits wissen, müssen Sie ihn jedoch individuell an Trainingsgegebenheiten und Leistungsvermögen anpassen. Die Seitenangaben in der Tabelle auf dieser Seite beziehen sich auf den Band »Der neue Muskel-Guide«, wo Sie die Übungen ausführlich dargestellt finden.

Hier noch ein paar Tipps

- Trainingshäufigkeit: 2-mal wöchentlich
- Organisation: Mehrsatzmethode
- Trainingsmethode: gleiches Gewicht
- Sätze pro Übung: 2
- Wiederholungen pro Satz: 15
- Intensität: 40 % F_{max}
- Pause zwischen den Sätzen: 1 Minute

Trainingsplan Einsteiger

Körperpartie	Übungsbezeichnung	zu finden auf Seite
Bauchmuskulatur	Sit up (»Crunch«) mit den Unterschenkeln auf der Bank	133
Rückenmuskulatur	Rudern am tiefen Block mit engem Haltegriff	75
Rückenstrecker	Oberkörperheben auf dem Gerät (»Hyperextension«)	87
Brustmuskulatur	Liegestütz	56
Beinmuskulatur	Beinpressen in Schräglage	100
Beinmuskulatur	Beinbeugen in Bauchlage (»Leg curl«)	103
Wadenmuskulatur	Fersenheben am Gerät (»Calf raise«)	110

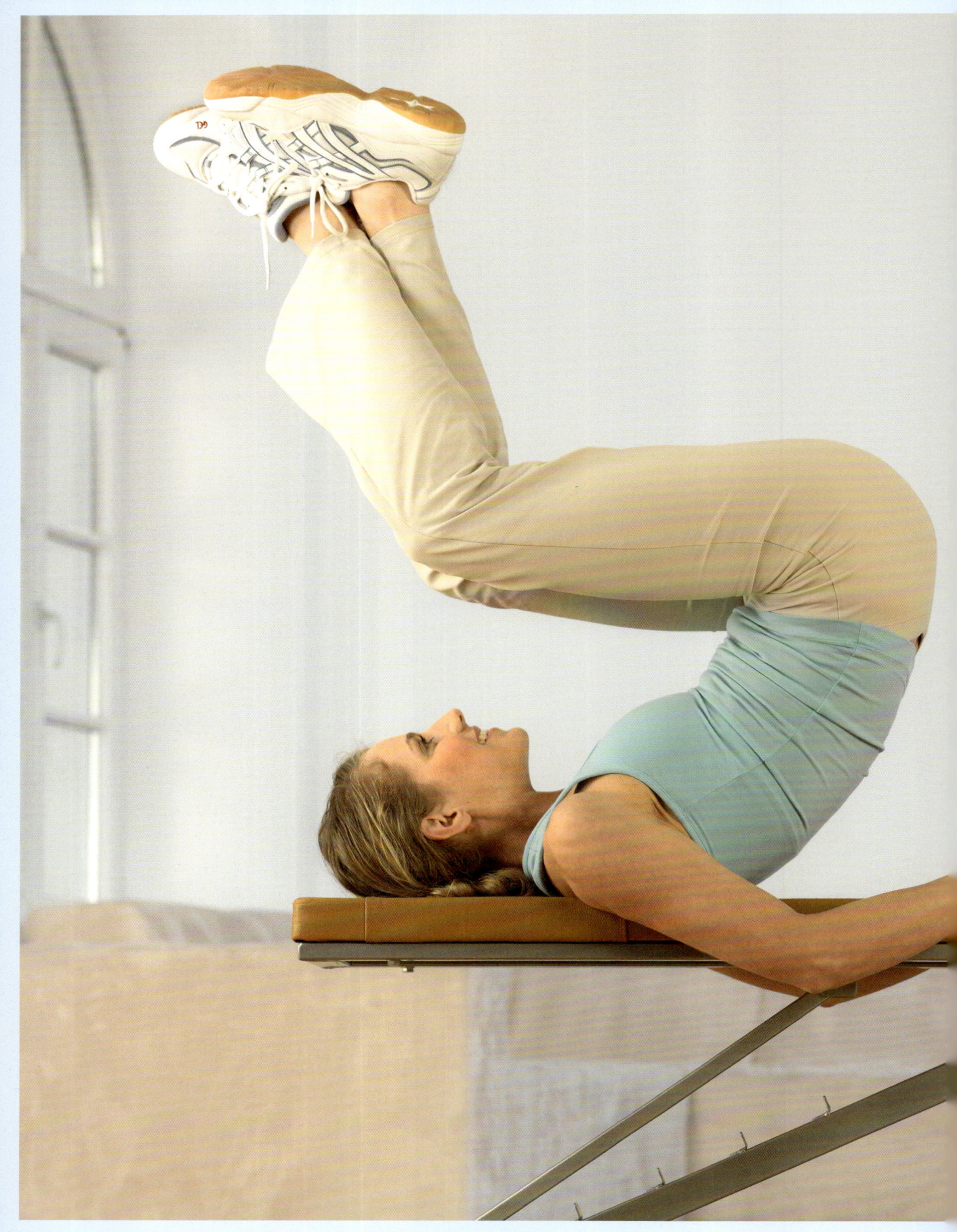

Sportbiologische Grundlagen

Die Anatomie des Menschen, über dessen Grundlagen Sie sich auf den folgenden

Seiten informieren können, ist eine äußerst spannende Angelegenheit. Je mehr

man über seine eigene Biologie weiß, desto interessanter wird das gesamte

Spektrum Training. Egal, ob als Trainer oder Trainierender – gönnen Sie sich

nachstehendes Wissen und betrachten Sie dieses Kapitel einfach als »Betriebs-

anleitung« für Ihren Körper. Es wird sich lohnen!

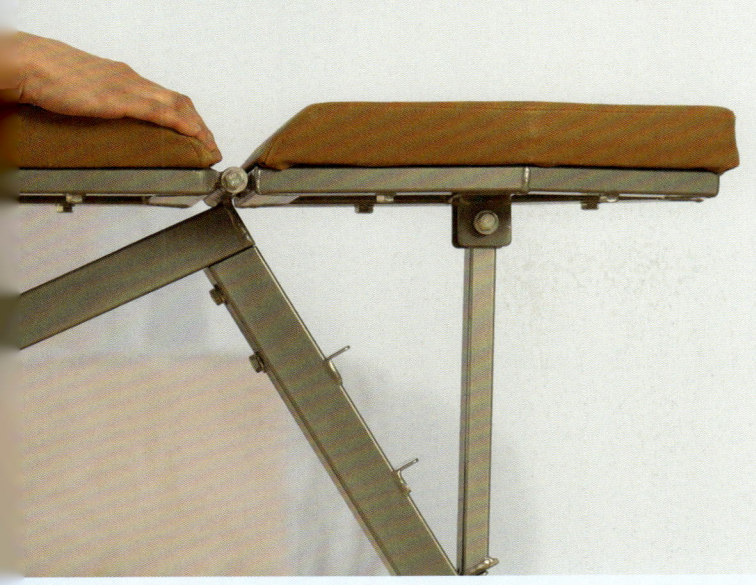

Der menschliche Körper

Häufig wird unser Körper als Wunderwerk der Natur bezeichnet. Aufgrund seiner erstaunlichen Vielseitigkeit und der technisch fast nicht messbaren Geschwindigkeiten mancher biologischer Prozesse scheint dieser Begriff wirklich passend zu sein. Allein um mit minimalem Energieeinsatz und einem sehr kleinen Prozentsatz unseres Kraftniveaus eine Tasse aus dem Schrank zu holen, geschehen innerhalb von Bruchteilen einer Sekunde Hunderte von chemischen und mechanischen Abläufen, die wir bei dieser einfachen Handlung gar nicht realisieren. Was passiert dann wohl erst, wenn wir eine Stunde lang trainieren – uns aufwärmen, Gewichte stemmen, uns abkühlen und anschließend die Muskeln dehnen? Alles scheint so selbstverständlich. Wenn unser Körper einwandfrei funktioniert, ist es das auch. Das theoretische Rüstzeug über die Grundlagen unseres Körpers bezüglich des Muskel- bzw. Krafttrainings kann jedoch sehr hilfreich sein, wollen Sie ein ausgewogenes, individuelles und vor allem erfolgreiches Programm planen. Zum einen erhöhen diese Kenntnisse die Sensibilität dem Körper gegenüber, zum anderen werden Sie die Praxis an sich besser verstehen können, wenn Sie wissen, wie am Training beteiligte Strukturen arbeiten oder reagieren. Mit den sportbiologischen Grundkenntnissen an Ihrer Seite und mit einiger Trainingserfahrung – auch Körpererfahrung – werden Sie nicht mehr eine Übung einfach nur ausführen oder sich bei einer Übung einfach nur in eine bestimmte Richtung bewegen. Sie werden vielmehr eine bestimmte Bewegung mit vollem Bewusstsein steuern und die sich kontrahierende Muskulatur wahrnehmen. Die Trainingspraxis bleibt sicher die Gleiche – dennoch wird sich etwas verändern: Ihr Bewusstsein für die Sache selbst. Dies wird sich auch auf Ihren Trainingserfolg auswirken. Ihr gesamtes Körpergefühl wird sich im Lauf der Zeit wesentlich verbessern.

Was uns bewegt

Körperliche Bewegung ist »äußere« und »innere« Bewegung. Die äußere erkennen Sie sehr einfach, wenn Sie eine Tasse aus dem Schrank holen oder während des Trainings eine Maschine bedienen. Zur inneren Bewegung zählen der Herzschlag, die Darmtätigkeit, die Kontraktionsvorgänge innerhalb eines Muskels, die Veränderung des Lungenvolumens beim Ein- und Ausatmen usw. Beide Formen der Bewegung hängen häufig unmittelbar zusammen: Wenn Sie trainieren, kontrahieren Ihre Muskelfasern; wenn Sie mit vielen Wiederholungen Ihre Kraftausdauer verbessern wollen, wird sich auch Ihre Atemfrequenz erhöhen. Ich konzentriere mich in diesem Kapitel auf diejenigen Mechanismen, die für Trainingsbewegungen verantwortlich sind. Dafür zuständig ist unser Bewegungsapparat. Er besteht aus zwei zusammenarbeitenden Teilen:
1. dem passiven Bewegungsapparat und
2. dem aktiven Bewegungsapparat.

Gut zu wissen

Einige anatomische wissenswerte Informationen bekommen Sie in den beiden Bänden »Der neue Muskel-Guide« und »Muskel-Guide speziell für Frauen« an die Hand. Gelegentlich verweise ich auf diese spezifischen Seiten. In »Der neue Muskel-Guide speziell für Frauen« erkennen Sie diese Spezialseiten (manchmal auch nur Kästchen) am cremefarbenen Hintergrund. In »Der neue Muskel-Guide« sind sie gelb hervorgehoben.

Der passive Bewegungsapparat

Etwa 200 Knochen bilden das menschliche Skelett. Je nach Länge, Stärke oder Entwicklungsgrad beeinflussen oder bestimmen sie die Grundzüge der Körperform. Ein starker Knochenbau trägt z. B. zu eher stämmiger Erscheinung bei, ein zarter macht häufig zierlich. Alle Knochen zusammen machen in etwa nur 12 % des gesamten Körpergewichts aus. Wenn Sie also beispielsweise 70 kg wiegen, ist Ihr gesamtes Skelett gerade einmal 8,5 kg schwer. Zusammen mit den Gelenken und Bändern bilden die Knochen den passiven Bewegungsapparat. »Passiv« deshalb, weil sich das Skelett alleine nicht bewegen kann. Für die letztendliche Aktivität des Körpers, also Bewegungen, sind weitere Strukturen notwendig, die den »aktiven« Bewegungsapparat betreffen. Hierzu mehr ab Seite 126. Die speziellen Unterschiede des anatomisch bedingten Körperbaus in Abhängigkeit vom Skelett zeigt beeindruckend der Band »Muskel-Guide speziell für Frauen« auf S. 44 und 45.

Aufbau und Funktion der Knochen

Die Knochen sind sozusagen das Gerüst des Körpers, um sie herum sind alle Weichteile wie z. B. Muskeln, Organe oder Bindegewebsstrukturen angeordnet. Ohne das Skelett wären wir nur eine formlose Masse. Aufgrund ihrer erstaunlichen Bauweise sind sie verhältnismäßig leicht, sehr stabil und weisen dennoch eine gewisse Flexibilität auf. Sie bestehen zu etwa 27 % aus organischen, zu 56 % aus anorganischen Substanzen und zu 17 % aus Wasser. Hierbei sind die anorganischen Bestandteile für ihren großen Festigkeits- und Härtegrad, die organischen für ihre Elastizität verantwortlich. Beide Anteile sind sehr eng miteinander verflochten, so-

dass ein Knochen den meisten existierenden Materialien in seinen Eigenschaften weit überlegen ist. So besitzt er die Zugfestigkeit von Kupfer und die Elastizität von Eichenholz. Seine Druckfestigkeit liegt weit über der Beständigkeit von herkömmlichen Baumaterialien wie z. B. Sandstein.

Die äußere Schicht des Knochens besteht aus einer dicken, festen Rindenschicht, die wiederum von einer dünnen Hülle, der Knochenhaut, umgeben ist. Im Inneren findet sich ein schwammartiges Gewebe, die Knochenbälkchen. Dieses Gebälk ist aufgrund seiner Vernetzung sehr stabil, lässt einen Knochen jedoch hohl wirken, es entsteht sozusagen eine Röhre. Viele

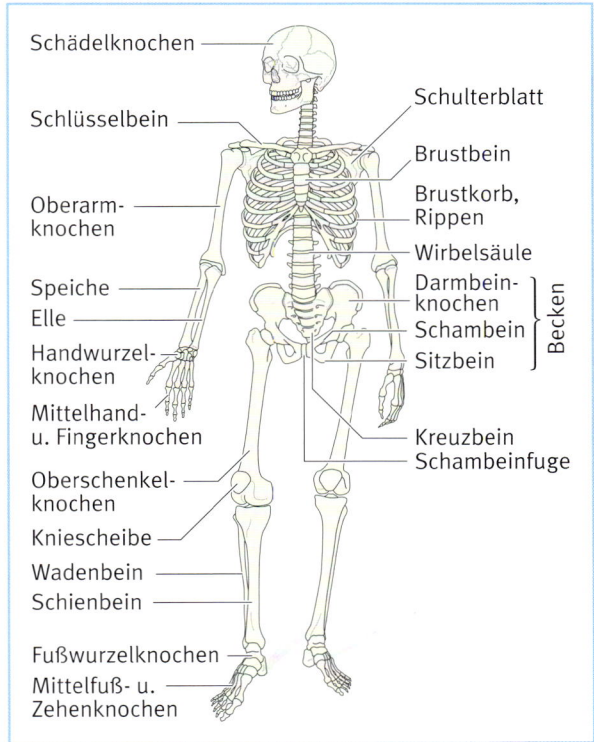

Die Knochen des menschlichen Skeletts bilden das »passive« Gerüst des Körpers.

Knochen werden deshalb als Röhrenknochen bezeichnet. Die Röhre und die Zwischenräume des Knochengebälks sind mit Knochenmark gefüllt, einem geleeähnlichen, fetthaltigen Gewebe, das für die Produktion der roten Blutkörperchen verantwortlich ist. Knochen sind also lebendiges Gewebe. Sie bestehen aus unendlich vielen Zellen, die über Blutgefäße mit Nahrung und Sauerstoff versorgt werden. Zeit unseres Lebens ist das Skelett ständigen Ab- und Aufbauprozessen unterworfen. Längen- und Dickenwachstum werden durch speziell dafür zuständige Hormone bestimmt. Wenn wir um das 21. Lebensjahr ausgewachsen sind, finden die Umbauaktivitäten des Knochens bei entsprechender Belastung nur noch im Bereich des Dickenwachstums und im Knocheninneren statt. Wenn wir auch Krafttraining zu diesen Belastungen zählen, so hat ein kontinuierliches Trainingsprogramm zur Folge,

dass das Knochengewebe dichter wird, der Knochen selbst an Umfang und so insgesamt an Stabilität gewinnt. Und je stabiler Ihre Knochen sind, desto besser ist Ihr gesamtes Skelett vor Verletzungen geschützt.

Man unterscheidet:
- Lange und kurze Röhrenknochen, die vorwiegend die unteren und oberen Gliedmaßen bilden (Arme und Fingerknochen bzw. Beine und Fußknochen). Aufgrund ihrer Form übernehmen sie überwiegend Stützfunktionen (Stützknochen).
- Platte und breite Knochen, die zum einen die Aufgabe haben, empfindliche Organe zu schützen (z. B. Schädelknochen), und zum anderen, kräftigen Muskeln breite Ansatzflächen zu bieten (z. B. Schulterblatt, Beckenknochen). Man bezeichnet sie auch als Schutzknochen.
- Kurze Knochen, die vor allem in den Hand- und Fußwurzeln vorkommen.
- Unregelmäßige Knochen, die überall dort auftreten, wo Stütz-, Schutz- und Bewegungsleistungen vollzogen werden müssen. Das beste Beispiel sind hier die Wirbelknochen.

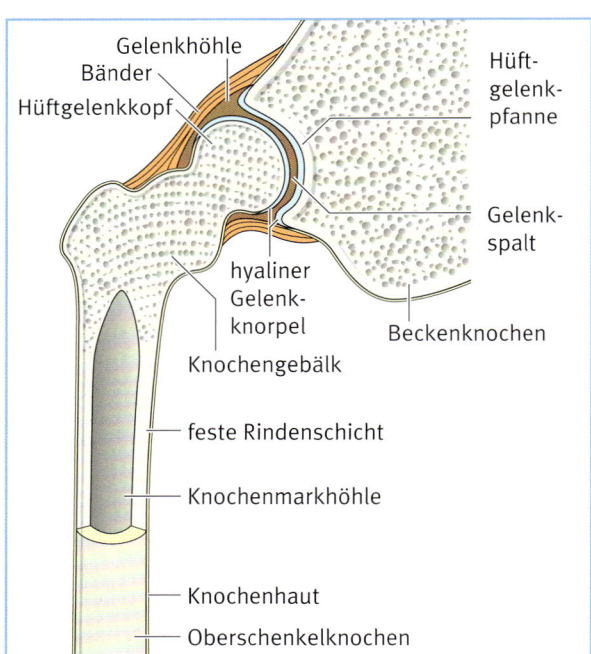

Schematische Darstellung des Aufbaus der Knochen und Gelenke am Beispiel des Oberschenkelknochens und des Hüftgelenks (teilweiser Querschnitt).

Aufbau und Funktion der Gelenke

Eine von vielen Voraussetzungen für Bewegung im Alltag und Sport sind die Gelenke, die immer durch zwei aufeinandertreffende Knochen gebildet werden. Je nachdem, welche Knochen durch Gelenke verbunden werden, sind weite und ausladende (Schultergelenk) oder nur kleine, fast unscheinbare Bewegungen (Gelenk des kleinen Zehs) möglich.

Echte Gelenke
Unabhängig von der Größe der Bewegung nennt man diese Gelenke die echten Gelenke, deren strukturellen Aufbau Sie der Grafik auf dieser Seite entnehmen können.

Dabei sind zwei miteinander artikulierende Knochenenden immer mit hyalinem, bläulich weißem Gelenkknorpel überzogen, sodass eine glatte Oberfläche entsteht und die durch Bewegung verursachte Reibung weitestgehend herabgesetzt wird. Dieser Gelenkknorpel zeichnet sich durch eine hohe Druck- und Scherfestigkeit aus und kann bis zu fünf Millimeter stark sein. Es handelt sich ebenfalls um lebendes Gewebe, wobei dieses nicht, wie bei anderen menschlichen Zellen üblich, mittels Blutgefäßen ernährt wird. Die Versorgung mit Nährstoffen erfordert, ähnlich wie bei einem Schwamm, einen regelmäßigen Wechsel zwischen Be- und Entlastung, wobei eine Art »Durchwalken« entsteht, sich der Knorpel also mit der notwendigen Flüssigkeit und Nährstoffen vollsaugen und von Stoffwechselendprodukten befreien kann. Sportliche Betätigung führt demnach zu einer Neubildung von Knorpelzellen und zu einer Verdickung bzw. Verbreiterung der Knorpelfläche.

Zwischen den Knorpelflächen zweier Knochen liegt ein kapillärer Spalt (Gelenkspalt). Eine Gelenkkapsel, die das Gelenk vollständig und luftdicht umschließt, produziert Gelenkschmiere (Synovialflüssigkeit), die über den Gelenkflächen als dünner, schmieriger Film liegt. Sie erleichtert das reibungslose Gleiten der Gelenkknorpel gegeneinander und ernährt diese auch. Zusätzlich sorgen Bänder für die »passive« Stabilität der Gelenke, sie sind auch für die Begrenzung von Gelenkbewegungen mitverantwortlich.

Wird diese Bewegungsbegrenzung gewaltsam überbeansprucht, beispielsweise beim Umknicken des Fußes, können Bänder überdehnen oder teilweise oder ganz reißen. Jede Bandverletzung mindert unweigerlich die Gelenkstabilität, sollte also vor einer möglichen Wiederbelastung vollkommen ausheilen und durch gezieltes rehabilitatives Kraft- bzw. Muskeltraining kompensiert werden. Im Gegensatz zu den Bändern sorgen nämlich die Muskeln für die »aktive« Stabilität.

Gut zu wissen

Kein Gewebe unseres Körpers zeigt bei kontrollierter sportlicher Belastung (mechanische und funktionelle Belastung) so deutliche Veränderungen wie der Gelenkknorpel. Wo diese Wechseldruckbelastung, die ein vermehrtes Wachstum des Knorpels verursacht, fehlt, kommt es relativ schnell zu einem Schwund dieses Gewebes. Lang andauernde Immobilisierung von Gelenken, z. B. nach Verletzungen, oder dauerhafter statischer Druck, z. B. bei beruflich bedingtem ständigem Stehen oder Sitzen, führt deshalb zum Abbau des Gelenkknorpels und einer entsprechenden Minderbelastungsfähigkeit.

Unechte Gelenke

Neben den echten Gelenken existieren die »unechten Gelenke«, denen die gerade aufgezählten typischen Merkmale der echten fehlen. Man zählt sie auch zu den sogenannten Haften und unterscheidet sie jeweils nach der Art des Haftmaterials. Unechte Gelenke dienen größtenteils ebenfalls der Verschiebung (Bewegung) zweier Knochen gegeneinander, jedoch in viel geringerem Umfang, als dies bei den echten Gelenken der Fall ist. Zu ihnen zählen

- »bandhafte« Gelenke (Syndesmosen), die durch straffes Bindegewebe gebildet werden (z. B. die Verbindung von Schien- und Wadenbein),
- »knorpelhafte« Gelenke (Synchondrosen), die durch bindegewebsartigen Knorpel gebildet werden (z. B. die Verbindung der Schambeinfuge oder der Bandscheiben), und
- »knochenhafte« Gelenke (Synostosen), die durch die Verwachsung zweier oder mehrerer benachbarter Knochen gebildet werden (z. B. die knöcherne Verbindung der Kreuzbeinwirbel oder die Verknöcherung von Darmbein-, Sitzbein- und Schambeinknochen zum Becken). Sie stellen die stabilste Form der Haften dar.

Der aktive Bewegungsapparat

Das Muskelsystem, genauer gesagt die Skelettmuskulatur, besteht aus mehr als 400 verschiedenen Muskeln. Jeder von ihnen haftet mit mindestens zwei Sehnen am passiven Bewegungsapparat, an den Knochen des Skeletts, und zieht meist über mindestens ein Gelenk. Durch diese Vergurtung, die sich über den gesamten Knochenapparat des Menschen zieht, und die Fähigkeit der Skelettmuskulatur, sich zusammenzuziehen (Kontraktion), wird Bewegung möglich. Muskeln und Sehnen werden deshalb zusammen als aktiver Bewegungsapparat bezeichnet. Die Muskeln werden in diesem Zusammenhang auch gerne »Motoren« für den passiven Bewegungsapparat genannt. Die Bedeutung der Muskulatur für Bewegung, für die Statik des Skeletts (Körperhaltung) und für weitere wichtige Körperfunktionen geht bereits aus dem prozentualen Verhältnis der einzelnen Organsysteme zueinander hervor, nachdem bei einer Frau allein ca. 30 % und bei einem Mann sogar bis zu 50 % auf die Skelettmuskulatur entfallen. Unter den vielen Aufgaben des Muskelsystems ist im Zusammenhang mit dem Krafttraining insbesondere die Bewegungs- und Haltefunktion interessant. Bei den weiteren Ausführungen beschränken wir uns deshalb auf diese und bezeichnen die Skelettmuskulatur – wie im allgemeinen Sprachgebrauch üblich – hin und wieder nur als »Muskeln«.

Muskeln dienen also nicht ausschließlich zur Durchführung beliebiger Bewegungen, sondern auch zur Aufrechterhaltung unserer Statik. Sie sind wesentlich an einer guten oder schlechten Körperhaltung beteiligt, was von dem einen oder anderen gerne einmal vergessen wird. Diese wichtige Haltefunktion wird durch den ständigen Tonus einiger Muskeln (Muskeltonus = Spannungszustand innerhalb eines Muskels) gewährleistet. Allein das einfache Geradestehen erfordert es, dass sich eine Vielzahl von Muskeln ständig in Aktion – einem bestimmten Spannungszustand – befinden. Neben diesen überlebensnotwendigen Funktionen, Bewegung und Statik, hat der aktive Bewegungsapparat auch noch eine ästhetische Funktion, indem er uns, bei entsprechender Ausprägung der Muskulatur, zu einer attraktiven Körperform verhelfen kann.

Gut zu wissen

Neben der (quer gestreiften) Skelettmuskulatur, die wir willentlich aktivieren und steuern können, gibt es noch zwei weitere Arten von Muskelgewebe in unserem Körper. Es sind dies das glatte Muskelgewebe und die Herzmuskulatur. Glattes Muskelgewebe, dessen Aktivität automatisch von unserem Nervensystem gesteuert wird, kommt hauptsächlich in den inneren Organen vor (z. B. im Darm oder in den Venen). Auch die Herzmuskulatur können wir nicht bewusst steuern. Man sagt auch, sie kontrahieren unwillkürlich.

Verschiedene Muskelformen

Schon anhand der Muskelfrau bzw. des Muskelmannes auf den Umschlagseiten der beiden »Muskel-Guides« kann man bei genauerer Betrachtung grobe Unterschiede der Muskelformen ausmachen. Obwohl sich an einer Bewegung beteiligte Muskeln in ihrer Gesamtform erheblich verändern können, lassen sich einige typische und wiederkehrende Grundformen erfassen. Demnach unterscheiden wir lange, kurze, breite und auch ringförmige Muskeln. Hier erkennt man auch einige Parallelen zur Knochengestalt. Bezüglich ihrer Faseranordnung und dem Ver-

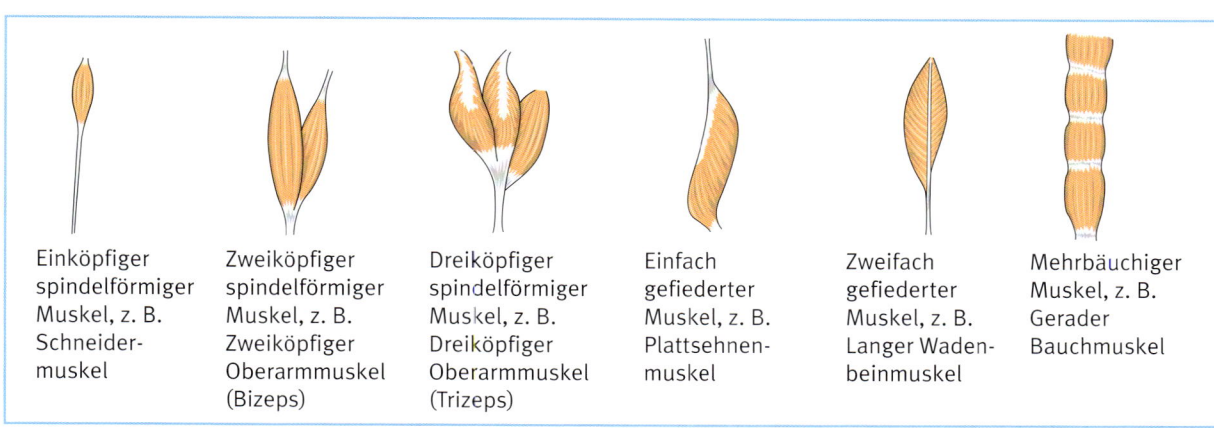

| Einköpfiger spindelförmiger Muskel, z. B. Schneider-muskel | Zweiköpfiger spindelförmiger Muskel, z. B. Zweiköpfiger Oberarmmuskel (Bizeps) | Dreiköpfiger spindelförmiger Muskel, z. B. Dreiköpfiger Oberarmmuskel (Trizeps) | Einfach gefiederter Muskel, z. B. Plattsehnen-muskel | Zweifach gefiederter Muskel, z. B. Langer Waden-beinmuskel | Mehrbäuchiger Muskel, z. B. Gerader Bauchmuskel |

Verschiedene Formen der Muskulatur.

lauf des sehnigen Anteils werden die Muskelformen unterschieden in spindelförmige und gefiederte Muskeln. Daneben gibt es noch die mehrköpfigen und mehrbäuchigen Muskeln. Eine erste Übersicht zeigt die oben stehende Grafik.

Spindelförmige Muskeln stellen die einfachste Form dar, bei der sich der Muskelbauch nach beiden Seiten hin verjüngt, jedes Ende in eine Sehne übergeht und diese an zwei unterschiedlichen Knochen befestigt sind. Dabei ziehen sie stets über mindestens ein Gelenk, manchmal auch über zwei oder mehrere und können demnach nur für eine einzige Bewegung verantwortlich sein oder auch komplexe Bewegungen bewirken. Davon abgeleitet bezeichnet man sie auch als eingelenkige, zweigelenkige oder mehrgelenkige Muskeln. Der längste spindelförmige Muskel des Menschen ist der Schneidermuskel. Er erstreckt sich vom Becken über die Vorderseite des Oberschenkels bis zum Schienbein unterhalb des Knies. Je nach Körpergröße kann er bis zu 60 Zentimeter lang sein. Bei den gefiederten Muskeln zieht sich die Sehne am Muskelbauch entlang nach oben, sodass die Muskelfasern wie bei einer Feder ihren Ansatz finden. Man unterscheidet einfach gefiedert und doppelt gefiedert.

Zur Kraftentfaltung von spindelförmigen und gefiederten Muskeln erhalten Sie in »Der neue Muskel-Guide« auf S. 37 weitere interessante Informationen.

Ursprung und Ansatz

Diejenigen Skelettmuskeln, die wir im Sport trainieren wollen, haben stets einen Anfang und ein Ende. Man sagt, sie besitzen einen Ursprung und einen Ansatz. Unter dem Ursprung verstehen wir jene Ansatzstelle des Muskels am passiven Bewegungsapparat, die dem Rumpfzentrum näher gelegen ist. Sie ist zugleich der unbeweglichere Teil und wird auch Punctum fixum genannt. Der Ansatz dagegen ist der Teil eines Muskels, der weiter vom Rumpf entfernt ansetzt. Er ist der beweglichere Teil und heißt deshalb auch Punctum mobile. Ursprung und Ansatz erfolgen meist in Form von Sehnen oder Sehnenplatten. Die Anzahl der Muskelköpfe bestimmt auch immer die Anzahl der Ursprungssehnen. Der zweiköpfige Oberarmmuskel (langer und kurzer Kopf) beispielsweise hat zwei davon. Beide Köpfe dieses Muskels treffen sich quasi dann am anderen Ende und verbinden sich zu einer gemeinsamen Ansatzsehne.

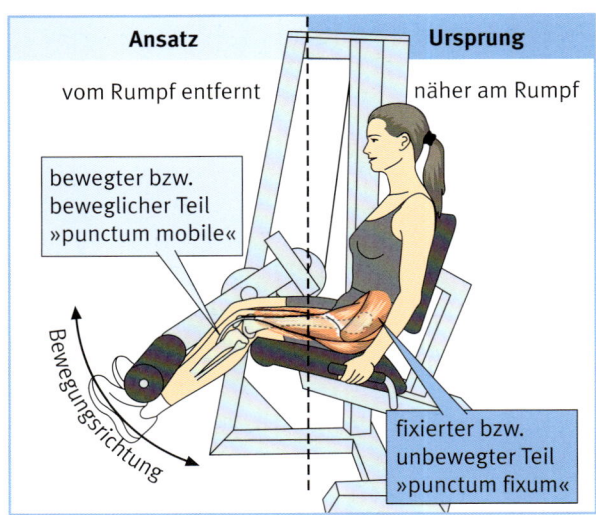

Ansatz	Ursprung
vom Rumpf entfernt	näher am Rumpf

bewegter bzw. beweglicher Teil »punctum mobile«

Bewegungsrichtung

fixierter bzw. unbewegter Teil »punctum fixum«

A
Rumpf bewegt
Becken fixiert

Übung: »Crunch«
Ursprung (fixiert):
→Becken
Ansatz (bewegt):
→Brustkorb/ Rumpf

Bewegungsrichtung

Funktions-umkehr

B
Becken bewegt
Rumpf fixiert

Bewe-gungs-richtung

Übung:
»Bein- bzw. Beckenheben«
Ursprung (fixiert):
→Brustkorb/ Rumpf
Ansatz (bewegt):
→Becken

Darstellung von Ursprung und Ansatz am Beispiel des zwei-gelenkigen, vierköpfigen Schenkelmuskels und der Übung »Beinstrecker«.

Funktionsumkehr am Beispiel des geraden Bauchmuskels (M. rectus abdominis) und der Übungen (A) Crunch und (B) Beckenheben.

Funktionsumkehr

Bei der Analyse sportlicher Bewegungen kann man häufig feststellen, dass man Muskeln doppelsinnig betätigen kann, d. h., man kann Ursprung und Ansatz vertauschen. Ein sehr einfaches und in der Trainings-praxis übliches Beispiel liefert die gerade Bauch-muskulatur (M. rectus abdominis). Wenn wir dabei auf dem Rücken liegen, unseren Oberkörper fixieren und das Becken heben, werden Ursprung und Ansatz den festgelegten anatomischen Bezeichnungen ge-recht. Heben wir dagegen beim einfachen »Crunch« den Oberkörper und fixieren das Becken, dann ver-tauschen wir Ursprung und Ansatz.

Das Muskelgewebe

Unabhängig von Form oder Länge hat jeder Skelett-muskel einen gleichen strukturellen, faserigen Auf-bau. An einem rohen oder gebratenen Stück Puten-fleisch kann man die Grobstruktur schon mit dem bloßen Auge erkennen. Ein menschlicher Muskel setzt sich zu 70 bis 80 % aus Wasser, zu 15 bis 20 % aus Proteinen und zu etwa 3 bis 5 % aus Elektrolyten zusammen, wobei sich diese Relation je nach Trai-ningszustand und/oder Ernährungsform verändern kann. Der allgemeine Aufbau beruht wie bei jedem unserer Organe auf einer bestimmten Anordnung von Zellen, den Muskelfasern, die durch Bindegewebe zu Muskelfaserbündeln zusammengefasst sind. Meh-rere solcher Bündel ergeben einen Muskelstrang, mehrere Stränge den ganzen Muskel. In der Abbil-dung auf S. 129 wurde aus einem Muskel ein einziges Muskelfaserbündel herausgenommen. Würde man diesem Bündel nun eine einzige Faser entnehmen, entspräche dies der Muskelzelle. Ihr Durchmesser beträgt lediglich 50 bis 100 µm (1 µm = 1 tausendstel Millimeter). Im Gegensatz zu einer normalen Körper-zelle enthält eine Muskelzelle nicht nur einen, son-dern viele Zellkerne, die nicht wie üblich in, sondern randständig an der Zelle liegen. Eine Muskelfaser wiederum, also die Zelle, besteht aus 100 bis mehreren 1000 parallel verlaufenden Myofibrillen. Sie sind die eigentlich entscheidenden Bestandteile der Muskulatur, da sie sich aus Tausenden von kontraktilen Muskelfilamenten zusammensetzen. Vergrößert man die Ansicht unter dem Mikroskop noch weiter, erkennt man die kleinste Einheit einer Myofibrille: das Sarkomer. Dort haben zwei verschiedene Muskelfilamente »Schwerstarbeit« zu leisten, nämlich die dicken Myosinfilamente und die dünneren Aktinfilamente. Diese Sarkomer bildenden Filamente werden durch die sogenannten Z-Linien (Z-Scheiben, Z-Streifen) an beiden Enden von den benachbarten Sarkomeren getrennt. Viele aneinandergereihte Sarkomere ergeben demnach eine Myofibrille. Aktin- und Myosinfilamente liegen hochgradig geordnet in der Muskelfaser. Dabei wird jeweils ein Myosinfilament von sechs Aktinfilamenten umgeben. Dadurch, dass die unterschiedlichen Filamente sehr streng nebeneinanderliegen, entsteht die optische Querstreifung der Muskulatur. Man nennt die Skelettmuskulatur deshalb auch »quer gestreifte« Skelettmuskulatur.

Die Muskelkontraktion

Die unglaublich dünnen Filamente (Aktin und Myosin) gehen also, sofern wir dies »befehlen« (bewusst und willentlich steuern), eine besondere Beziehung ein. Im völlig entspannten Zustand der Muskulatur liegen sie ruhig nebeneinander. Bei einer Kontraktion dagegen gleiten die Filamente ineinander und bewirken so die Verkürzung des von uns angesteuerten Muskels – es wird eine Bewegung eingeleitet. Dieses Ineinandergleiten geschieht dabei keineswegs sehr fließend. Es sind vielmehr zahlreiche kleine Verkürzungen, die erst in ihrer Summe Bewegung verursachen. Eine einzige kleine Verkürzung nennt man auch Ruderbewegung. Es ist ähnlich wie beim elektrischen Strom, der eigentlich auch nicht

kontinuierlich, sondern impulsartig fließt. Die Strecke, die die Filamente bei einer einzigen Ruderbewegung zurücklegen, ist so minimal, dass erst die Summe aller Filamentbewegungen eines Muskels eine sichtbare und gleichmäßige Bewegung möglich macht. So eine Ruderbewegung wiederholt sich bis zu 50-mal pro Sekunde und so schnell, dass die Bewegung fließend erscheint. Auch der Stromimpuls ist so schnell, dass eine Glühbirne permanent und gleichmäßig leuchtet und nicht flackert. Für die Ruderbewegung innerhalb des Muskels sind die Myosinköpfchen verantwortlich, die sich am Aktin in hoher Geschwindigkeit anheften, dadurch

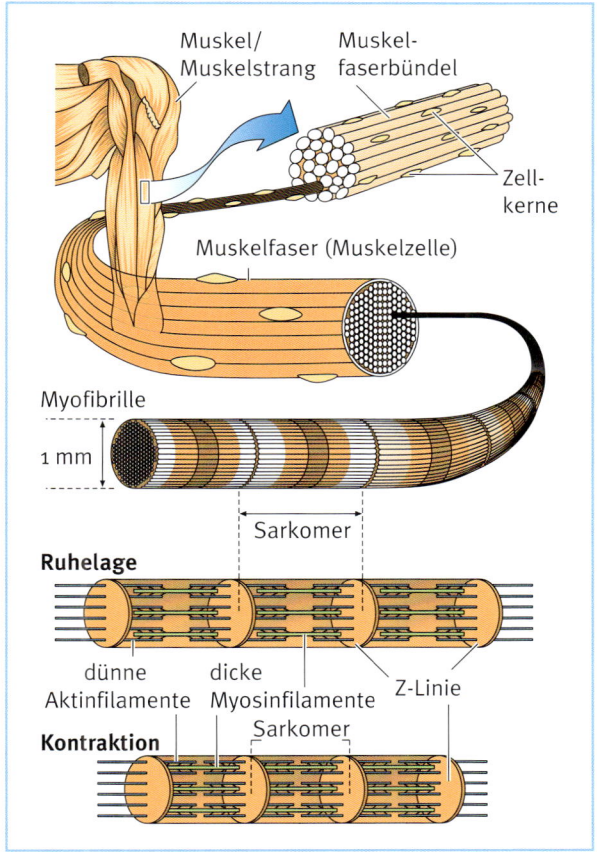

Schematische Darstellung der Struktur eines Skelettmuskels.

Mein Tipp

Das Prinzip der Filament-Gleittheorie kann man auch folgendermaßen veranschaulichen: Legen Sie den rechten Unterarm (er stellt das Myosinfilament dar) und die Hand (Myosinköpfchen) flach auf einen Tisch (Aktin). Beugen Sie nun Ihre Finger, während die Fingerkuppen fest auf dem Tisch liegen bleiben, und ziehen Sie dadurch den Unterarm ein Stück nach vorne. Dann lösen Sie die Finger von der Tischplatte, strecken sie wieder aus und legen sie wieder flach auf den Tisch. Wiederholen Sie die Beugebewegung der Finger mehrmals. Ihr Unterarm wandert auf diese Weise auf der Tischplatte nach vorne, der Tisch selbst bleibt in seiner Position stabil.

das Myosinfilament nach vorne ziehen, wieder lösen, anheften, ziehen usw. Diese Mechanik trägt auch die Bezeichnung Filament-Gleittheorie.

Muskelfasertypen

Funktionell betrachtet kann man die Muskulatur in Halte- und Bewegungsmuskulatur einteilen. Dabei bezeichnet man die Haltemuskulatur als tonisch und die Bewegungsmuskulatur als phasisch. Die tonische Muskulatur, die größtenteils stützmotorische Aufgaben übernimmt (Haltung), ist aufgrund ihrer besseren Durchblutung sehr ausdauernd und ermüdungsresistent. Allerdings neigt sie eher zu Verkürzungen als die phasische Muskulatur. Diese ist schlechter durchblutet, ermüdet deshalb auch schneller, neigt allerdings weniger zu Verkürzungen. Ob ein Muskel eher tonisch oder phasisch ist, hängt von der Verteilung der unterschiedlichen Muskelfasertypen innerhalb des Muskels ab. Dahingehend unterscheiden wir vorrangig zwei Fasertypen, nämlich schnelle und langsame.

Die Sprinterfasern

Die Sprinterfasern werden fachspezifisch auch schnelle Fasern, schnell zuckende Fasern, weiße Fasern, »fast twitch fibres« (FT-Fasern) oder Typ-II-Fasern genannt. Sie ermöglichen schnelle und starke Kontraktionen und sind bezüglich der Hypertrophie besser trainierbar.

Die Marathonfasern

Die korrekten Bezeichnungen der Marathonfasern lauten langsame Fasern, langsam zuckende Fasern, rote Fasern, »slow twitch fibres« (ST-Fasern) oder Typ-I-Fasern. Sie ermöglichen lang anhaltende Kontraktionswiederholungen, können jedoch weniger Maximalkraft entwickeln und eignen sich daher bestens für Ausdauerleistungen. Auf Hypertrophietraining reagieren sie weniger gut.

Die Genetik bestimmt das Talent

Die Anteile von langsamen und schnellen Muskelfasern sind von Muskel zu Muskel verschieden und scheinen genetisch festgelegt zu sein. Nicht umsonst bezeichnet man z. B. einen erfolgreichen 100-Meter-Läufer auch als den »geborenen Sprinter«. Athletische Körpertypen besitzen demnach einen höheren Anteil an schnellen Muskelfasern und können, wie bereits erwähnt, besser Muskeln aufbauen als Sportler mit vermehrt langsamen Fasern. Es stellt sich nun die Frage, ob nicht mit einem speziellen Training die Muskulatur so getrimmt werden kann, dass sich die langsamen in schnelle (oder umgekehrt) Fasern umwandeln und wir eben dadurch einen besseren Muskelzuwachs verzeichnen können. Leider kann dies beim heutigen Stand der Wissenschaft nicht vollends beantwortet werden. Man geht aber davon aus, dass eine Transformation der schnellen Typ-II-Fasern in die langsamen Typ-I-Fasern durch ein intensives Ausdauertraining leichter zu erreichen ist als umgekehrt eine Umwandlung der ST- in FT-Fasern mittels Krafttraining.

Die Energiegewinnung

Über die Aufnahme der Nahrung (Kohlenhydrate, Fett, Eiweiß) produziert der Körper durch die Verbrennung der Nährstoffe Energie, die wir benötigen, um unseren Organismus mit seinen vielen Funktionen aufrechtzuerhalten. Die Nahrung wird dabei in immer kleinere Bestandteile zerlegt, wobei ein wesentlicher Teil in Form von energiereichem ATP (Adenosintriphosphat) gespeichert wird, das wir für Energie verbrauchende Prozesse heranziehen.

Kontraktion braucht Energie

Die Kontraktion der Arbeitsmuskulatur ist einer von vielen derartigen Prozessen. ATP stellt eine hochenergetische chemische Verbindung dar und ist die unmittelbare Energiequelle der Muskelfaser. Für eine Kontraktion müssen die Phosphatmoleküle des ATP abgespalten werden. Diese Abspaltung setzt Energie frei. Der intrazelluläre ATP-Vorrat, also die Menge ATP, die direkt im Muskel eingelagert ist, ist jedoch sehr begrenzt und reicht bei maximalen Muskelkontraktionen nur für wenige Sekundenbruch-

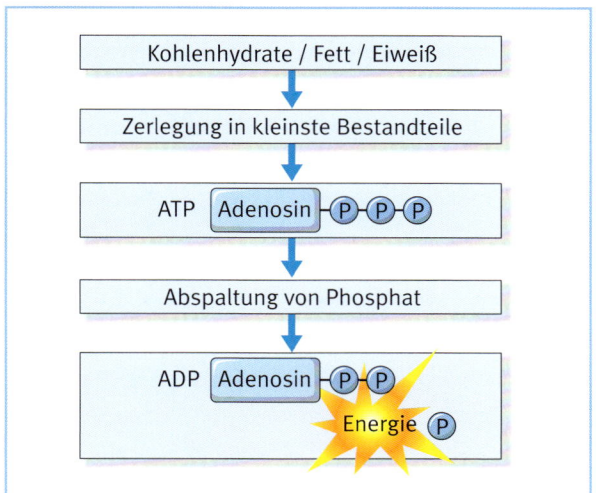

Die chemische Verbindung ATP (Adenosintriphosphat) und die Energiefreisetzung durch die Abspaltung von Phosphat.

teile. Würde kein weiteres ATP produziert werden, könnten wir uns nicht mehr bewegen, da kein »Sprit« mehr zur Verfügung stünde. Unser Organismus ist jedoch in der Lage, auf verschiedenen Wegen weiteres ATP zu produzieren und schnell zur Verfügung zu stellen. Somit wird bis zu einer gewissen Grenze ständig neue Energie gewonnen, die uns für weitere Muskelarbeit zur Verfügung steht.

Bewegung durch Muskeln

In der Regel wird eine bestimmte Bewegung nicht nur durch die Kontraktion eines einzigen Muskels ausgelöst. Meist liegt, vor allem bei sportlich komplexer Bewegung, ein Zusammenspiel mehrerer Muskeln (Muskelgruppe) zugrunde. Ich nehme als Beispiel die armbeugende Bewegung bzw. die Übung »Armbeugen mit der Langhantel mit supinierten Unterarmen«, die in »Der neue Muskel-Guide« auf S. 11 eindrucksvoll dargestellt ist. Gewöhnlich praktizieren wir diese Übung, um speziell unseren Bizeps zu trainieren. Bezüglich der Kontraktion werden allerdings noch weitere armbeugende Muskeln beansprucht.

Die funktionelle Muskelgruppe

In der Grafik auf S. 132 sind die für die Armbeugung mit supinierten Unterarmen wichtigsten beteiligten Muskeln gezeigt. Diese Muskeln ergeben eine funktionelle Muskelgruppe, d. h., sie unterstützen sich in ihren Funktionen innerhalb dieser Bewegung gegenseitig. Innerhalb einer Muskelgruppe gibt es immer Agonisten, Synergisten und Antagonisten, die für eine bestimmte Bewegung zuständig sind.
Bei der in der Grafik auf der nächsten Seite gezeigten Bewegung übernehmen bestimmte Muskeln die Hauptarbeit (Agonisten), während sie von anderen unterstützt werden (Synergisten). Entgegengesetzt müssen sich aber weitere Muskeln entspannen bzw.

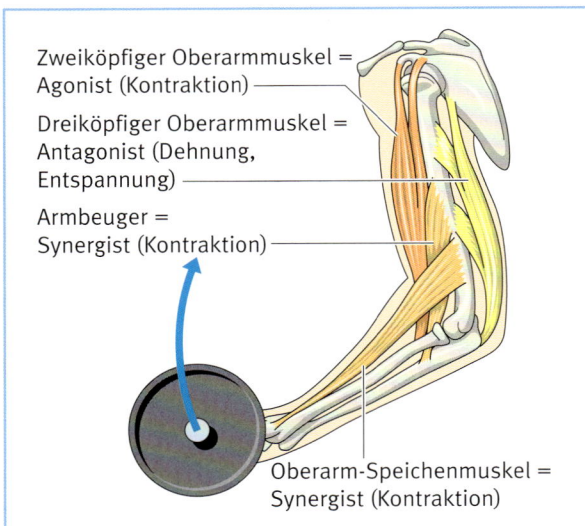

Zweiköpfiger Oberarmmuskel =
Agonist (Kontraktion)

Dreiköpfiger Oberarmmuskel =
Antagonist (Dehnung,
Entspannung)

Armbeuger =
Synergist (Kontraktion)

Oberarm-Speichenmuskel =
Synergist (Kontraktion)

Das harmonische Zusammenspiel verschiedener Muskeln am Beispiel der Armbeugebewegung mit Lasteinwirkung.

Zusammenfassung

- Agonisten sind Muskeln, die eine gewünschte Bewegung ausführen, indem sie kontrahieren, sich zusammenziehen. Sie übernehmen entsprechend ihrer Funktion die Hauptarbeit einer Bewegung. In meinem Beispiel beugt der zweiköpfige Oberarmmuskel als Hauptakteur den Arm im Ellbogengelenk.
- Synergisten sind Muskeln, die die Arbeit des Agonisten unterstützen, indem sie ebenfalls kontrahieren. In meinem Beispiel helfen Oberarm-Speichenmuskel und Armbeuger, den Arm im Ellbogengelenk zu beugen.
- Antagonisten sind Muskeln, die sich entspannen oder verlängern (dehnen) müssen, um eine bestimmte Bewegung zuzulassen. Bei der Armbeugebewegung muss sich also der dreiköpfige Oberarmmuskel, der sich auf der Rückseite des Oberarms befindet, verlängern, damit man den Unterarm nach oben bewegen kann. Würde er sich ebenfalls kontrahieren, würde er diese Bewegung behindern.
- Intermuskuläre Koordination ist die harmonische Aktivitätsabstimmung der an einer Bewegung beteiligten Muskeln. Fließende und ökonomische Bewegungen beruhen stets auf einer optimalen Kraftentfaltung der Agonisten, einer funktionierenden Tüchtigkeit der Synergisten und einer guten Dehnfähigkeit bzw. Entspannungsfähigkeit der Antagonisten (harmonisches Wechsel- und Zusammenspiel).

dehnen/verlängern (Antagonisten), da diese sonst eine dynamische Ausführung blockieren würden. Die harmonische Abstimmung von Spannung und Entspannung bzw. Kontraktion und Dehnung der an einer Bewegung beteiligten Muskeln garantiert uns einen flüssigen und technisch perfekten Bewegungsablauf. Diese harmonische Abstimmung nennt man intermuskuläre Koordination, das Wechsel- und Zusammenspiel mehrerer Muskeln. Diese Zusammenarbeit kann mit einer Baustelle verglichen werden. Der starke Vorarbeiter trägt mit seinen etwas schwächeren Hilfskräften ein schweres Bauteil von einer Stelle zur anderen. Andere Bauarbeiter müssen Platz machen, damit der Transport zügig vorangehen kann. So bilden alle zusammen ein Team, jeder ist vom anderen abhängig. Wie bei der Muskelarbeit können so bestimmte Tätigkeiten ökonomischer bewältigt werden. Ein Einzelner würde sich mit dieser Arbeit äußerst schwertun oder sie gar nicht schaffen. Bei der Parallelschaltung, also der Zusammenarbeit mehrerer Muskeln, ist dies genauso.

Bewegungsmangel, dauerhafte einseitige Belastungen im Alltag, z. B. stundenlanges Sitzen am Schreibtisch oder immer wiederkehrende unfunktionelle Bewegungsmuster in einer vorwiegend ausgeführten Sportart, können zu einer Störung dieses harmonischen Zusammenspiels führen. Das daraus resultierende Ungleichgewicht ist allgemein als muskuläre Dysbalance bekannt.

Muskelbalance

Im Gesundheitssport gibt es wohl kaum einen Begriff, der in den letzten Jahren mehr thematisiert wurde als die »muskuläre Dysbalance«. In unserer meist bewegungsarmen Alltagsgestaltung geschieht dies auch zu Recht.

Für leistungsorientierte Kraftsportler bzw. Bodybuilder mit Wettkampfambitionen ist die muskuläre Balance im Sinne einer ästhetischen und einer dem Körper angepassten harmonischen Entwicklung der Muskulatur schon lange kein Fremdwort mehr. Im Krafttraining als Breitensport trifft man allerdings immer wieder auf Athleten, bei denen die Muskelbalance im positiven Sinn noch nicht recht Fuß gefasst hat. Auf S. 72 hatte ich schon den Sportler mit massivem Oberkörper und Streichholzbeinen angesprochen. Ebenso begegne ich regelmäßig männlichen Trainierenden, deren Brust- im Verhältnis zur Rückenmuskulatur so stark entwickelt ist, dass die Schultern nach vorne ziehen und sie nur mit äußerster Anstrengung eine aufrechte Haltung einnehmen können. Allein diese Beispiele zeigen, dass unterschiedliche muskuläre Dysbalancen existieren. Man unterscheidet

- muskuläre Dysbalalancen zwischen Agonist und Antagonist (z. B. Brust- und Rückenmuskulatur, Bizeps und Trizeps),
- zwischen den an einer Bewegung beteiligten Muskeln (innerhalb einer funktionellen Gruppe),
- zwischen linker und rechter Körperhälfte bzw. linker und rechter Extremität (Arm/Arm, Bein/Bein),
- zwischen oberer und unterer Körperhälfte (Oberkörper/Beine).

Wie entsteht ein muskuläres Ungleichgewicht? Die einfachste Möglichkeit ist die des falschen, einseitigen Kraft- oder Muskeltrainings. Hierbei wird die Priorität nicht auf die ganzheitliche muskuläre Ausgewogenheit des kompletten Körpers gelegt, sondern die Trainingskonzentration fällt fehlerhafterweise nur auf bestimmte Teile des Körpers. Das Ergebnis kann ein unausgewogenes Verhältnis von Ober- und Unterkörper oder von Agonist und Antagonist sein. Ein Ungleichgewicht der Skelettmuskulatur kann aber auch bereits im Kindesalter auftreten. Langes und bewegungsarmes Sitzen in der Schule, inaktive Freizeitgestaltung sowie fehlende Motivation und Hinführung an ein bewegungsreiches Leben forcieren klassische Haltungsschwächen. Aber auch Jugendliche und Erwachsene sind nicht davor gefeit, dass ihre Muskeln aus dem Gleichgewicht geraten. Entweder tragen sie das Ungleichgewicht aus der Kindheit bis ins Jugend- und Erwachsenenalter hinein, oder erst später auftretende dauerhafte Fehlbelastungen in Beruf und Freizeit lassen Dysbalancen entstehen. Dazu zählen auch immer wiederkehrende einseitige sportliche Belastungen, wie sie etwa beim Tennis, Kegeln oder Golf auftreten. Wie Sie sehen, können auch scheinbar gesunde und fitte Freizeitsportler davon betroffen sein.

Schwache Haltung

Allgemein beruht das Thema »muskuläre Dysbalance« auf relativ komplexen Hintergründen, die sich an dieser Stelle sicher nicht befriedigend behandeln lassen. Dennoch will ich hier die klassischen und häufig anzutreffenden Haltungsschwächen erörtern, zumal sie für einige Aktive bestimmt den Grund zur Aufnahme eines Muskeltrainings darstellen. Einige Informationen erhalten Sie auch im »Muskel-Guide speziell für Frauen« auf den Seiten 73 bzw. 104. Verstehen Sie eine Haltungsschwäche nicht als Krankheit! Schließlich lässt jeder einmal die »Schultern hängen«, wenn er einen anstrengenden Tag hinter sich gebracht hat, oder man ist »geknickt«, wenn man eine schlechte Nachricht erhält. Dies sollte jedoch kein Dauerzustand werden! Ist man sich einer guten Haltung bewusst, kann man sich sehr schnell wieder ins eigene Lot bringen. Eine dauerhaft schlechte Haltung kann sich im Lauf von Jahren jedoch zu einem echten Haltungsschaden entwickeln, bei dem sich dann die knöchernen Strukturen, vorwiegend im Wirbelsäulenbereich, irreparabel verändern. Verständlicherweise muss man vor allem in der Wachstumsphase des Körpers aufmerksam sein, da sich die Knochen noch nicht fertig entwickelt haben und diese auf Fehlbelastungen viel sensibler reagieren als bei einem ausgewachsenen Menschen. Im Alter besteht Gefahr, wenn durch Inaktivität die Muskeln deutlich abbauen und die Knochendichte abnimmt. Mit einem ausgewogenen Krafttrainingsprogramm kann man jedoch in jeder Lebensphase einem Haltungsverfall vorbeugen bzw. ihn korrigieren.

Die typischen Haltungsschwächen

Auf Haltungsschwächen, die aufgrund muskulären Ungleichgewichts entstanden sind, sollte im Rahmen der Trainingsplanung Rücksicht genommen werden.

Mit gezieltem Training sind sie nämlich zu beheben. Man muss nur wissen, wie! Die folgenden Darstellungen sollen helfen, eine eigene anatomische Haltungsanalyse zu erstellen, um in der Trainingspraxis bei Bedarf mit den passenden Übungen reagieren zu können. Ich weise darauf hin, dass dieser Abschnitt keinen Arztbesuch ersetzt, insbesondere dann nicht, wenn bereits haltungsbedingte anatomische oder physiologische Beschwerden auftreten.
Im Zweifelsfall sollten weitere Tests, insbesondere Muskelfunktionstests, von einem kompetenten Trainer, oder wenn nötig von einem Sportarzt, durchgeführt werden.

Die Normalhaltung
In der Normalhaltung befindet sich die Wirbelsäule in ihrer natürlichen Doppel-S-Krümmung. Die Skelettmuskulatur ist gleichmäßig ausgebildet, die passiven Strukturen des Bewegungsapparats (Knochen, Gelenke, Bänder) werden ausgewogen belastet. Zur Selbstbestimmung eignet sich der Lotlinientest. Dazu wird eine Schnur am unteren Ende mit einem kleinen Gewicht beschwert. Das obere Ende wird in Höhe des Ohrläppchens gehalten. Von der Seite aus

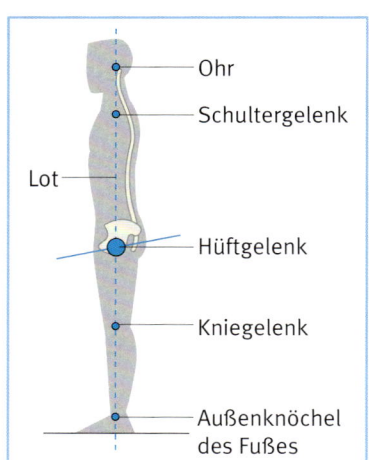

Ermittlung der Haltung durch einen einfachen Lotlinientest.

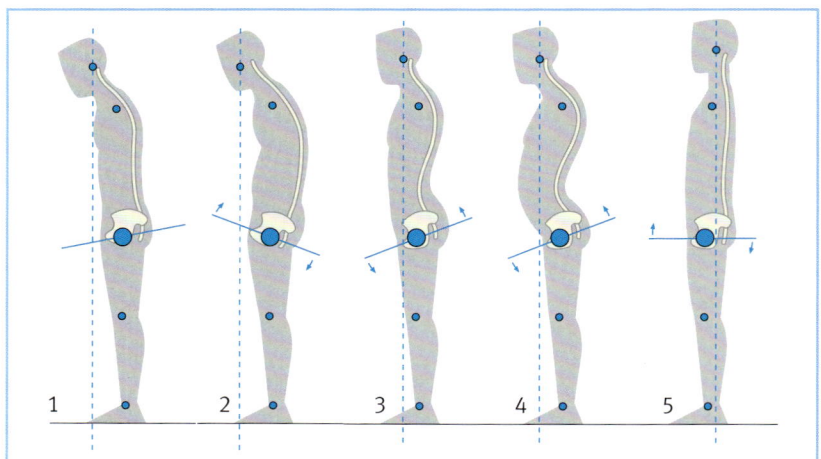

Übersicht der Haltungsschwächen:
1. Rundrücken, 2. Totalrundrücken, 3. Hohlrücken, 4. Hohlrundrücken, 5. Flachrücken

gesehen läuft die Schnur vom Ohr über die Mitte des Schultergelenks nach unten zum Hüft-, weiter zur Mitte des Kniegelenks und bis zum Außenknöchel des Fußes. Am besten bitten Sie Ihren Trainingspartner oder Trainer um Hilfe. Stehen Sie nämlich selbst vor einem Spiegel, passiert es relativ leicht, dass Sie sich automatisch übertrieben gerade hinstellen und dadurch eine objektive Beurteilung schwer wird.

Der Rundrücken

Beim Rundrücken liegt eine verstärkte Brustkyphose vor (Kyphose = Wirbelsäulenkrümmung nach hinten). Der Brustkorb ist mehr oder weniger eingesunken, die Schultern hängen nach vorne. Bei übermäßig ausgeprägtem Rundrücken und sehr schwacher oberer Rückenmuskulatur können die Schulterblätter als »Flügelschultern« hervorstehen, was oft bei Kindern und Jugendlichen, aber auch bei sehr schlanken Erwachsenen gut zu erkennen ist.

Der Totalrundrücken

Beim Totalrundrücken sind über die Merkmale des Rundrückens hinaus weitere Strukturen betroffen, vor allem im unteren Extremitätenbereich. Wie in der Grafik auf S. 134 erkennbar, ist aufgrund der schwachen und verkürzten Gesäß- und hinteren Oberschenkelmuskulatur das Becken deutlich aufgerichtet (Beckendrehung nach hinten). Auch sieht man die fehlende Schwingung der Wirbelsäule und den eingesunkenen Brustkorb. Durch die Einengung der inneren Organe kann deren Funktion leiden, die Atmung fällt häufig schwerer.

Der Hohlrücken

Beim Hohlrücken, oft auch Hohlkreuz genannt, liegt eine verstärkte Lordose im Bereich der Lendenwirbelsäule vor (Lordose = Wirbelsäulenkrümmung nach vorne). Das Becken ist mehr oder weniger deutlich gekippt (Beckendrehung nach vorne). Vom Hohlkreuz sind nicht selten Frauen betroffen, die diese

Mein Tipp

Für das Training bei Rundrücken

- Kräftigen Sie Ihre Rücken- und Nackenmuskulatur, insbesondere den mittleren Anteil des Trapezmuskels, die Rautenmuskeln und den Untergrätenmuskel sowie den rückwärtigen Anteil des dreieckigen Schultermuskels (Deltamuskel).
- Kräftigen Sie alle Anteile der Bauchmuskulatur und behandeln Sie Ihre Brustmuskulatur richtig: Trainieren Sie mit weniger Gewicht und mehr Wiederholungen, dehnen Sie die Muskeln täglich.

Für das Training bei Totalrundrücken

- Kräftigen Sie Ihre Rücken- und Nackenmuskulatur, insbesondere den Rückenstrecker im Brust- und Lendenbereich, den mittleren Anteil des Trapezmuskels, die Rautenmuskeln und den Untergrätenmuskel sowie den rückwärtigen Anteil des dreieckigen Schultermuskels.
- Kräftigen Sie alle Anteile der Bauchmuskulatur (hierbei sind auch die »echten Sit-ups« erlaubt, bei denen der Hüftbeuger mit beansprucht wird) und die vordere Oberschenkelmuskulatur, insbesondere die Muskelanteile, die am Becken ansetzen.
- Behandeln Sie Ihre Brustmuskulatur richtig: Trainieren Sie mit weniger Gewicht und mehr Wiederholungen, dehnen Sie die Muskeln täglich.
- Dehnen Sie Ihre Gesäß- und hintere Oberschenkelmuskulatur (ischiokrurale Muskeln).
- Achten Sie allgemein auf ein ausgewogenes Kraft- und Dehntraining für den gesamten Körper!

Mein Tipp

Für das Training bei Hohlrücken

- Kräftigen Sie alle Anteile der Bauchmuskulatur sowie die Gesäß- und hintere Oberschenkelmuskulatur. Achten Sie auf funktionelle Bauchübungen, bei denen die Aktivität der Hüft-Lenden-Muskulatur möglichst ausgeschaltet ist (siehe »Muskel-Guide speziell für Frauen«, S. 88).
- Dehnen Sie intensiv Ihre Hüftbeuger (Hüft-Lenden-Muskel = großer und kleiner Lendenmuskel und Hüftmuskel), aber auch die vordere Oberschenkelmuskulatur mit Konzentration auf den geraden Schenkelmuskel und die untere Rückenstreckmuskulatur.

Für das Training bei Hohlrundrücken

- Kräftigen Sie Ihre Rücken- und Nackenmuskulatur, insbesondere den mittleren Anteil des Trapezmuskels, die Rautenmuskeln und den Untergrätenmuskel sowie den rückwärtigen Anteil des dreieckigen Schultermuskels.
- Kräftigen Sie alle Anteile der Bauchmuskulatur und die gesamte ischiokrurale Muskulatur (Gesäß- und Beinbeugemuskeln). Achten Sie auf funktionelle Bauchübungen, bei denen die Aktivität der Hüft-Lenden-Muskulatur möglichst ausgeschaltet ist (siehe »Muskel-Guide speziell für Frauen«, S. 88).
- Behandeln Sie Ihre Brustmuskulatur richtig: Trainieren Sie mit weniger Gewicht und mehr Wiederholungen, dehnen Sie die Muskeln täglich.
- Dehnen Sie intensiv Ihre Hüftbeuger (Hüft-Lenden-Muskel = großer und kleiner Lendenmuskel und Hüftmuskel), aber auch die vordere Oberschenkelmuskulatur mit Konzentration auf den geraden Schenkelmuskel und die untere Rückenstreckmuskulatur.

Haltung aufgrund des Tragens von zu hohen Schuhen einnehmen müssen. Die dauerhafte Veränderung der Körperstatik in dieser Form kann zu unangenehmen Beschwerden im Lendenbereich führen, da die Bandscheiben unnatürlich und nicht gleichmäßig belastet werden.

Der Hohlrundrücken

Beim Hohlrundrücken lässt schon die Bezeichnung erkennen, dass es sich hierbei um die Kombination aus Hohl- und Rundrücken handelt. Je nach Ausprägung dieser Haltungsschwäche insgesamt liegt quasi eine Verstärkung der Wirbelsäulenkrümmung über ihre gesamte Länge vor. Der Kopf kann nach vorne geneigt sein und/oder der Bauch hervorstehen. Insgesamt kennzeichnen ihn die Merkmale des Hohl- und des Rundrückens.

Der Flachrücken

Beim Flachrücken fehlt die natürliche S-Schwingung der Wirbelsäule. Das Becken ist unnatürlich aufgerichtet, und der Rücken erscheint oft flach wie ein Brett, was hauptsächlich auf eine Unterentwicklung der tiefen Rückenstreckmuskulatur zurückzuführen ist. Durch die Aufrichtung des Beckens und die daraus resultierende fehlende Lordose im Lendenwirbelbereich stellt sich dann die ganze Wirbelsäule als Folge des »Zahnradprinzips« gerade. Oft stehen die Schulterblätter als Flügelschultern ab. Durch die fehlende Krümmung der Wirbelsäule kommt es zu einer Abnahme der abfedernden Funktion und damit zu einer geringeren dynamischen Beanspruchbarkeit.

Die seitliche Haltungsabweichung

Neben allen bereits aufgeführten Abweichungen der physiologischen Wirbelsäulenkrümmung gibt es noch mehr oder weniger stark ausgeprägte Verbiegungen, aus der Frontalebene betrachtet. Man nennt sie gewöhnlich seitliche Haltungsabweichungen, die wohl bei jedem von uns als Folge des asymmetri-

schen Körperbaus in leichter Ausprägung auftreten. Interessant ist, dass nur etwa 10 % der Bevölkerung eine kerzengerade Wirbelsäule haben.
Entscheidend für das deutliche Auftreten dieser Art von Haltungsschwäche ist in den meisten Fällen die Stellung des Beckens in der frontalen Ebene. Bereits beim bequemen Stehen mit Verlagerung des Körpergewichts auf das Standbein entsteht eine seitliche Haltungsabweichung, die jedoch bei beidbeiniger gleichmäßiger Belastung wieder verschwindet. Dieser vorübergehenden oder scheinbaren frontalen Verbiegung stehen dauerhafte Verbiegungen aufgrund von chronischen einseitigen Belastungen in Verbindung mit einer schwachen Muskulatur oder muskuläre Dysbalancen aufgrund von immer wiederkehrender gleichartiger sportlicher Belastung, die überwiegend rechts- oder linkslastig durchgeführt wird, gegenüber.

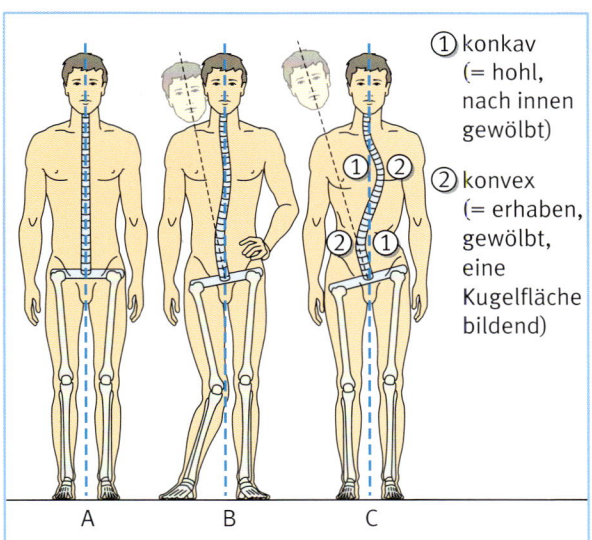

① konkav (= hohl, nach innen gewölbt)

② konvex (= erhaben, gewölbt, eine Kugelfläche bildend)

Schematische Darstellung der seitlichen Haltungsabweichung:
A normale Haltung, B »scheinbare« seitliche Haltungsabweichung aufgrund bequemer Haltung mit Verlagerung des Körpergewichts auf ein Standbein, C echte seitliche Haltungsabweichung, hier ausgelöst durch unterschiedliche Beinlängen.

Mein Tipp

Für das Training bei Flachrücken

- Kräftigen Sie Ihre gesamte Rückenmuskulatur, insbesondere die Rückenstrecker im Lendenbereich (M. erector spinae).
- Kräftigen Sie alle Anteile der Bauchmuskulatur (auch mit »Sit-ups«, bei denen die Hüftbeugemuskulatur beansprucht wird) und die vorderen Oberschenkelmuskeln.
- Dehnen Sie Ihre Ischiokruralmuskulatur (Gesäß- und hintere Oberschenkelmuskeln).
- Achten Sie insgesamt auf eine gleichmäßige Ausprägung aller Muskeln des Körpers, insbesondere derer, die im direkten Zusammenhang mit dem Becken und der Wirbelsäule stehen.

Für das Training bei seitlicher Abweichung

- Bei einer allgemein »scheinbaren« seitlichen Haltungsabweichung, die aus einer nachlässigen Körperhaltung resultiert, sollte für ein ausgewogenes Ganzkörpertraining gesorgt werden, um dem Körper die nötige muskuläre Stabilität zu verleihen.
- Liegen dauerhafte, angeborene oder krankhafte anatomische Asymmetrien vor, gilt es, den auf der konvexen Seite befindlichen äußeren Trakt des Rückenstreckers aufzutrainieren. Zusätzlich sollte spezifischer Rat bei einem orthopädischen Facharzt oder Physiotherapeuten eingeholt werden, um die Individualität der seitlichen Haltungsabweichung genauestens abzuklären, besonders wenn die Wirbel zusätzlich in sich gegenseitig verdreht sind (Verwringung/Verdrehung/Torsion der Wirbelsäule = echte Skoliose).

Körpertypen

Persönlichkeit und Gestalt einer jeden Person sind einmalig. So trägt neben der Körperhaltung auch die genetische Veranlagung bezüglich der Körperform zur Gesamterscheinung bei. Die international verbreitete Typenlehre, die im zweiten Viertel des zwanzigsten Jahrhunderts vom Psychologen Ernst Kretschmer entwickelt wurde, unterscheidet aufgrund der körperlichen Merkmale drei grundlegende Körperbautypen (Konstitutionstypen, »Bodytypen«), und zwar
1. den leptosomen Typ,
2. den pyknischen Typ und
3. den athletischen Typ.
Jeder dieser Typen zeigt auch – zumindest behauptet dies Kretschmer – unterschiedliche Charaktereigenschaften und Verhaltensmuster, die allerdings von verschiedensten Wissenschaftlern als nicht wirklich haltbar angesehen werden. In Verbindung mit dem Krafttraining sind diese auch nicht wesentlich. Hier interessieren vor allem die typischen Merkmale bzw. Eigenschaften des Bewegungsapparats, die Ihnen dabei helfen, Ihre eigenen Möglichkeiten im Training besser einschätzen zu können, da nicht jeder Körpertyp in gleichem Maß auf eine bestimmte und identische Trainingsmethode anspricht.

Der leptosome Typ

Der leptosome Typ, auch ektomorpher Typ genannt, zeichnet sich vor allem durch einen grazilen Körperbau aus. Die Gliedmaßen sind lang, schmale Knochen und Gelenke lassen die Extremitäten dünn erscheinen. Der Brustkorb ist häufig flach und schmal, das Gesicht länglich geformt. Die allgemeine Körperform weist kaum Rundungen auf, und das Becken ist oft breiter als die Schultern. Durch die hohe Verwertungsrate der aufgenommenen Nahrung besitzt der Körper wenig Fett, jedoch auch schwach ausgeprägte Muskeln.
Der Ektomorphe muss aufgrund einer hohen Stoffwechselgeschwindigkeit um jedes Kilogramm Gewichtszunahme kämpfen – dies gilt insbesondere auch bezüglich des Muskelzuwachses. Für eine ge-

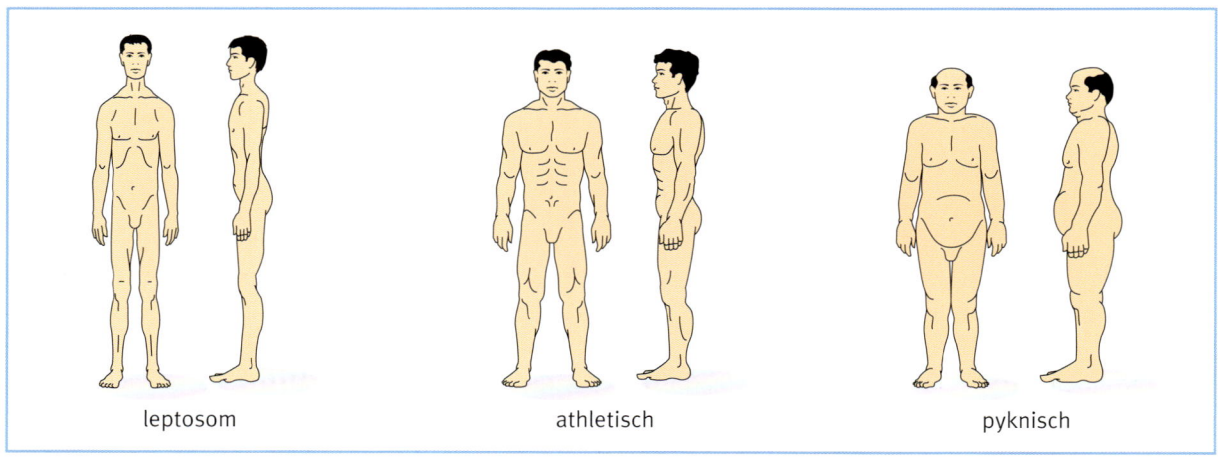

leptosom   athletisch   pyknisch

Darstellung der verschiedenen Körpertypen.

zielte Erhöhung seines Gewichts muss er viel und ausgewogen essen; besonders Proteine sollten auf seinem Speiseplan stehen. Die Kalorienzufuhr muss auch höher sein als die Menge, die er im Alltag und durch zusätzliches Training verbraucht.

Ein ektomorpher Typ kann aufgrund seiner verhältnismäßig raschen Regenerationsfähigkeit ein intensives und mehrmaliges Training in der Woche absolvieren. Trotzdem wird es etwas länger dauern, bis sein Training zufriedenstellende Resultate zeigt. Am besten trainiert er mit etwas höheren Gewichten und bewusst langsamer Bewegungsausführung. Die Satzpausen richten sich nach der Intensität (etwa 60 Sekunden).

Der pyknische Typ

Der pyknische Typ, auch endomorpher Typ genannt, ist häufig kleiner als die beiden anderen Typen und wirkt durch seine Anatomie eher gedrungen. Durch seinen verlangsamten Stoffwechsel neigt er leicht zum Fettansatz – vor allem an den Beinen und um die Körpermitte herum – und hat daher oft rundliche Formen, was sich nicht selten auch bei der Form des Kopfes widerspiegelt. Das Kinn geht häufig ohne deutliche Konturen in den Hals über. Seine Muskeln wirken durch das darüber liegende Unterhautfettgewebe sehr weich und schlabberig. Aufgrund der guten Durchblutung zeigt seine Haut im Allgemeinen eine frische Farbe. Der Endomorphe muss immer aufpassen, dass er nicht zunimmt. Seine Neigung zur Fettspeicherung muss bezüglich der Nahrungsauswahl und -aufnahme kontrolliert geschehen. Pyknische Typen haben, aufgrund des nicht selten schon in jungen Jahren eingetretenen erhöhten Körpergewichts, gelegentlich Probleme mit den Kniegelenken.

Um in Form zu kommen oder zu bleiben, muss das Training mit einer konsequenten Ernährungsplanung in Einklang gebracht werden. Strenge Diäten sind jedoch nicht ohne Risiko, da in Verbindung mit einem regelmäßigen Krafttraining auch Mangelerscheinungen auftreten können. Ratsam ist eher eine sanfte Ernährungsanpassung, bei der mittelfristig eine niedrigere Kalorienzufuhr gegenüber dem Kalorienverbrauch anzustreben ist. Wertvolle Hinweise hierzu erhalten Sie auch im Band »Sporternährung«, BLV Verlag, München.

Das Krafttraining sollte zu Beginn mit vielen Wiederholungen (Belastungsdauer) und weniger Gewicht (Intensität) gestaltet werden. Auch wird empfohlen, besser häufiger und kürzer als weniger und länger zu trainieren.

Die Verbindung mit einem fettverbrennenden Ausdauertraining kurbelt den Stoffwechsel zusätzlich an und dient damit der Gewichtsreduktion.

Der athletische Typ

Der athletische Typ, auch mesomorpher Typ genannt, ist durch einen kraftvollen Körperbau gekennzeichnet, wobei die Muskulatur, der Knochenbau und die Gelenkstrukturen gut entwickelt sind. Er ist häufig größer als der Endomorphe, hat eine breite Brust und breite Schultern und ist um die Hüften herum schmaler, was ihm eine athletische Statur verleiht. Charakteristisch sind große Hände, eine markante längliche Gesichts- bzw. Kopfform und ein ausgeprägtes Kinn.

Genetisch betrachtet bringt er die günstigsten Voraussetzungen für das Kraft- bzw. Muskeltraining mit. Überspitzt könnte man sagen, dass er nur eine Hantel anzusehen braucht, und seine Muskeln beginnen bereits zu wachsen.

Mit seinem Körpergewicht hat er nur selten Probleme, und falls doch – sollte er einmal zu viel Nahrung zu sich genommen haben –, bekommt er diese mit einem zu den anderen Typen verhältnismäßig geringen Trainingsaufwand schnell wieder in den Griff. Ausdauerorientierte Sportarten (Laufen, Radfahren, usw.) gehören aufgrund seiner manchmal massiven und muskulösen Erscheinung nicht zwingend zu seinen Lieblingsdisziplinen. Will er auf gesunde Art und Weise einen sportlich definierten Körper erreichen, kommt er an ihnen jedoch nicht immer vorbei. Einzige Schwachstelle ist die typgebundene geringe Dehnfähigkeit, deren Erhaltung bzw. Verbesserung die Betroffenen im Training erhöhte Aufmerksamkeit schenken sollten. Zu Beginn seiner Trainingskarriere sollte er, wie jeder Typ, mit einem Ganzkörpertrainingsprogramm beginnen. Da er schnell auf das Training anspricht, kann er etwas zügiger als die anderen Typen die Intensitäten erhöhen und verschiedene Trainingsmethoden und Organisationsformen ausprobieren.

Trotzdem sollte er sich in seiner Leistungsfähigkeit nicht überschätzen, die nötigen Regenerations- und vor allem die unterschiedlichen Adaptationszeiten (Muskeln, Sehnen, Bänder) berücksichtigen und vor allem behutsam mit sich selbst umgehen! Aufgrund des optimalen Verhältnisses von Trainingsaufwand und Trainingserfolg und der einhergehenden Motivation neigt er gerne dazu, sich zu überfordern.

Fazit

Es gibt vermutlich niemanden unter uns, der sich eindeutig einem Konstitutionstyp zuordnen lässt. In der Realität sind die »Mischtypen« am häufigsten, wobei ein oder zwei typische Charakteristika überwiegen. Die Körperbaulehre dient demnach lediglich als Anregung, damit Sie am besten zu Beginn der Aufnahme des Krafttrainings Ihre Ausgangslage besser einschätzen, daraus die Trainingsziele ableiten und den Trainingsprozess gestalten können. Mit einem individuellen und typgerechten Training machen Sie einfach eine gute Figur!

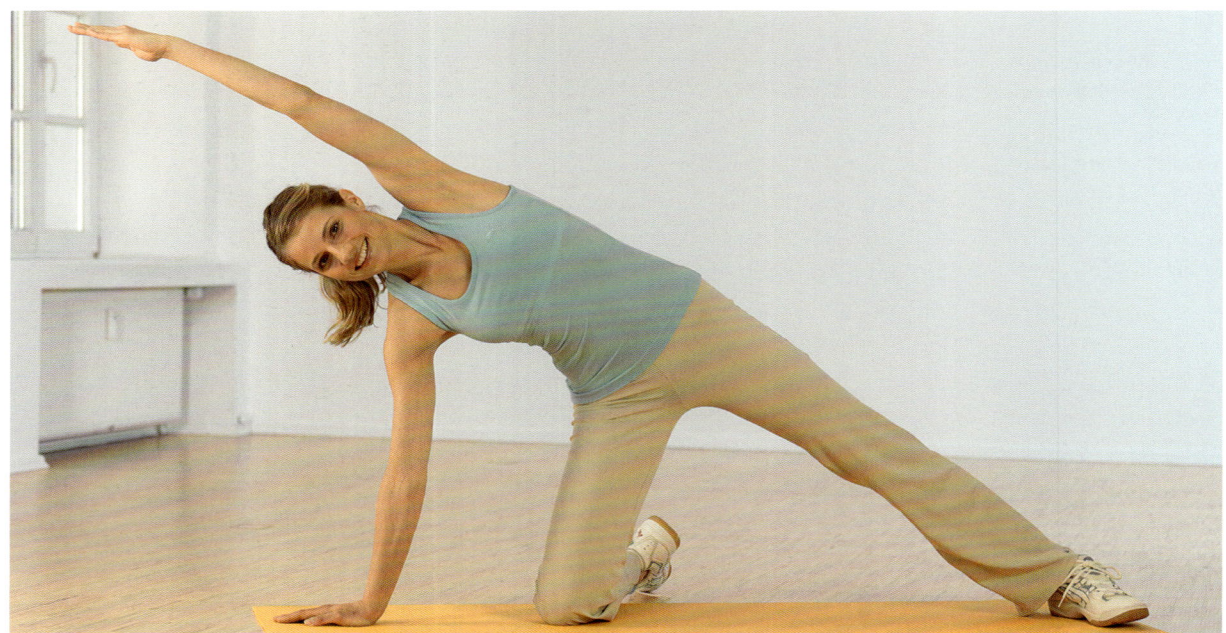

Ganz gleich, welche individuellen Voraussetzungen Sie mitbringen – der Spaß am Training sollte zu keiner Zeit verloren gehen.

Interessante Bücher

Breitenstein, B.: Bodybuilding – die besten Methoden, Rowohlt-Verlag, Reinbek 2001

Delavier, F.: Der neue Muskel-Guide, BLV-Verlag, München 2009

Delavier, F.: Muskel-Guide speziell für Frauen, BLV-Verlag, München 2003

Ehlenz, H./Grosser, M./Zimmermann, E.: Krafttraining, BLV-Verlag, München 2003

Gottlob, A.: Differenziertes Krafttraining, Urban und Fischer, München 2001

Hohmann, A./Lames, M./Letzelter, M.: Einführung in die Trainingswissenschaft, Limpert-Verlag, Wiebelsheim 2003

Mießner, W.: Richtig sanftes Krafttraining, BLV-Verlag, München 2003

Mießner, W.: Richtig trainieren im Fitness-Studio, BLV-Verlag, München 2002

Mießner, W.: Richtig Hanteltraining, BLV-Verlag, München 2002

Mießner, W.: Das neue Hanteltraining, BLV-Verlag, München 2009

Tittel, K.: Beschreibende und funktionelle Anatomie des Menschen, Urban und Fischer, München 2000

Tschirner, T.: Das Muskel-Manual, Rowohlt-Verlag, Reinbek 2002

Weineck, J.: Optimales Training, Spitta-Verlag, Balingen 2000

Weineck, J.: Sportbiologie, Spitta-Verlag, Balingen 2002

Stichwortverzeichnis

Über den Autor

Wolfgang Mießner, Jahrgang 1965, ist staatlich geprüfter Sport- und Gymnastik-
lehrer, mehrfach lizensierter Fitnesstrainer und Polestar Pilates Instruktor mit
20-jähriger Berufspraxis auf dem Fitness- und Gesundheitssportsektor. Er ist
seit vielen Jahren als Ausbilder tätig und gibt seine umfassenden Kenntnisse an
ambitionierte Laien und Professionals mit großem Engagement weiter. Im Raum
München ist er anerkannter Personal-Trainer. Insgesamt bemüht er sich um die
Entwicklung und Verbreitung gesundheitsfördernder Sportprogramme.
Kontakt zum Autor: www.wolfgangmiessner.de

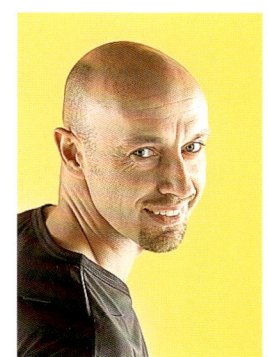

2. Auflage, NEUAUSGABE

BLV Buchverlag GmbH & Co. KG
80797 München

© 2009 BLV Buchverlag GmbH & Co. KG, München

Bildnachweis: Alle Fotos Ulli Seer
Grafiken: Jörg Mair, München

Umschlagfoto: Ulli Seer

Lektorat: Manuela Stern, Dr. Christa Söhl, Nicola von Otto
Herstellung: Ruth Bost
Layout und Satz: Uhl + Massopust, Aalen

Printed in Germany
ISBN 978-3-8354-0543-1

Hinweis
Das vorliegende Buch wurde sorgfältig erarbeitet.
Dennoch erfolgen alle Angaben ohne Gewähr.
Weder Autor noch Verlag können für eventuelle
Nachteile oder Schäden, die aus den im Buch vor-
gestellten Informationen resultieren, eine Haftung
übernehmen.

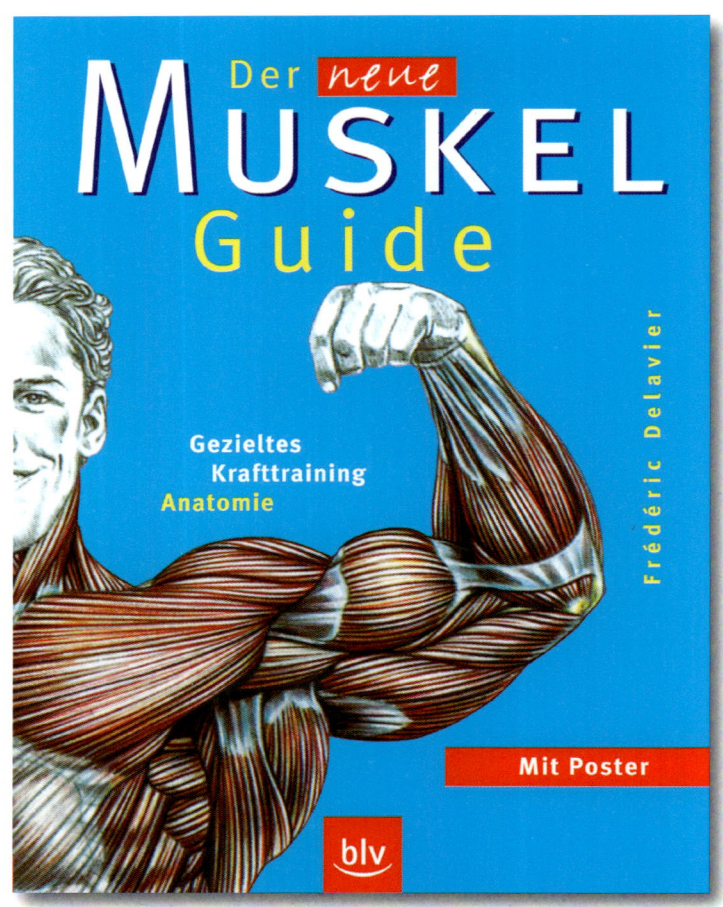